Gabriele Steffers

Pädiatrie

Krankheitslehre für Physiotherapeuten
und Masseure

URBAN & FISCHER
München · Jena

Zuschriften und Kritik an:
Urban & Fischer, Lektorat Fachberufe,
Karlstraße 45, 80333 München

Wie allgemein üblich wurden Warenzeichen bzw. Namen (z.B. bei
Pharmapräparaten) nicht besonders gekennzeichnet.

Wichtiger Hinweis für die Benutzer
Die Erkenntnisse in der Medizin unterliegen laufendem Wandel
durch Forschung und klinische Erfahrungen. Die Autorin hat
große Sorgfalt darauf verwendet, dass die in diesem Werk ge-
machten therapeutischen Angaben (insbesondere hinsichtlich Indikation, Dosierung und unerwünschten Wirkungen) dem derzeitigen
Wissensstand entsprechen. Das entbindet die Nutzer dieses Werkes
aber nicht von der Verpflichtung, ihre therapeutischen Entschei-
dungen in eigener Verantwortung zu treffen.

Bibliografische Information Der Deutschen Bibliothek
Die Deutsche Bibliothek verzeichnet diese Publikation in der
Deutschen Nationalbibliografie; detaillierte bibliografische Daten
sind im Internet über http://dnb.ddb.de abrufbar.

Alle Rechte vorbehalten
1. Auflage 2003
© Urban & Fischer Verlag · München · Jena

03 04 05 06 07   5 4 3 2 1

Um den Textfluss nicht zu stören, wurde bei Patienten und Berufs-
bezeichnungen die grammatikalisch maskuline Form gewählt.
Selbstverständlich sind in diesen Fällen immer Frauen und Männer
gemeint.

Lektorat: Ines Mergenhagen
Herstellung: Hildegard Graf
Satz: Typodata GmbH, München
Druck: Bosch Druck, Landshut
Umschlaggestaltung: Spiesz Design, Neu-Ulm

Printed in Germany
ISBN 3-437-46640-2

Aktuelle Informationen finden Sie im Internet unter:
http://www.urbanfischer.de

Autorin

Dr. med. Gabriele Steffers, Jg. 1966, hat ihre berufliche Laufbahn als Physiotherapeutin begonnen. Nach dem Physiotherapie-Examen 1988 in Mannheim arbeitete sie zunächst am Universitätsklinikum Münster und später im Jakobi-Krankenhaus Rheine. Parallel zur Tätigkeit in einer PT-Praxis nahm sie 1990 ihr Medizinstudium in Frankfurt/M. auf, das sie 1996 beendete. Nach ihrer Promotion war sie mehrere Jahre als Ärztin tätig.

Seit 1999 ist Frau Steffers hauptberufliche Dozentin an der Schule für Physiotherapie der Stiftung Friedrichsheim in Frankfurt/M. Neben der Krankheitslehre Pädiatrie unterrichtet sie Anatomie, Physiologie und allgemeine Krankheitslehre sowie weitere Fächer der speziellen Krankheitslehre.

Vorwort

Auf der Suche nach einem geeigneten Lehrbuch für den Pädiatrie-Unterricht musste ich feststellen, dass sich die entsprechende Literatur insbesondere an Mediziner bzw. Pflegepersonal richtet. Diese ist für Physiotherapeuten in einigen Bereichen zu umfangreich, während physiotherapeutisch relevante Themen wie die sensomotorische Entwicklung oft zu knapp dargestellt sind.

So entschloss ich mich, für Schüler der Physiotherapie und der Massage selber ein Buch zu schreiben, in dem die wichtigsten pädiatrischen Krankheitsbilder schrittweise entwickelt werden und dennoch möglichst kurz und knapp formuliert sind. Zum besseren Verständnis wird einigen Kapiteln der anatomische bzw. physiologische Hintergrund vorangestellt.

Mit der Gelben Reihe Pädiatrie möchte ich den künftigen Physiotherapeuten und Masseuren
- eine Begleitung für den Krankheitslehre-Unterricht
- ein Nachschlagewerk für das Praktikum in der Pädiatrie und nicht zuletzt
- eine Hilfe für die Examensvorbereitung

an die Hand geben.

An dieser Stelle möchte ich mich bei den Menschen bedanken, ohne deren Hilfe dieses Buch nicht zustande gekommen wäre:
Die „guten Feen" aus dem Verlag Urban & Fischer sind Ines Mergenhagen (Lektorin) und Hildegard Graf (Herstellerin).
Bei meiner engagierten Kollegin Birgit Müller-Winkler und bei Silke Schellhammer bedanke ich mich dafür, dass sie ihre langjährige physiotherapeutische Erfahrung mit Kindern in das Kapitel „Sensomotorische Entwicklung" eingebracht haben. Mein besonderer Dank aber gilt meiner Freundin Susanne Credner, die mich während des ganzen Projektes tatkräftig unterstützt hat.

Abschließend wünsche ich allen Physiotherapie- und Massage-Schülern und -Schülerinnen viel Freude an einer fundierten Ausbildung sowie viel Erfolg im Examen und Beruf!

Frankfurt am Main, im Herbst 2002   Gabriele Steffers

Abkürzungsverzeichnis

A

A.	Arteria
Abb.	Abbildung
AD	autosomal-dominant
AFP	Alpha-Fetoprotein
ADHS	Aufmerksamkeitsdefizit- und Hyperaktivitäts-Syndrom
AIDS	acquired immuno deficiency syndrome
ALL	akute lymphatische Leukämie
AML	akute myeloische Leukämie
AMV	Atemminutenvolumen
ANA	antinukleäre Antikörper
AR	autosomal-rezessiv
AS	Aortenstenose
ASD	Atriumseptumdefekt (Vorhofseptumdefekt)
ATNR	asymmetrischer tonischer Nacken-reflex
AZV	Atemzugvolumen

B

BGA	Blutgasanalyse
BMI	Body Mass Index
BNS	Blitz-Nick-Salaam, West-Syndrom
BPD	bronchopulmonale Dysplasie
BSG	Blutkörperchen-Senkungsgeschwindigkeit
BWS	Brustwirbelsäule
BZ	Blutzucker

C

Ca	Karzinom
CF	Cystische Fibrose
CK	Kreatinkinase (Muskelenzym)
CMV	Zytomegalie-Virus
CO_2	Kohlendioxid
CP	Zerebralparese
CRP	C-reaktives Protein
CT	Computertomographie
CTG	Kardiotokographie

D

d	Tag
DD	Differentialdiagnose(n)
D.m.	Diabetes mellitus

DNCG Dinatrium-Cromoglicinsäure
DTP Diphtherie-Tetanus-Pertussis

E

EEG	Elektroenzephalographie
EG	Ellenbogengelenk
EKG	Elektrokardiographie
EMG	Elektromyographie, Elektromyogramm
ERV	exspiratorisches Reservevolumen

F

FEV_1	forciertes exspiratorisches Volumen, Einsekundenkapazität
FG	Frühgeborenes
FSME	Frühsommermeningoenzephalitis

H

H^+	Wasserstoff-Ion
H_2O	Wasser
H_2CO_3	Kohlensäure
HCO_3^-	Hydrogenkarbonat-Ion
Hb	Hämoglobin
HbA	adultes Hämoglobin
HbF	fetales Hämoglobin
HiB	Haemophilus influencae Typ B
HIV	human immunodeficiency virus
HKS	hyperkinetische Störung
HLA	humanes Leukozyten-Antigen
HMSN	hereditäre motorische und sensible Neuropathie
HWS	Halswirbelsäule

I

i.c.	intrakutan (in die Haut)
ICP	infantile Zerebralparese
IgA	Immunglobuline der Klasse A
IgE	Immunglobuline der Klasse E
IgG	Immunglobuline der Klasse G
IgM	Immunglobuline der Klasse M
i.m.	intramuskulär (in den Muskel)
IQ	Intelligenzquotient
IRV	inspiratorisches Reservevolumen
ISTA	Isthmusstenose der Aorta
i.v.	intravenös (in die Vene)

J

J.	Jahre
JRA	juvenile rheumatoide Arthritis

L

Lj.	Lebensjahr(e)
LWS	Lendenwirbelsäule

M

M.	Musculus; Morbus (Krankheit), Monate
MER	Muskeleigenreflex
Min.	Minute(n)
MMC	Meningomyelozele
mmHg	Millimeter Quecksilbersäule (Einheit für Druck)
MMR	Masern-Mumps-Röteln
MRT	Magnetresonanztomographie

N

N.	Nervus
NEC	nekrotisierende Enterokolitis
NG	Neugeborenes
NLG	Nervenleitgeschwindigkeit
PDA	persistierender Ductus arteriosus Botalli
PS	Pulmonalstenose

O

O_2	Sauerstoff
OP	Operation

P

pCO_2	Kohlendioxid-Partialdruck
pO_2	Sauerstoff-Partialdruck

R

RDS	Respiratory-distress-Syndrome
RF	rheumatisches Fieber
Rh	Rhesusfaktor
Rö	Röntgen
RR	Blutdruck (nach Riva-Rocci)
RV	Residualvolumen

S

s.c.	subkutan (unter die Haut)
Sek.	Sekunde(n)
SMA	spinale Muskelatrophie
SSW	Schwangerschaftswoche
Std.	Stunde(n)
STIKO	Ständige Impfkommission am Robert-Koch-Institut
STNR	symmetrischer tonischer Nackenreflex

T

TGA	Transposition der großen Arterien
TK	Totalkapazität
TOF	Fallot-Tetralogie (Tetrad of Fallot)
TSH	Thyroidea stimulierendes Hormon

U

U1–U10	1. bis 10. Vorsorgeuntersuchung
V.	Vena
V.a.	Verdacht auf
VK	Vitalkapazität
VSD	Ventrikelseptumdefekt

Z

Z.n.	Zustand nach
ZNS	zentrales Nervensystem

Bildnachweis

Die eckigen Klammern am Ende der Legendentexte verweisen auf die jeweiligen Urheber.

A300-106   H. Rintelen, Velbert, in Verbindung mit der Reihe Klinik- und Praxisleitfaden. Urban & Fischer

A300-190   G. Raichle, Ulm, in Verbindung mit der Reihe Klinik- und Praxisleitfaden. Urban & Fischer

A400-190   G. Raichle, Ulm, in Verbindung mit U. Bazlen, T. Kommerell, N. Menche, A. Schäffler, S. Schmidt und die Reihe Pflege konkret. Urban & Fischer

A400   U. Bazlen, T. Kommerell, N. Menche, A. Schäffler, S. Schmidt und die Reihe Pflege konkret. Urban & Fischer

B118   Goerke/Valet: Kurzlehrbuch Gynäkologie. Jungjohann, 1995

C109   Schulte/Spranger: Lehrbuch Kinderheilkunde. 27. Aufl. Gustav Fischer, 1993

E190   Zukunft-Huber: Die ungestörte Entwicklung Ihres Babys. Trias, 1998

E191   Lippincott Manual of Nursing Practice, 5th edition 1991

K117   Th. Gerber, Zofingen/CH

K183   S. Weinert-Spieß, Neu-Ulm

L157   S. Adler, Lübeck

L190   G. Raichle, Ulm

O125   Prof. Dr. med. P.G. Kühl, Neuss

R117   Ambühl-Stamm: Früherkennung von Bewegungsstörungen beim Säugling. 1. Aufl. Urban & Fischer, 1999

R118   Bühling/Lepenis/Witt: Intensivkurs Allgemeine und spezielle Pathologie. Urban & Fischer, 2000

S001   Rößler/Rüther: Orthopädie. 18. Aufl. Urban & Fischer, 2000

S011   Hexal Lexikon Pädiatrie. Urban & Schwarzenberg, 1994

T112   J. Bennek, Universität Leipzig, Kinderchirurgie

Wegweiser

Alle Bände aus der Gelben Reihe werden speziell für die Vorbereitung auf das Physiotherapie- bzw. Massage-Examen erstellt. Die Auswahl der Themen richtet sich nach der Curriculum-Empfehlung des ZVK e.V. und der Ausbildungs- und Prüfungsverordnung für Physiotherapeuten und Masseure. Neben der kurzen und übersichtlichen Darstellung des jeweiligen Fachgebietes haben wir gezielte Hilfen für das Lernen und Wiederholen erarbeitet:

- Die Sprache des Textes ist klar und leicht verständlich.
- Kurze Sätze und Stichworte in der Randleiste wiederholen wichtige Fakten aus dem Text.
- Zahlreiche Abbildungen erhöhen die Anschaulichkeit und erleichtern das Verständnis von schwierigen Zusammenhängen.
- Übungsfragen am Ende der Abschnitte helfen, das Verständnis des Gelesenen zu überprüfen. Die Antworten auf die Fragen sind im Text durch Ziffern (z.B. ❷) gekennzeichnet.
- Für die Physiotherapie besonders wichtige oder interessante Aspekte sind eigens durch das ⤳ hervorgehoben.

Das Lektorat Physiotherapie wünscht allen zukünftigen PhysiotherapeutInnen und MasseurInnen viel Spaß und Erfolg beim Lernen mit der Gelben Reihe!

Inhaltsverzeichnis

Pränatale Entwicklung

Schwangerschaftsdauer:
280 Tage = 10 Lunar-
monate

Eine reguläre Schwangerschaft dauert 280 Tage (± 10 Tage) bzw. 10 Lunarmonate zu 28 Tagen und kann in 3 Phasen eingeteilt werden:

- Entwicklung der Blastozyste
- Embryonalentwicklung
- Fetalentwicklung.

1.1　Entwicklung der Blastozyste

Diese Phase umfasst den Zeitraum von der Befruchtung bis zur Einnistung und dauert etwa 15 Tage (☞ Abb. 1.1).

1.–15. Tag: „Alles-oder-Nichts-Prinzip"

　　　Das „Alles-oder-Nichts-Prinzip" besagt, dass Schäden durch toxische Einflüsse (Teratogene) wie Medikamente, Rönt-

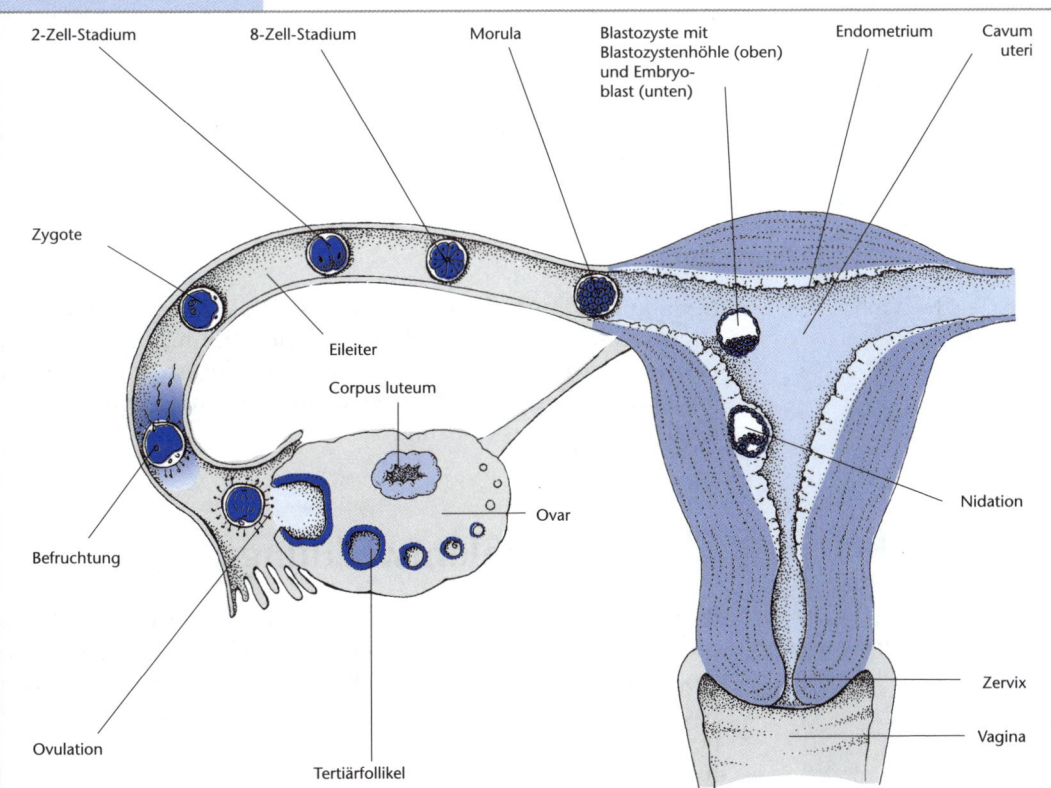

Abb. 1.1　Entwicklung des Keimes von der Ovulation bis zur Nidation [A 400–190]

genstrahlen und Infektionen in dieser Zeit entweder zum Keimtod führen oder folgenlos bleiben.

Befruchtung

In der Mitte des Zyklus kommt es zum Eisprung, zur Ovulation. Die Lebensdauer und damit die Befruchtungsfähigkeit der Eizelle beträgt nur 12–24 Stunden, die der Spermien 2–3 Tage, sodass eine Befruchtung auch möglich ist, wenn die Ovulation 2–3 Tage nach dem letzten Geschlechtverkehr stattfindet.

Konzeption → Zygote

Die Befruchtung (auch: Konzeption) findet im eierstocknahen, relativ weiten Ende des Eileiters statt. Die Kerne der beiden Keimzellen verschmelzen und die erste Zelle des neuen Organismus, die Zygote, entsteht.

Eiwanderung

Zygote → Morula → Blastozyste aus Trophoblast und Embryoblast

In den nächsten 3 Tagen wandert die Zygote durch den Eileiter zur Gebärmutter. Unterwegs teilen sich die Zelle und ihre Tochterzellen mehrfach. Am Ende der Tubenpassage ist das 16-Zellstadium erreicht und der Keim wird seinem Aussehen nach als Morula (lat.: Maulbeere) bezeichnet. Diese Zellen, die noch völlig identisch sind, differenzieren sich erst mit der nächsten Teilung. Die resultierende Blastozyste besteht aus

- einer äußeren Zellschicht, dem Trophoblasten, aus dem die Plazenta hervorgeht
- einer inneren Zellschicht, dem Embryoblasten, aus dem sich die Frucht entwickelt.

Einnistung

6.–15. Tag: Nidation

Etwa am 6. Entwicklungstag setzt sich die Blastozyste an der Uterusschleimhaut fest und die Nidation (Einnistung) beginnt. Dazu bildet der Trophoblast zahlreiche Zotten, mit denen er bis zum 15. Tag der Schwangerschaft vollständig in die Gebärmutterschleimhaut eindringt.

1.2 Embryonalentwicklung

Organogenese: 16. Tag bis Ende 8. SSW

❶ Die Embryonalentwicklung beginnt im Anschluss an die Nidation und dauert bis zum Ende der 8. Schwangerschaftswoche (kurz: SSW). Vereinfacht werden häufig die ersten 3 Monate der Schwangerschaft als Embryonalperiode angegeben.

In dieser Zeit findet die Organogenese statt, d.h. sämtliche Organsysteme werden angelegt (☞ Abb. 1.2), z.B:

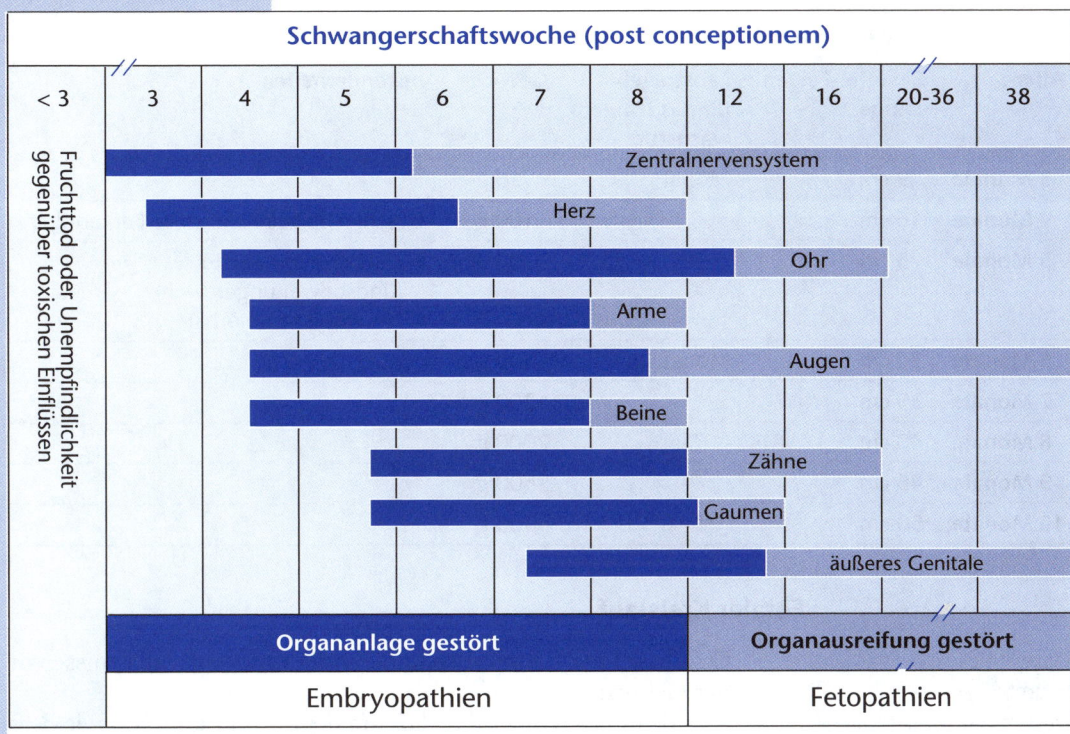

Abb. 1.2 Kritische Phasen der vorgeburtlichen menschlichen Entwicklung [B 118]

- 4. SSW: Extremitäten und Innenohr werden angelegt.
- 5. SSW: Herz wird angelegt.
- 6. SSW: Ohrmuschel und Gehörgang werden angelegt.
- 7. SSW: Fingeranlagen werden sichtbar.
- 8. SSW: Am äußeren Genitale entwickeln sich erste Unterschiede, die sonographisch jedoch erst im 4. Monat sichtbar werden.

Störungen → Fruchttod oder Embryopathie

Störungen in dieser Entwicklungsphase führen zum Fruchttod oder zu Organfehlbildungen (Embryopathien, ☞ 4.3.1).

1.3 ▬ Fetalentwicklung

Ab 9. SSW: Wachstum und Differenzierung

❷ In der Fetalphase, die von der 9. SSW bis zur Geburt dauert, wachsen die zuvor angelegten Organe und nehmen teilweise bereits ihre Funktion auf.
Die Fetalentwicklung kann beurteilt werden, indem man sonographisch die Scheitel-Steiß-Länge oder die Scheitel-Fersen-Länge misst. Das regelrechte Längenwachstum des Feten geht aus Tabelle 1.1 hervor.

3

Tab. 1.1: Fetalentwicklung (Mittelwerte)

Alter	Scheitel-Fersen-Länge	Faustregel für das Längen-wachstum	Gewicht	Besonderheiten
3 Monate	9 cm	Monat^2	15 g	
4 Monate	16 cm	"	100 g	Geschlecht ist im Ultraschall erkennbar
5 Monate	25 cm	"	300 g	■ Mutter nimmt erste Kindsbewegungen wahr ■ Herztöne sind hörbar
6 Monate	30 cm	Monat x 5	600 g	
7 Monate	35 cm	"	1200 g	
8 Monate	40 cm	"	2000 g	
9 Monate	45 cm	"	2500 g	
10 Monate	50 cm	"	3400 g	

Fetaler Kreislauf

Plazenta →
V. umbilicalis →
Ductus venosus Arantii →
V. cava inferior
a) Mischblut der
V. cava inferior →
rechter Vorhof →
Foramen ovale →
linker Vorhof →
linke Kammer →
Aorta
b) sauerstoffarmes
Blut der
V. cava superior →
rechter Vorhof →
rechte Kammer →
Truncus pulmonalis
→ Ductus
arteriosus Botalli →
Aorta

❸ Abbildung 1.3 veranschaulicht die Kreislaufverhältnisse vor der Geburt:

▪ Beim Feten dient die **Plazenta** dem Gasaustausch sowie dem Austausch von Nährstoffen und Stoffwechselprodukten.

▪ Fetus und Plazenta sind durch die **Nabelschnur** verbunden, die eine Nabelvene (auch: V. umbilicalis) und zwei Nabel-arterien (auch: Aa. umbilicales) führt.

▪ Das sauerstoff- und nährstoffreiche Blut gelangt über die **Nabelvene** von der Plazenta zum Fetus und mündet über den **Ductus venosus Arantii** in die untere Hohlvene. In der **V. cava inferior** wird es mit dem sauerstoffarmen Blut aus der unteren Körperhälfte vermischt. Das Mischblut gelangt in den rechten Vorhof und von dort über das **Foramen ovale**, einem Loch in der Vorhofscheidewand, größtenteils direkt in den linken Vorhof. Vom linken Vorhof nimmt es den bekannten Weg über die linke Kammer in die Aorta und den Körperkreislauf des Feten.

▪ Die **V. cava superior** bringt das sauerstoffarme Blut aus der oberen Körperhälfte in den rechten Vorhof. Aus strömungs-technischen Gründen wird es am Foramen ovale vorbei in die rechte Kammer und zum Truncus pulmonalis geleitet. Die Lungen sind noch nicht entfaltet und der Druck in den Lungenarterien ist größer als der Druck in der Aorta. Daher strömt das meiste Blut über einen weiteren Kurzschlussweg, den **Ductus arteriosus Botalli,** direkt vom Truncus pulmonalis in die Aorta. Weil die Arterien, die das Herz, den Kopf und die obere Extremität versorgen, bereits vor der Einmündung des Ductus arteriosus Botalli abzweigen, wird diesen Körperpartien das relativ sauerstoffreiche Blut aus der V. cava inferior zugeleitet.

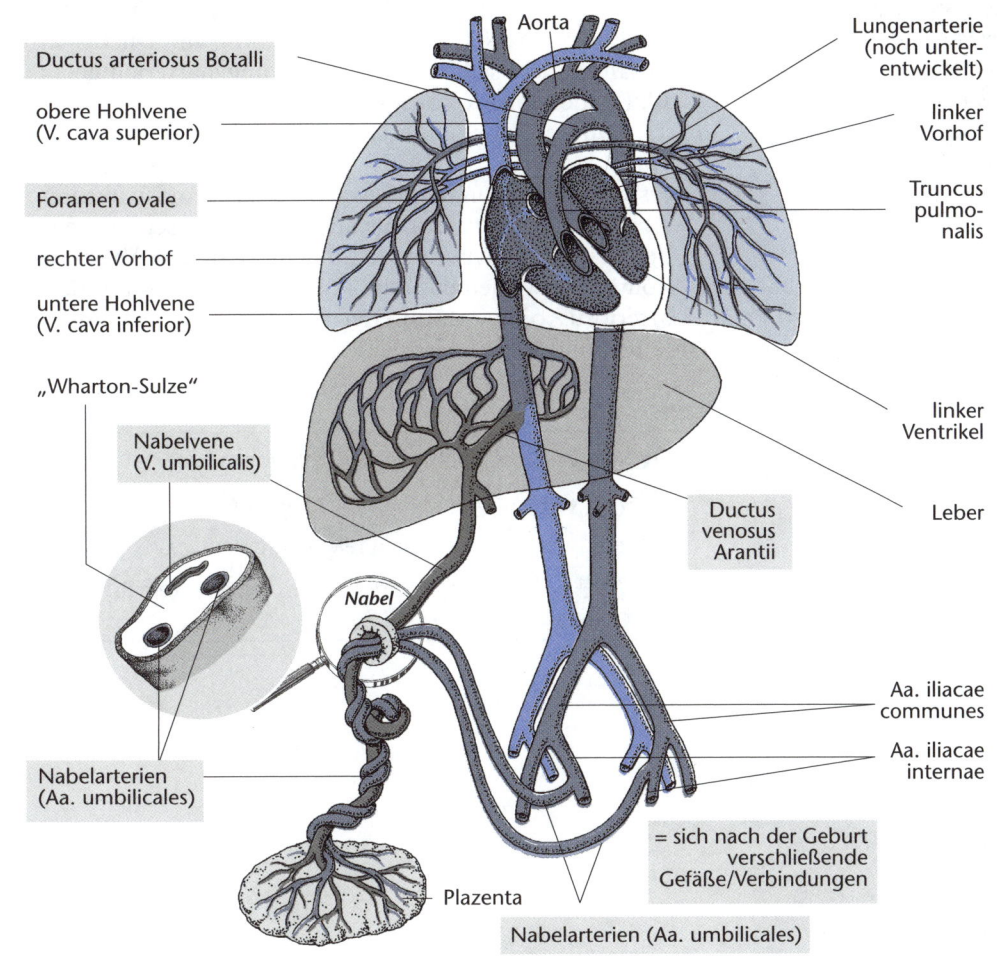

Ductus arteriosus Botalli

obere Hohlvene
(V. cava superior)

Foramen ovale

rechter Vorhof

untere Hohlvene
(V. cava inferior)

„Wharton-Sulze"

Nabelvene
(V. umbilicalis)

Nabelarterien
(Aa. umbilicales)

Aorta

Lungenarterie
(noch unter-
entwickelt)

linker
Vorhof

Truncus
pulmo-
nalis

linker
Ventrikel

Leber

Ductus
venosus
Arantii

Nabel

Aa. iliacae
communes

Aa. iliacae
internae

= sich nach der Geburt
verschließende
Gefäße/Verbindungen

Plazenta

Nabelarterien (Aa. umbilicales)

Abb. 1.3   Fetaler Kreislauf [A 400]

Aorta →
A. iliaca communis →
A. iliaca interna →
A. umbilicalis →
Plazenta

■ Die Aorta teilt sich in die beiden Aa. iliacae communes, diese wiederum in die A. iliaca externa und interna. Über die **Nabelarterien,** die von den beiden Aa. iliacae internae abgehen, strömen etwa 60% des Aortenblutes zur **Plazenta** zurück, während 40% über die untere Körperhälfte wieder in die untere Hohlvene gelangen. Damit hat sich der fetale Kreislauf geschlossen.

Umstellung nach der Geburt

❹ Bei der Geburt hört die Ent- und Versorgung durch die Plazenta schlagartig auf, sodass der O_2-Partialdruck des kindlichen Blutes sinkt und der CO_2-Partialdruck ansteigt. Durch diesen Atemantrieb wird die erste Inspirationsbewegung ausgelöst und im Thorax entsteht ein Unterdruck.

Atemantrieb → Lungenentfaltung → Anstieg der Lungendurchblutung → Volumen- und Druckanstieg im linken Vorhof → Verschluss des Foramen ovale

Dadurch werden Plazenta und Nabelvene leergesaugt und die Lunge entfaltet sich. Folglich verringert sich der Widerstand im Lungenkreislauf, die Flussrichtung im Ductus arteriosus Botalli ändert sich und über die Lungenarterien gelangt mehr Blut in den linken Vorhof.

Durch den resultierenden Druckanstieg im linken Vorhof wird das Foramen ovale klappenartig verschlossen. In den ersten Lebensmonaten verwachsen die Wandstrukturen.

Der Ductus arteriosus und venosus verschliessen innerhalb der ersten Lebensstunden, indem sich die Wandmuskualtur kontrahiert. Bleiben das Foramen ovale oder der Ductus arteriosus offen, resultieren herzbelastende Kurzschlusskreisläufe (angeborene Herzfehler, ☞ 9.2).

? Übungsfragen

❶ Was versteht man unter der Embryonalphase?

❷ Was versteht man unter der Fetalphase?

❸ Beschreiben Sie bitte den fetalen Kreislauf.

❹ Wie kommt es zur Umstellung des fetalen Kreislaufs nach der Geburt?

2 Das gesunde Neugeborene

2.1 ▬ Anatomische Besonderheiten ▬▬

Länge und Gewicht

Durchschnittliche Maße
bei Geburt:
- Körperlänge: 50 cm
- Gewicht: 3,4 kg
- Körperoberfläche:
  verhältnismäßig groß

Bei der Geburt liegt die Körperlänge bei 95% aller Jungen zwischen 46 und 54 cm, durchschnittlich beträgt sie 50 cm. Mädchen und erstgeborene Kinder sind im Mittel 1 cm kürzer.

Abbildung 2.1 zeigt die auffälligen **Körperproportionen:** Durch das stärkere Wachstum der kranialen Körperabschnitte in der Fetalperiode hat das Neugeborene einen relativ großen Kopf, einen langen Rumpf und verhältnismäßig kurze Beine. So entfällt beim Neugeborenen ein Viertel der Körperlänge auf den Kopf, beim Erwachsenen ist es nur ein Achtel.

95% aller Jungen wiegen bei der Geburt zwischen 2,5 und 4,2 kg, das Durchschnittsgewicht liegt bei 3,4 kg. Jungen sind im Mittel etwas schwerer als Mädchen, erstgeborene Kinder sind etwas leichter als nachgeborene Geschwister.

! **Merke**

Neugeborene haben in Relation zum Körpergewicht eine große Körperoberfläche, sodass sie leicht auskühlen.

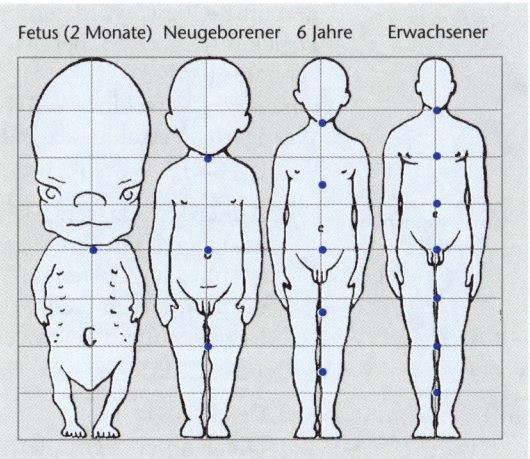

Abb. 2.1 Körperproportionen während des Wachstums [A 400]

Physiologische Gewichtsabnahme

Die **physiologische Gewichtsabnahme** in den ersten 4 Lebenstagen, die v. a. durch den Mekoniumabgang (erster Stuhlgang), den Flüssigkeitsverlust und die noch geringe Nahrungsaufnahme bedingt ist, ist bei gestillten Kindern deutlicher ausgeprägt und kann bis zu 10% des Geburtsgewichtes betragen. Nach 8–10 Tagen ist das Geburtsgewicht wieder erreicht.

Kopf

Der an der größten Stelle gemessene **Kopfumfang** beträgt durchschnittlich 34–36 cm, weist aber bei gesunden Neugeborenen eine beträchtliche Streuung auf.

Die Schädelknochen sind noch gegeneinander verschieblich und die **Schädelnähte** sind in den ersten 6 Lebensmonaten palpabel.

❶ Bei der Geburt sind bis zu 6 **Fontanellen** (☞ Abb. 2.2) vorhanden. Es handelt es sich um natürliche Knochenlücken des Schädeldachs, die als weiche, bindegewebige Areale im Hautniveau zu tasten sind. Von klinischer Bedeutung sind die vordere und die hintere Fontanelle:

Fontanellen:
- **große (vordere) Fontanelle:** rautenförmig, verknöchert zwischen 9. und 18. Monat
- **kleine (hintere) Fontanelle:** dreieckig, verknöchert in den ersten 3 Monaten
- **diagnostische Bedeutung**

- Die rautenförmige **große Fontanelle** (**vordere Fontanelle**) befindet sich zwischen den Stirn- und Scheitelbeinen. Sie misst in der Diagonalen bis zu 4 cm und verknöchert zwischen dem 9. und 18. Lebensmonat.
- Die dreieckige **kleine Fontanelle** (**hintere Fontanelle**) zwischen dem Hinterhaupts- und den Scheitelbeinen ist bei Geburt kaum noch Fingerkuppen groß. Sie verknöchert in den ersten 3 Lebensmonaten.

Liegen die Fontanellen nicht im Hautniveau oder verknöchern sie nicht zeitgerecht, lassen sich **diagnostische Rückschlüsse** ziehen:

- eingesunkene Fontanelle → Exsikkose (Austrocknung), z. B. bei Brechdurchfällen oder mangelnder Flüssigkeitszufuhr
- gespannte bzw. vorgewölbte Fontanelle → intrakanieller Druckanstieg, z. B. bei Meningitis (☞ 7.6) oder Hydrozephalus (☞ 7.3)
- vorzeitiger Verschluss, z. B. bei Mikrozephalie
- verzögerter Verschluss, z. B. bei Hydrozephalus oder Rachitis (☞ 6.2).

Außerdem lassen sich durch die noch nicht verknöcherte vordere Fontanelle die Liquorräume sonographisch beurteilen. Mittels **transfontaneller Sonographie** lassen sich beispielsweise Einblutungen oder Erweiterungen nachweisen.

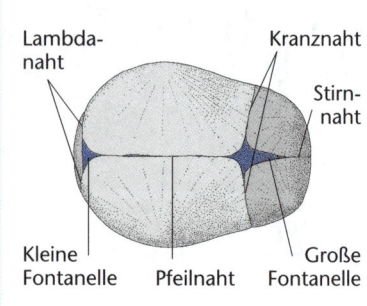

Lambdanaht

Kranznaht

Stirnnaht

Kleine Fontanelle

Pfeilnaht

Große Fontanelle

Abb. 2.2 Fontanellen [A 400–190]

Brustkorb

Die Rippen verlaufen annähernd horizontal. Durch die Inspirationsstellung ist der Querdurchmesser nur wenig breiter als der Längsdurchmesser und der Thorax ist fast kreisrund.

Bauch

- Der Bauch überragt das Thoraxniveau.
- Der Leberrand ist 1–3 cm unter dem Rippenbogen zu tasten.
- Häufig weichen die geraden Bauchmuskeln 1–2 cm auseinander (Rektusdiastase).
- Der Nabelschnurrest mumifiziert bis zum 7. Tag und fällt dann ab, die Nabelwunde verheilt bis zum 14. Tag.

Schwangerschaftsreaktionen

Schwangerschafts-
reaktionen:
- Brustdrüsen-
schwellung, evtl.
„Hexenmilch"
- NG-Akne
- Fluor albus, evtl.
leichte Blutung

❷ Mütterliche Hormone können via Plazenta auf den Feten übergehen und bei einigen Neugeborenen sog. Schwangerschaftsreaktionen hervorrufen:
- Unter Östrogeneinfluss kommt es bei der Hälfte der Mädchen und Jungen zu einer Brustdrüsenschwellung.
- Bei einigen Neugeborenen sondert die Brust sogar eine milchige Flüssigkeit ab, sog. „Hexenmilch".
- Da vermehrt Talg produziert wird, kann sich eine Neugeborenenakne entwickeln.
- Viele Mädchen haben in der 1. Lebenswoche einen vaginalen Schleimabgang. Dieser Fluor albus kann von einer geringen Blutung begleitet sein, die auf einer menstruationsartigen Abstoßung der Gebärmutterschleimhaut beruht.

Sobald die kindliche Leber die Hormone abgebaut hat, bilden sich die Schwangerschaftsreaktionen wieder zurück.

2.2 ▬ Physiologische Besonderheiten

Ggf. Adaptations-
störungen: vorüber-
gehende Organin-
suffizienzen

In keiner Phase des Lebens ist der Organismus so gravierenden Veränderungen ausgesetzt wie in der frühen Neugeborenenperiode. Der Übergang vom intrauterinen zum extrauterinen Dasein vollzieht sich meist ohne Schwierigkeiten. Vorübergehende Organinsuffizienzen werden als Adaptationsstörung bezeichnet.

Atmung

$PO_2\downarrow$, $PCO_2\uparrow$ →
Atemreiz

Surfactant verhindert,
dass Alveolen kollabie-
ren

Nachdem die Plazenta als Ort des Gasaustausches ausgefallen ist, sinkt der O_2-Partialdruck des kindlichen Blutes und der CO_2-Partialdruck steigt an. Chemorezeptoren vermitteln dem Atemzentrum die veränderten Blutgase, der Atemreiz wird mit dem ersten Atemzug beantwortet.

Die Alveolen können sich entfalten, da sie nach der 35. SSW mit ausreichend Surfactant ausgekleidet sind. Surfactant wird von spezialisierten Alveolarzellen gebildet, setzt die Oberflächenspannung der Lungenbläschen herab und verhindert so, dass diese kollabieren.

Atemfrequenz:
40–50/min bis 120/min

Die anfängliche Schnappatmung geht nach dem ersten Schrei in eine rhythmische Atmung über, wobei die Frequenz zwischen 40 und 50 Atemzügen pro Minute liegt und bei

Belastung auf 120 ansteigen kann. Bei fast horizontal stehenden Rippen zeigt das Neugeborene überwiegend eine Zwerchfellatmung.

Die Atemfrequenzen bis zum 14. Lebensjahr sind in Tabelle 8.1 aufgeführt (Leitsymptome bei Atemwegserkrankungen, ☞ 8.1.2).

Herz-Kreislauf

Herzfrequenz 120–160/min; RR 80/50 mmHg

Die Herzfrequenz des Neugeborenen schwankt zwischen 120 und 160 Schlägen in der Minute. Vorübergehende Arrhythmien, z. B. bei Erregung, werden mit der Unreife des vegetativen Nervensystems erklärt und toleriert.

Akzidentelle (zufällige) Herzgeräusche sind häufig und verschwinden nach einigen Tagen.

In Ruhe beträgt der arterielle Blutdruck etwa 80/50 mmHg.

Die physiologische Herzfrequenz und die Blutdruckwerte bis zum 15. Lebensjahr sind in den Tabellen 9.3 und 9.4 aufgeführt (angeborene Herzfehler, ☞ 9.2).

Blut

Das Blutvolumen beträgt beim Neugeborenen ca. 90 ml/kg Körpergewicht. Das **Blutbild** weist folgende Besonderheiten auf:

- Hämatokrit: 47–75%, d. h. höhere Werte als beim Erwachsenen
- Hämoglobin: 14,9–23,7 g/dl, d. h. höhere Werte als beim Erwachsenen
- Leukozyten: 10–26 000/µl, v. a. Lymphozyten, d. h. höhere Werte als beim Erwachsenen
- Thrombozyten: 100–250 000/mm^3, d. h. niedrigere Werte als beim Erwachsenen.

Blutmauserung

Blutmauserung: ■ HbF → HbA ■ Dauer: 3–4 Monate

❸ Der Blutfarbstoff des Neugeborenen enthält zu etwa 70% fetales Hämoglobin (HbF), das durch seinen Aufbau eine höhere O_2-Affinität hat als adultes Hämoglobin (HbA). Dadurch kann in der Schwangerschaft O_2 vom mütterlichen Hämoglobin auf das fetale Hämoglobin übertragen werden. Postnatal ist jedoch wegen der höheren O_2-Affinität die O_2-Abgabe an das Gewebe erschwert, sodass HbF durch HbA ersetzt werden muss. Dieser Vorgang wird als Blutmauserung bezeichnet und ist nach 3–4 Monaten abgeschlossen.

Leber

Die funktionelle Unreife der Leber bedingt bei einigen Neugeborenen:

- Mangel an Gerinnungsfaktoren; um einer Blutungsneigung vorzubeugen wird die Vitamin K-Prophylaxe (Prophylaxen, ☞ 2.4) durchgeführt
- eingeschränkte Entgiftungsfunktion, sodass Medikamente

leicht überdosiert werden können und Nebenwirkungen häufiger sind

- Neugeborenenikterus (Icterus neonatorum).

Neugeborenenikterus

❹ Bei einem Ikterus handelt es sich um eine Gelbfärbung der Haut und Bindehaut, die entsteht, wenn das Bilirubin im Blut erhöht ist, d.h. eine Hyperbilirubinämie vorliegt. Bilirubin ist ein wasserunlösliches Abbauprodukt des Hämoglobins, das in der Leber mittels des Enzyms Glukuronyltransferase in die wasserlösliche Form überführt wird. So kann es mit der Galle über den Darm ausgeschieden werden.

Intrauterin gelangt das fetale Bilirubin über die Plazenta ins mütterliche Blut und wird von der mütterlichen Leber verstoffwechselt. Nach der Geburt kann die kindliche Leber diese Funktion zunächst nur unzureichend übernehmen, da ein Glukuronyltransferasemangel besteht. Die Bilirubinkonzentration steigt an und ca. 50% aller gesunden Neugeborenen entwickeln zwischen dem 4. und 6. Lebenstag einen physiologischen Icterus neonatorum. Dieser kann bei gestillten Kindern besonders deutlich ausgeprägt sein, da Muttermilch die Glukuronyltransferase hemmt.

Der Neugeborenenikterus verschwindet üblicherweise vor dem 10. Lebenstag.

Von dem physiologischen Icterus neonatorum unterscheiden sich die pathologischen Formen:

- Tritt der Ikterus vor dem 4. Lebenstag auf, handelt es sich um einen abklärungsbedürftigen Icterus praecox. Dieser ist meistens Ausdruck einer gesteigerten Hämolyse infolge einer Blutgruppenunverträglichkeit (☞ 4.3.2).
- Ein Ikterus, der über den 10. Lebenstag hinaus besteht, wird als Icterus prolongatus bezeichnet. Dieser kann beispielsweise die Folge einer angeborenen Schilddrüsenunterfunktion (angeborene Hypothyreose, ☞ 11.1) sein.

❺ Eine Hyperbilirubinämie kann zu einer irreversiblen Schädigung im Bereich der Basalganglien im Gehirn führen. Folge ist die Bilirubinenzephalopathie (auch: Kernikterus):

- Frühsymptome wie Apathie, muskuläre Hypotonie, abgeschwächte Neugeborenenreflexe, Trinkschwäche, Erbrechen, schrilles Schreien
- vorgewölbte Fontanelle, muskuläre Hypertonie mit Opisthotonus, zerebrale Krampfanfälle
- Überlebende zeigen eine pathologische mentale und motorische Entwicklung sowie Taubheit.

Die meisten Kinder mit physiologischem Ikterus bedürfen keiner spezifischen Therapie. Eine ausreichende Flüssigkeitszufuhr wirkt sich günstig auf den Bilirubinwert aus, der engmaschig überwacht wird.

Bilirubinstoffwechsel

Physiologischer Icterus neonatorum bei 50% aller NG:
- Ursache
- Beginn 4. Lebenstag, Ende 10. Lebenstag.

Pathologisch:
- Icterus praecox
- Icterus prolongatus
- Gefahr der Bilirubinenzephalopathie
- Phototherapie oder Austauschtransfusion in Abhängigkeit vom Bilirubinwert

In einigen Fällen ist eine Phototherapie angezeigt. Durch blaues Licht wird das in der Haut vorhandene Bilirubin direkt in eine wasserlösliche Form überführt, die über die Nieren ausgeschieden wird.

Beim Icterus praecox oder prolongatus wird neben einer kausalen Therapie in leichten Fällen eine Phototherapie durchgeführt. Bei schweren Verläufen kann eine Austauschtransfusion notwendig werden.

Temperaturhaushalt

Gefahr von Hypothermie und Hyperthermie

Nach der Geburt ist das Neugeborene einem Temperaturgefälle von etwa 15 °C ausgesetzt. Intrauterin war es vor Wärmeverlusten geschützt, jetzt muss es selber Wärme produzieren, indem es Fettsäuren im braunen Fettgewebe verbrennt.

Da dieser Prozess sauerstoffabhängig ist, können hypoxische Neugeborene und Kinder mit vermindertem subkutanen Fettgewebe wie Frühgeborene (☞ Kap. 5) und dystrophe Neugeborene (☞ 4.5) ihre Körpertemperatur nicht aufrecht erhalten.

Auch durch den hohen Wärmeverlust über die verhältnismäßig große Körperoberfläche wird eine Unterkühlung (Hypothermie) begünstigt, die nicht ohne Folgen bleibt:

- periphere Minderdurchblutung, die zu einer Azidose führt
- Hypoglykämie (Unterzuckerung, ☞ 11.2.3)
- Surfactantinaktivierung
- erhöhte Mortalität (Sterblichkeit).

! Merke

Um den Gefahren einer Hypothermie vorzubeugen sind Neugeborene unter einer Wärmelampe zu untersuchen bzw. zu behandeln!

Umgekehrt kann sich bei starkem Wasserverlust, z.B. durch hohe Außentemperatur oder geringe Nahrungszufuhr, zwischen dem 2. und 4. Lebenstag das sog. Durstfieber (auch: Dehydrationshyperthermie) entwickeln. Der Anstieg der Körpertemperatur ist verbunden mit starker Unruhe, eingesunkener Fontanelle, reduziertem Hautturgor und verringerter Harnmenge.

Magen-Darm-Trakt

Mekonium

Innerhalb von 12–24 Stunden wird ein grün-schwarzer, zäher Stuhl, das Mekonium („Kindspech") entleert. Es besteht v.a. aus Darmepithelien, Verdauungssekreten und Lanugohaaren. Diese gelangen mit dem Fruchtwasser, das der Fetus in der zweiten Schwangerschaftshälfte in großer Menge schluckt, in den Darm.

Bis zum 7. Lebenstag werden grün-braune Übergangsstühle abgesetzt, danach bekommt der Stuhl eine gelb-braune

Farbe. Die Zahl der Stuhlentleerungen ist abhängig von der Nahrungsaufnahme und beträgt am Ende der ersten Lebenswoche durchschnittlich 3–5 Stühle pro Tag.

Nieren

Die erste Urinentleerung erfolgt häufig direkt nach der Geburt, spätestens aber innerhalb von 12 Stunden. Die Urinmenge steigert sich von 15 ml am ersten Tag auf 300 ml am 10. Tag. Die funktionelle Unreife der Nieren erklärt die Ödemneigung und die verzögerte Ausscheidung von Medikamenten bei Neugeborenen.

2.3 Untersuchung des Neugeborenen

2.3.1 Untersuchung unmittelbar nach der Geburt

U1-Vorsorgeuntersuchung: direkt nach der Geburt

Die **U1-Vorsorgeuntersuchung** des Neugeborenen wird in der Regel vom Geburtshelfer durchgeführt (Vorsorgeuntersuchungen, ☞ 3.5). Dieser sucht v. a. Hinweise auf einen perinatalen Sauerstoffmangel, auf auffällige Geburtsverletzungen bzw. Fehlbildungen und bestimmt die Reife des Kindes.

APGAR-Schema

Beurteilung 1, 5 und 10 Min. nach der Geburt

❻ Mit diesem Schema, das nach der Ärztin Virginia Apgar benannt wurde, wird die Vitalität des Neugeborenen beurteilt. 1, 5 und 10 Minuten nach der Geburt werden Atmung, Herzfrequenz, Muskeltonus, Hautfarbe und die Reaktion auf das Absaugen der Atemwege mit 0–2 Punkten bewertet (☞ Tab. 2.1). Durch Addition der Punkte ermittelt man den **APGAR-Index**, der maximal 10 Punkte beträgt.

Tab. 2.1: APGAR-Schema

Kriterien	Beurteilung		
	0 Punkte	1 Punkt	2 Punkte
Atmung	keine	langsam und unregelmäßig	regelmäßig, kräftiges Schreien
Puls	keiner	< 100/min	> 100/min
Grundtonus (Muskeltonus)	keine Spontanbewegung	geringe Flexion der Extremitäten	aktive Bewegungen
Aussehen (Hautfarbe)	blass, blau	Stamm rosig, Extremitäten blau	rosig
Reaktion auf Absaugen	keine	Grimassieren	Schreien, Husten, Niesen

Die erhobenen Werte werden folgendermaßen interpretiert:

- ▪ 8–10 Punkte: lebensfrisches Neugeborenes
- ▪ 6–7 Punkte: leichte Adaptationsstörung
- ▪ 3–5 Punkte: mittelschwere Depression, Betreuung auf Intensivstation
- ▪ 0–2 Punkte: schwerste Depression, Reanimation.

Niedrige Gesamtnoten lassen den Rückschluss auf einen perinatalen Sauerstoffmangel zu. Daher wurde früher der Begriff Asphyxie (☞ 4.4) anstatt Depression verwendet. Prognostisch wichtiger als der APGAR-Index nach 1 Minute ist der Wert nach 5 und 10 Minuten.

Blut-pH-Wert der Nabelarterie

Azidose bei perinatalem Sauerstoffmangel

Um das APGAR-Schema zu ergänzen, sollte nach der Abnabelung routinemäßig der Blut-pH-Wert der Nabelarterie bestimmt werden, da ein perinataler Sauerstoffmangel mit einer Azidose (Übersäuerung, pH-Wert ↓) einhergeht.

- ▪ Normwert: 7,26–7,42
- ▪ Werte unter 7,0 sind schwerst pathologisch.

Reifezeichen

Reifezeichen zeigen angemessenen Entwicklungsstand.

❼ Anhand der Reifezeichen lässt sich ermitteln, ob das Neugeborene der Schwangerschaftsdauer entsprechend entwickelt ist:

- ▪ Körperlänge mindestens 48 cm
- ▪ Körpergewicht mindestens 2500 g
- ▪ Schulterumfang größer als Kopfumfang
- ▪ pralles subkutanes Fettpolster
- ▪ Lanugobehaarung nur noch im Bereich der Schultern, Oberarme und des oberen Rückens
- ▪ Kopfhaare mindestens 2 cm lang
- ▪ Knorpel der Ohren und Nase sind fest
- ▪ Nägel überragen die Fingerkuppen und bedecken die Zehenkuppen
- ▪ Fußsohlenfalten bedecken die ganze Sohle
- ▪ Genitale:
  - – Beim Mädchen bedecken die großen Schamlippen die kleinen.
  - – Beim Jungen liegen die Hoden im Skrotum.

2.3.2 ▬ Die genaue Neugeborenenuntersuchung

U2-Vorsorgeuntersuchung zwischen 3. und 10. Lebenstag

Wenn keine pathologischen Befunde direkt nach der Geburt erhoben wurden, findet die erste gründliche Untersuchung des Neugeborenen zwischen dem 3. und 10. Lebenstag statt (Vorsorgeuntersuchungen, ☞ 3.5). Diese **U2-Vorsorgeuntersuchung** wird von einem neonatologisch erfahrenen Kinderarzt möglichst noch in der Frauenklinik durchgeführt und beinhaltet eine systematische körperliche Untersuchung, Laboruntersuchungen sowie eine Hüftgelenkssonographie.

Körperliche Untersuchung

- **Untersuchung der Haut:**
  - Reifezeichen wie Lanugobehaarung
  - Schwangerschaftsreaktionen
  - Farbabweichungen wie Blässe, Ikterus, Hämatome oder punktförmige Einblutungen
  - Ödeme oder verminderter Hautturgor etc.
- **Untersuchung des Schädels und des Halses:**
  - Geburtstraumen wie Caput succedaneum, Kephalhämatom, Torti collis oder Claviculafraktur (geburtstraumatische Schäden, ☞ 4.6)
  - Auffälligkeiten im Bereich der Schädelnähte und Fontanellen
  - Fehlbildungen
- **Untersuchung der Thoraxorgane:**
  - Vitalparameter
  - intercostale, sternale bzw. juguläre Einziehungen als Hinweis auf eine Dyspnoe (Leitsymptome bei Atemnot, ☞ 8.1.2)
  - Herzgeräusche und tastbares Schwirren als Hinweis auf einen angeborenen Herzfehler (☞ 9.2)
- **Untersuchung des Abdomens:**
  - Nabel
  - Lebergröße
  - Hernien etc.
- **Untersuchung der Anogenitalregion:**
  - Reifezeichen
  - Schwangerschaftsreaktionen
  - Fehlbildungen etc.
- **Untersuchung der Wirbelsäule und Extremitäten:**
  - Hinweise auf Spaltbildungen der Wirbelsäule (Spina bifida, ☞ 7.1)
  - Hinweise auf angeborene Hüftgelenksdysplasie bzw. -luxation, außer der körperlichen Untersuchung wird spätestens im Rahmen der U3 die obligatorische Hüftgelenkssonographie durchgeführt (Hüftgelenksdysplasie, ☞ 6.4)
  - sonstige Fehlbildungen
- **Untersuchung des zentralen Nervensystems:**
  - Vigilanz (Wachheit)
  - Spontanmotorik hinsichtlich Bewegungsarmut, Asymmetrien
  - Art und Tonfall des Schreiens, auffällig sind Wimmern oder schrilles Schreien
  - Neugeborenenreflexe.

Neugeborenenreflexe

❽ Beim Neugeborenen ist die Hirnrinde noch nicht ausgereift. Da der Hirnstamm dominiert, lassen sich für einen Zeitraum noch sog. Primitiv- bzw. Neugeborenenreflexe nachweisen.

Lassen sich diese bei einem Kind nicht bzw. über den in Tabelle 2.2 angegebenen Zeitraum hinaus auslösen, so liegt ein abklärungsbedürftiger Befund vor.

Tab. 2.2: Wesentliche Reflexe, Reaktionen und motorische Verhaltenszeiten im 1. Lebensjahr nach Waltezeiten geordnet

Reflex	Auslösung	Antwort	Zeitraum des Auftretens
Glabellareflex	Beklopfen der Glabella mit dem Mittelfinger	Lidschluss	bis 2. Lebensmonat
Puppenaugen-phänomen	Langsame Drehung des Kopfes	Augenbewegung entgegen der Drehrichtung	bis 2. Lebensmonat
Schreitphänomen	Kind wird aufrecht gehalten, Füße berühren abwechselnd die Unterlage	Streckung des berührenden Beines, Beugung des anderen Beines	bis 2. Lebensmonat
Babkinreflex	Gleichzeitiger Druck in beide Handinnenflächen	Mundöffnung	bis 2. Lebensmonat
Saugreflex	Finger wird zwischen die Lippen gelegt	rhythmische Saug- und Zungenbewegung	ab 2. Lebensmonat variabel
Moro-Reaktion	Ruckartige Änderung der Kopfposition, laute Geräusche o.ä.	1.) Abduzieren der gestreckten Arme, Handöffnung	bis 4. Lebensmonat
		2.) Umklammerung	bis 2. Lebensmonat
Gekreuzter Streckreflex	Beugung eines Beines in Rückenlage	Steckung des anderen Beines	bis 4. Lebensmonat
Galant-Reaktion	Bestreichen des Rückens seitlich der Dornfortsätze von kranial nach kaudal	gleichseitige Lateralflexion	bis 4. Lebensmonat
STNR	1.) HWS-Flexion 2.) HWS-Extension in Rückenlage	1.) Armbeugung und Beinstreckung 2.) Armstreckung und Beinbeugung	bis 5. Lebensmonat
ATNR	Langsame Drehung des Kopfes	Fechterstellung mit Streckung der Extremitäten auf der Gesichtsseite und Beugung auf der Gegenseite	bis 6. Lebensmonat
Handgreifreflex	Berühren der Handinnenfläche	Faustschluss	bis 6. Lebensmonat
Fußgreifreflex	Berühren des Fußballens	Krallen der Zehen	bis 9. Lebensmonat

STNR = symmetrischer tonischer Nackenreflex
ATNR = asymmetrischer tonischer Nackenreflex

Laboruntersuchungen

Stoffwechsel-Screening zwischen 4. und 6. Lebenstag

❾ Beim gesunden Neugeborenen sind außer dem **Stoffwechsel-Screening** keine Laboruntersuchungen erforderlich.

Eine sinnvolle Reihenuntersuchung setzt voraus, dass es zuverlässige diagnostische Methoden gibt und die Möglichkeit, die diagnostizierte Erkrankung zu behandeln. Diese Voraussetzungen sind bei folgenden angeborenen Stoffwechselerkrankungen erfüllt:

- Hypothyreose (Schilddrüsenunterfunktion, ☞ 11.1)
- Galaktosämie (Störung des Kohlenhydratstoffwechsels, ☞ 11.2.1)
- Phenylketonurie (Störung des Aminosäurestoffwechsels, ☞ 11.2.2).

Für das Stoffwechsel-Screening wird dem Neugeborenen zwischen dem 4. und 6. Lebenstag Fersenblut abgenommen.

2.4 ▬ Prophylaxen

Crede-Prophylaxe

Prophylaxen:
- Crede-Prophylaxe
- Rachitisprophylaxe
- Kariesprophylaxe
- Vitamin K-Prophylaxe

Eine Gonokokkeninfektion der Mutter kann bei der Geburt auf das Neugeborene übertragen werden. Beim Kind kann es zu einer Bindehautentzündung kommen, die bis zur Erblindung führen kann. Dieser gefürchteten Komplikation wird vorgebeugt, indem man dem Neugeborenen 1%ige Silbernitratlösung in die Augen tropft. Die sog. Crede-Prophylaxe wird mittlerweile nicht mehr in allen Geburtskliniken durchgeführt.

Rachitisprophylaxe

Um einer Vitamin D-Mangelrachitis vorzubeugen (☞ 6.2), sollten alle Säuglinge bis zum zweiten erlebten Frühjahr, d.h. für ein bis eineinhalb Jahre, täglich 500 I.E. Vitamin D per os erhalten.

Die Gabe von Vitamin D wird üblicherweise mit der Fluoridprophylaxe kombiniert.

Kariesprophylaxe

Durch die prophylaktische Gabe von Fluorid wird der Zahnschmelz gehärtet und die Karieshäufigkeit zweifelsfrei verringert. Die empfohlene Dosis beträgt

- 0,25 mg/d bis zum 3. Lebensjahr
- 0,5 mg/d vom 4.–6. Lebensjahr
- 1 mg/d ab dem 7. Lebensjahr.

Um Überdosierungen zu vermeiden, sollte jenseits des 3. Lebensjahres auf die Prophylaxe verzichtet werden, wenn das Trinkwasser mit Fluorid angereichert ist bzw. fluoridhaltige Zahnpasta oder fluoridhaltiges Speisesalz verwendet wird.

Vitamin K-Prophylaxe

Einige Gerinnungsfaktoren werden in der Leber unter Einfluss von Vitamin K gebildet.

Da Vitamin K mit der Muttermilch nur unzureichend zugeführt wird und die Leber des Neugeborenen noch unreif ist, kann es zu einem Mangel an Gerinnungsfaktoren kommen. Um einer Blutungsneigung vorzubeugen, werden einmalig Vitamin K-Tropfen verabreicht.

? Übungsfragen

1. Welche diagnostische Relevanz können die Fontanellen haben?
2. Welche Schwangerschaftsreaktionen kennen Sie?
3. Was ist Blutmauserung?
4. Wie kommt es zum Icterus neonatorum?
5. Warum ist eine Hyperbilirubinämie so gefürchtet?
6. Beschreiben Sie bitte das APGAR-Schema.
7. Welche Reifezeichen kennen Sie?
8. Beschreiben Sie bitte die wichtigsten Neugeborenenreflexe.
9. Welche Erkrankungen werden mit dem Stoffwechsel-Screening erfasst?

3 Wachstum und Entwicklung im Säuglings- und Kindesalter

3.1 Körperliche Entwicklung

3.1.1 Alters- und Entwicklungsstufen

Definitionen bzw. Dauer der Alters- und Entwicklungsstufen

Tabelle 3.1 fasst die Alters- und Entwicklungsstufen zusammen, die in der Pädiatrie unterschieden werden. Außerdem sind folgende Altersbegriffe gebräuchlich:

- **Chronologisches Alter** bezeichnet das Lebensalter zum Zeitpunkt der Beurteilung.
- Das **Gestationsalter** beim Frühgeborenen wird ermittelt, indem man vom chronologischen Alter die Zeit abzieht, die das Kind zu früh geboren wurde.
- Das **Entwicklungsalter** orientiert sich an den Fähigkeiten des Kindes und gibt den tatsächlichen Entwicklungsstand an.

Tab. 3.1: Alters- und Entwicklungsstufen

Altersstufe	Definition bzw. Dauer
Neugeborenenperiode	1.–4. Lebenswoche
Säuglingsalter	▪ 1. Lebensjahr ▪ 1.–4. Trimenon (Zeitraum von 3 Monaten)
Kleinkindalter	2.–6. Lebensjahr
Frühes Schulalter	6.–10. Lebensjahr
Pubertät	Zeitraum vom ersten Auftreten der sekundären Geschlechtsmerkmale bis zur Geschlechtsreife ▪ Mädchen: Beginn mit 8–14 Jahren, Abschluss mit 14–18 Jahren ▪ Jungen: Beginn mit 10–15 Jahren, Abschluss mit 16–20 Jahren
Adoleszenz	Zeitlich nicht einheitlich definierter Lebensabschnitt zwischen Beginn bzw. Ende der Pubertät und dem Abschluss des Körperwachstums; Dauer bis etwa 20. Lebensjahr

3.1.2 ▬ Gewichts-, Längen- und Schädelwachstum

Somatogramme und Perzentilenkurven

Um die körperliche Entwicklung des Kindes beurteilen zu können und mögliche Störungen rechtzeitig zu registrieren, werden bei jeder Vorsorgeuntersuchung (U1 bis U10, ☞ 3.5) folgende Messgrößen erfasst:

- Körpergewicht
- Körpergröße
- Wachstumsgeschwindigkeit
- Kopfumfang.

Die ermittelten Werte werden in **Somatogramme** eingetragen und mit altersentsprechenden Normwerten verglichen. Abbildung 3.1 zeigt exemplarisch ein Somatogramm für Mädchen bis 48 Monate, mit dem das Körpergewicht und die Körpergröße beurteilt werden. Weitere Somatogramme gibt es für Jungen, ältere Kinder, die übrigen Messgrößen und den Body Mass Index (BMI), der Körpergewicht und -größe in Relation setzt (Adipositas, ☞ 13.3.3).

Die Somatogramme wurden durch die Vermessung zahlreicher gesunder Kinder erstellt. Innerhalb der Somatogramme kann mit Hilfe von **Perzentilenkurven** der Prozentrang ermittelt werden.

Beispiel: Liegt die Körpergröße auf der 60. Perzentile, so bedeutet das, dass 60% aller gesunden Kinder gleichgroß oder kleiner sind, 40% der Norm sind größer.

! Merke

❶ Abklärungsbedürftige Befunde:
- Definitionsgemäß liegt zwischen der 3. und 97. Perzentile der Normbereich. Abweichungen nach oben bzw. unten müssen ärztlich abgeklärt werden!
- Üblicherweise verlaufen das normale Wachstum und die Gewichtszunahme parallel zu den Perzentilenkurven. Wenn die Entwicklung von diesem Verlauf abweicht, d. h. die Perzentilenkurven gekreuzt werden, sog. Perzentilensprung, so ist auch hier eine Abklärung dringend erforderlich!

Gewichtszunahme

Durchschnittliches Geburtsgewicht: 3400 g

Verdopplung des Geburtsgewichtes mit 5 Monaten

Das durchschnittliche Geburtsgewicht eines gesunden Neugeborenen beträgt 3400 g, der Normbereich liegt zwischen 2500 und 4600 g. Diese Werte entsprechen der 3.–97. Perzentile.

Nach der physiologischen Gewichtsabnahme in den ersten 4 Lebenstagen, die bis zu 10% des Geburtsgewichtes betragen kann und nach etwa 10 Tagen wieder ausgeglichen ist, beträgt die tägliche Gewichtszunahme

- im 1. Trimenon ca. 25 g
- im 2. Trimenon ca. 20 g
- im 3. Trimenon ca. 15 g
- im 4. Trimenon ca. 10 g

sodass sich das Geburtsgewicht

- bis zum 5. Lebensmonat verdoppelt
- bis zum Ende des 1. Lebensjahres verdreifacht und das Kind etwa 10 kg wiegt
- bis zum 6. Lebensjahr versechsfacht und das Kind etwa 20 kg wiegt
- bis zum 9. Lebensjahr verneunfacht und das Kind etwa 30 kg wiegt
- bis zum 12. Lebensjahr verzwölffacht und das Kind etwa 40 kg wiegt.

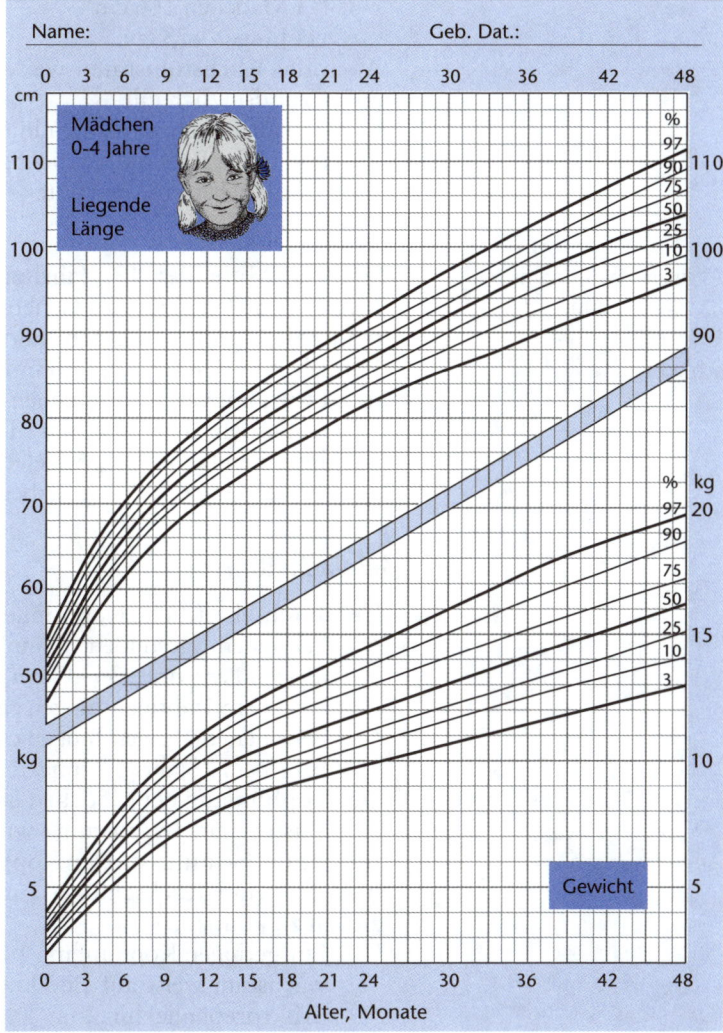

Abb. 3.1   Somatogramm für Mädchen bis 48 Monate [L 157]

Längenwachstum

Die durchschnittliche Körperlänge eines gesunden Neugeborenen beträgt 50 cm. Man toleriert Werte zwischen 45 und 56 cm, die der 3.–97. Perzentile entsprechen. Die Länge beträgt

- mit 1 Jahr ca. 75 cm
- mit 4 Jahren ca. 100 cm
- mit 12 Jahren ca. 150 cm.

! Merke

Beim Säugling ist das Körpergewicht, beim älteren Kind ist die Körperlänge einer der wichtigsten Parameter für ein physiologisches Gedeihen. Abweichungen von der Norm deuten auf eine Erkrankung hin und müssen abgeklärt werden!

Die mittlere Endgröße beträgt
- bei Mädchen 166 cm
- bei Jungen 178 cm.

Auch die Wachstumsraten weisen individuelle Schwankungen auf. Grundsätzlich gilt,
- dass die Wachstumsraten in den ersten beiden Lebensjahren und in der Pubertät am höchsten sind (Wachstumsschub)
- dass Wachstumsraten unter 4 cm pro Jahr pathologisch sind.

Akzeleration

Allgemeine Zunahme der Erwachsenengröße; Entwicklungsbeschleunigung

Seit der Mitte des 19. Jahrhunderts wird beobachtet, dass Kinder von Generation zu Generation und in allen Altersphasen tendenziell größer werden und die Erwachsenengröße pro Jahrzehnt um 1–1,5 cm zunimmt. Dieser positive Wachstumstrend wird auf verbesserte Lebensbedingungen zurückgeführt.

Außerdem hat sich das Tempo der körperlichen Entwicklung beschleunigt („Akzeleration"), was insbesondere bei der Betrachtung des Pubertätsbeginns deutlich wird.

Schädelwachstum

Der durchschnittliche Kopfumfang beträgt
- bei einem gesunden männlichen Neugeborenen 35 cm (3.–97. Perzentile: 33–37 cm)
- bei einem 1jährigen Jungen ca. 47 cm
- bei einem 5jährigen Jungen ca. 52 cm und
- bei einem 16jährigen Jungen ca. 56 cm.

Der Kopfumfang bei Mädchen ist etwa 1–2 cm geringer.

Interpretation von Abweichungen

Das Schädelwachstum wird v. a. durch das Gehirnwachstum beeinflusst. Der Kopfumfang wird also regelmäßig bestimmt, um Rückschlüsse auf die Entwicklung des Gehirn ziehen zu können.
- Ein geringer Kopfumfang bzw. ein verlangsamtes Schädelwachstum weist auf eine Entwicklungsstörung des Gehirns (Mikrozephalie) hin.
- Abweichungen nach oben können Ausdruck eines Hydrozephalus sein (☞ 7.3)

3.1.3 ▬▬ Entwicklung bestimmter Organsysteme

Darunter fallen:

- Knochenwachstum
- Zahnentwicklung
- Pubertätsentwicklung.

Knochenwachstum

Bis auf die Schädelknochen und die Schlüsselbeine entstehen alle Knochen durch chondrale Ossifikation (Verknöcherung), d.h. dass sie aus Knorpelgewebe hervorgehen. Dabei wird unterschieden zwischen

- enchondraler Ossifikation, die von den Knochenkernen in den Epiphysenfugen (Wachstumsfugen) ausgeht und zum Längenwächstum des Knochens führt und
- perichondraler Ossifikation, die bereits in der Fetalperiode beginnt und durch die die Randzone der Knorpelanlage in eine immer dicker werdende Knochenmanschette umgewandelt wird. Später geht das resultierende Dickenwachsum und die Knochendichte vom Periost aus und wird als periostale Ossifikation bezeichnet.

Zahl, Form und Größe von Knochenkernen und der Grad des knöchernen Verschlusses der Epiphysenfuge unterliegen während der Entwicklung einem charakteristischen Wandel. Die Knochenreife des Kindes lässt sich durch eine Röntgenuntersuchung der linken Hand leicht erfassen (☞ Abb. 3.2). Das **Knochenalter** wird bestimmt, indem man die Aufnahmen mit alters- und geschlechtstypischen Bildern in speziellen Atlanten vergleicht. Mit diesem Wert lassen sich Wachstumsstörungen beurteilen und Vorhersagen über die Erwachsenengröße treffen.

Das Knochenwachstum der unteren Extremität endet mit dem Schluss der Epiphysenfugen der Tibia zwischen dem 19.–21. Lebensjahr. Die Wachstumsfugen von Humerus und Radius verknöchern zwischen dem 20.–25. Lebensjahr.

Zahnentwicklung

Milchgebiss

Der erste Zahn erscheint durchschnittlich im 6. Lebensmonat und mit $2\frac{1}{2}$ Jahren sind gewöhnlich alle 20 Milchzähne vorhanden. Die Reihenfolge und die Variationsbreite des Zahndurchbruchs geht aus Abbildung 3.3 hervor.

Vor dem Zahndurchbruch ist das Zahnfleisch gerötet und geschwollen, sodass einige Kinder Schmerzen haben, unruhig sind und manchmal sogar fiebern. Scheinbar werden die Schmerzen gelindert, wenn das Kind auf einen stumpfen festen Gegenstand beißen kann.

Marginalien:

Meist chondrale Ossifikation:
- enchondrale Ossifikation → Längenwachstum
- perichondrale Ossifikation → Knochendichte und Dickenwachstum

Knochenalter:
- Beurteilung von Wachstumsstörungen
- Prognose über Endgröße

Milchgebiss: ab ca. 6 Monaten

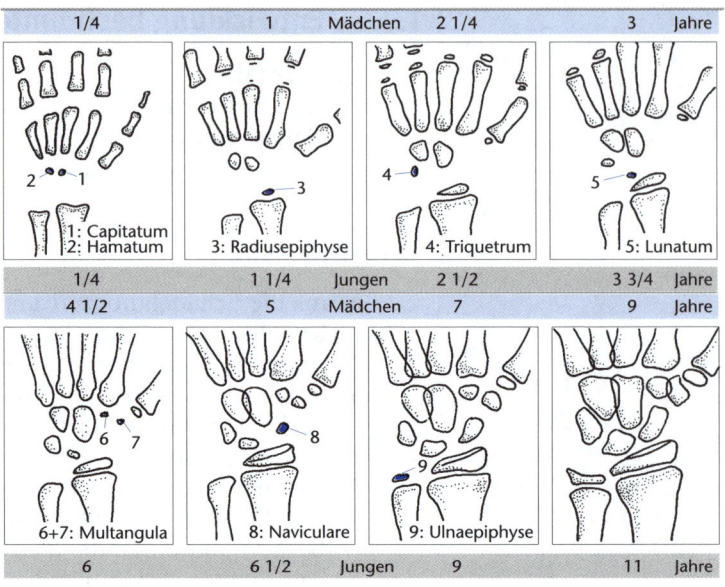

Abb. 3.2 Reihenfolge der Verknöcherung der Handwurzelknochen zur Bestimmung des Knochenalters bei Jungen und Mädchen [L 157]

Die Kariesprophylaxe erfolgt, indem

- bereits mit der Zahnpflege begonnen wird, wenn die ersten Milchzähne durchgebrochen sind
- der Zuckergehalt in der Nahrung reduziert wird
- die Zähne durch Fluoride gehärtet werden (Prophylaxen, ☞ 2.4)

Mögliche Ursachen für einen verzögerten Zahndurchbruch sind neben einer harmlosen konstitutionellen Entwicklungsverzögerung

- schwere Ernährungsstörungen
- Rachitis (☞ 6.2)
- angeborene Hypothyreose (Schilddrüsenunterfunktion, ☞ 11.1).

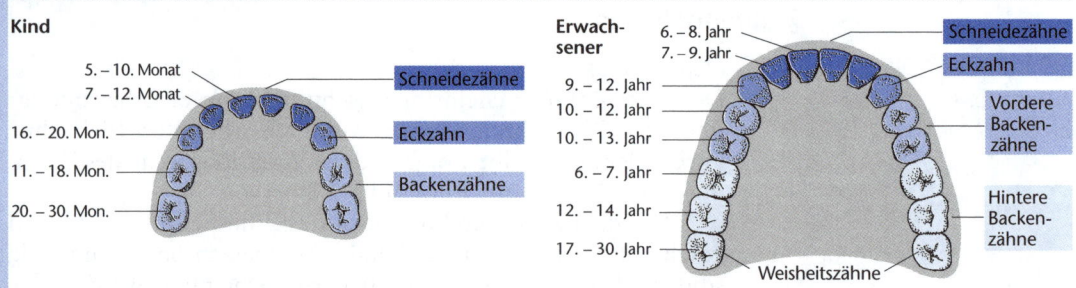

Abb. 3.3 Die Durchbruchszeiten der Zähne im Milch- und im Erwachsenengebiss [A 400–190]

Erwachsenengebiss:
ab ca. 6 Jahren

Erwachsenengebiss
Das bleibende Gebiss mit seinen 32 Zähnen entwickelt sich ab dem 6. Lebensjahr (☞ Abb. 3.3).

Pubertätsentwicklung

❷ Während der Pubertät entwickeln sich Mädchen und Jungen unter dem Einfluss von Geschlechtshormonen zu geschlechtsreifen Frauen und Männern. Die Hormonproduktion wird durch den Hypothalamus und die Hypophyse als übergeordnete Zentren reguliert, wobei bisher noch unklar ist, wie dieser Prozess in Gang kommt.

Die sekundären Geschlechtsmerkmale treten bei Mädchen in folgender Reihenfolge auf:

- Unter Östrogeneinfluss beginnt die Brustentwicklung mit etwa 9–10 Jahren, sog. Thelarche.
- Androgene werden von der Nebennierenrinde gebildet und veranlassen ca. 6 Monate später das Wachstum der ersten Schamhaare, sog. Pubarche.

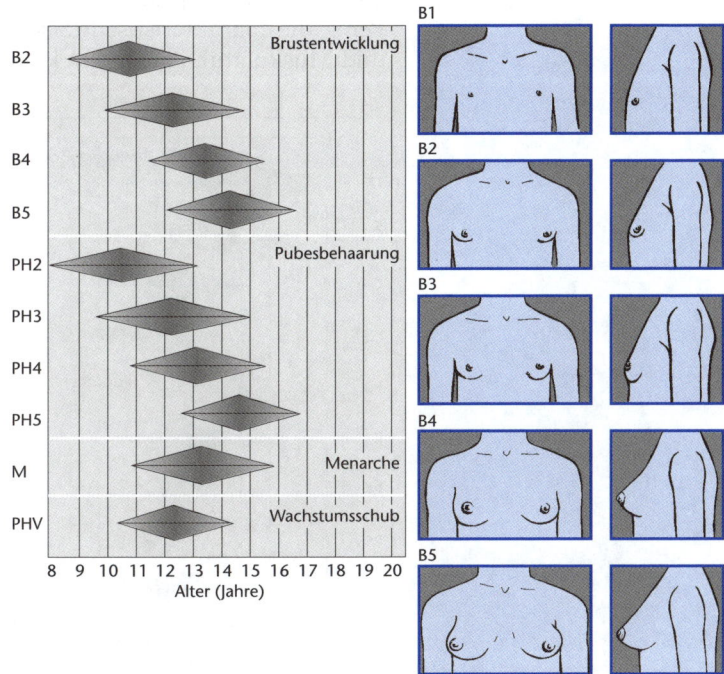

Stadien der Brustentwicklung nach Marshall und Tanner
B1: präpuberal, keine palpablen Drüsen
B2: Brustdrüse und Warzenhof leicht erhaben, Brustknospung
B3: Brustdrüse größer als Warzenhof, Form wie Erwachsenenbrust
B4: Drüse im Warzenhofbereich hebt sich von der übrigen Brust ab
B5: Vorwölbung im Warzenhofbereich weicht in die runde Kontur der erwachsenen Brust

Abb. 3.4 a   Pubertätsstadien nach Tanner – Mädchen [L 157]

Mädchen:

- Thelarche
- Pubarche
- Menarche

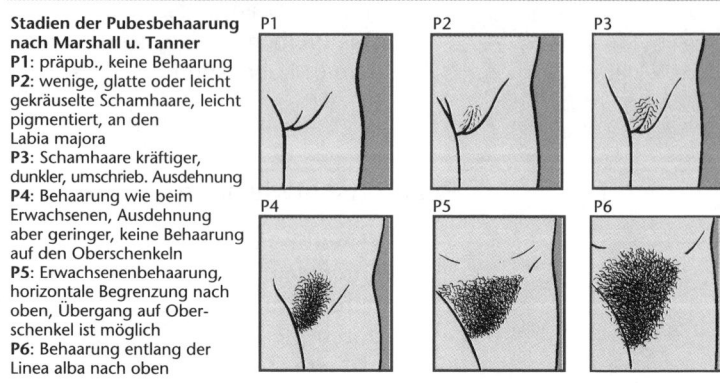

Stadien der Pubesbehaarung nach Marshall u. Tanner
P1: präpub., keine Behaarung
P2: wenige, glatte oder leicht gekräuselte Schamhaare, leicht pigmentiert, an den Labia majora
P3: Schamhaare kräftiger, dunkler, umschrieb. Ausdehnung
P4: Behaarung wie beim Erwachsenen, Ausdehnung aber geringer, keine Behaarung auf den Oberschenkeln
P5: Erwachsenenbehaarung, horizontale Begrenzung nach oben, Übergang auf Oberschenkel ist möglich
P6: Behaarung entlang der Linea alba nach oben

Abb. 3.4 b Pubertätsstadien nach Tanner – Mädchen [L 157]

- Mit etwa 12–13 Jahren tritt die erste Monatsblutung auf, sog. Menarche.

Abbildung 3.4 zeigt die Stadien der Pubertätsentwicklung nach Tanner bei Mädchen.

Bei Jungen ist die Hodenvergrößerung das erste Pubertätszeichen, das mit durchschnittlich 12 Jahren auftritt (☞ Abb. 3.5). Durch den ausgeprägten Androgeneinfluss entwickelt sich der Penis, die charakteristische Sekundärbehaarung sowie Knochen und Muskulatur. Außerdem kommt es zum Stimmbruch.

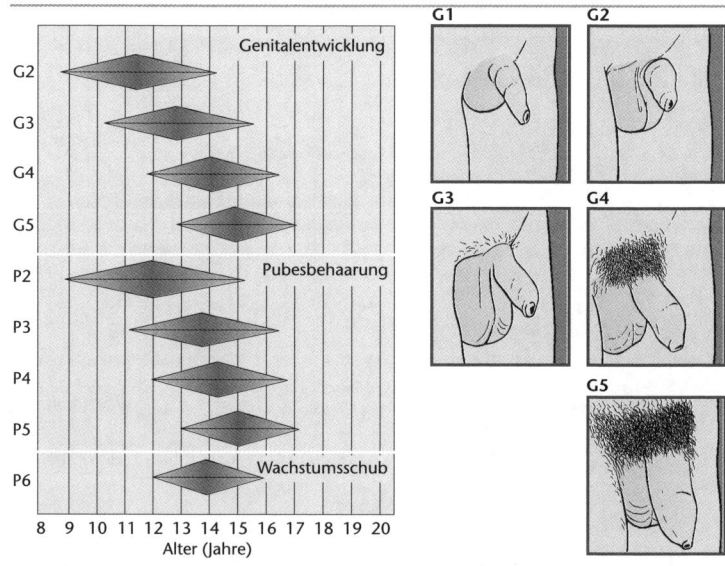

Stadien der männlichen Genitalentwicklung nach Marshall und Tanner
G1: präpub., Penis, Skrotum, Testes entsprechen in Form und Größe der frühen Kindheit
G2: Skrotum, Testes vergrößert, Skrotalhaut ist verändert
G3: Wachstum von Skrotum und Testes, Penis nimmt an Länge weniger an Umfang zu
G4: Penislänge und Umfang haben zugenommen, deutliche Glans-Kontur, weiteres Wachstum von Skrotum und Testes
G5: Voll entwickeltes Genital

Abb. 3.5 Pubertätsstadien nach Tanner – Jungen [L 157]

Abklärungsbedürftige
Abweichungen:
- Pubertas praecox
- Pubertas tarda

Der zeitliche Pubertätsablauf kann erheblich variieren. Abklärungsbedürftig sind

- Pubertas praecox: Sekundäre Geschlechtsmerkmale treten bei Mädchen vor dem 8. Lebensjahr bzw. bei Jungen vor dem 10. Lebensjahr auf.
- Pubertas tarda: Bis zum 14. Lebensjahr sind noch keine sekundären Geschlechtsmerkmale aufgetreten.

3.2 Sensomotorische Entwicklung

ZNS-Reifung →
motorische Entwicklung

Die Reifung des ZNS in den ersten Lebensjahren ist eine Voraussetzung für die motorische Entwicklung des Kindes:

- Die Anzahl der Nervenzellen (graue Substanz) und der Myelinscheiden (weiße Substanz) verdoppelt sich etwa bis zum 10. Lebensjahr. Das Schädelwachstum ist durch die Größenzunahme des Gehirns bedingt.
- Die Nervenzellen gehen nach der Geburt zahlreiche Verbindungen ein, d. h. die Synapsendichte nimmt zu.
- Folglich werden auch vermehrt Neurotransmitter produziert. Dabei werden zunächst erregende und dann hemmende synaptische Überträgerstoffe gebildet.

Kindliche Neugier als
Motor

Bedeutung von
Umweltfaktoren

Diese Veränderungen ermöglichen u.a. motorische Entwicklung sowie Wahrnehmungen sensorischer, propriozeptiver und vestibulärer Art. Durch zahlreiche Sinneseindrücke wird die kindliche Neugier geweckt, die letzten Endes der Motor der sensomotorischen Entwicklung ist.

Neben der Reifung des ZNS und der damit verbundenen Wahrnehmung ist die motorische Entwicklung von zahlreichen Umweltfaktoren abhängig, z. B. von

- motivierenden Reizen wie Spielzeug, welches das Kind greifen oder durch Fortbewegung erreichen möchte
- Möglichkeiten, motorische Erfahrungen zu sammeln
- kulturellen Einflüssen.

So wird deutlich, dass die in Tabelle 3.2 aufgeführten Stufen der idealen motorischen Entwicklung nur *Richtwerte* darstellen können. Es gibt eine große Variationsbreite hinsichtlich der Qualität sowie der Quantität motorischer Fähigkeiten und es bedarf großer Erfahrung, pathologische Entwicklungsauffälligkeiten frühzeitig zu erkennen und rechtzeitig die Indikation zur Therapie zu stellen.

Grenzsteine der
Entwicklung; Entwicklungsverzögerung

Eine diagnostische Hilfe bieten die Grenzsteine der Entwicklung. Dabei handelt es sich um Entwicklungsziele, die von 90–95% aller gesunden Kinder bis zu einem bestimmten Alter erreicht worden sind. Nicht erlangte Grenzsteine haben eine Warnfunktion und erfordern die Suche nach den Ursachen der Entwicklungsverzögerung.

Tab. 3.2: Richtwerte der idealen motorischen Entwicklung auf einen Blick

Alter	Motorische Fähigkeiten	Handfunktion
6 Wochen	▪ Bauchlage: Unterarmstütz ▪ Rückenlage: Fechterstellung	Handgreifreflex
3 Monate	▪ symmetrischer Ellenbogenstütz ▪ stabile Rückenlage ▪ hält Kopf in Mittelstellung	▪ Hand-Hand-Koordination ▪ Hand-Mund-Augen-Koordination ▪ beginnendes ulnares Greifen
4 ½ Monate	Einzelellenbogenstütz	
5–5 ½ M.	Handwurzelstütz	▪ radiales Greifen über die Mittellinie ▪ transferiert Gegenstände von einer Hand in die andere
6 Monate	▪ symmetrischer Handstütz ▪ dreht von Rückenlage in Bauchlage	▪ Hand-Fuß-Koordination ▪ Handgreifreflex muss erloschen sein
7 ½ Monate	▪ Einzelhandstütz ▪ Pivoting ▪ schräger Sitz ▪ dreht von Bauchlage in Rückenlage	Hand-Fuß-Mund-Koordination
8 Monate	▪ robbt ▪ Vierfüßlerstand ▪ Rocking	
9 Monate	▪ Langsitz ▪ krabbelt	▪ Opposition des Daumens ▪ Pinzettengriff
10 ½ Monate	▪ zieht sich zum Stand hoch ▪ seitliche Schritte	▪ Zangengriff ▪ blättert im Bilderbuch um
12 Monate	macht erste Schritte	▪ steckt Gegenstände ineinander ▪ zeichnet Punkte oder flüchtige Striche auf Papier
2 Jahre	▪ rennt ▪ hockt sich zum Spielen hin und steht freihändig auf	▪ isst selbstständig mit einem Löffel ▪ hält eine Tasse und trinkt aus ihr ▪ malt eine runde Spirale ▪ schraubt Deckel auf und zu
3 Jahre	▪ hüpft auf beiden Beinen ▪ steht auf einem Bein ▪ steigt Treppen im Wechselschritt mit Festhalten hinauf ▪ fährt Dreirad	▪ benutzt eine Gabel ▪ zieht ein Kleidungsstück an oder aus ▪ packt ein Bonbon aus dem Papier ▪ zeichnet einen geschlossenen Kreis
4 Jahre	▪ hüpft auf einem Bein ▪ schießt einen Ball	▪ schneidet mit der Schere ▪ kann Köpfe leicht zumachen ▪ zeichnet Menschen
5 Jahre	steigt Treppen im Wechselschritt herab	▪ zieht sich selbstständig an ▪ säubert sich alleine auf der Toilette
6 Jahre	▪ hüpft im Wechselschritt ▪ fährt Fahrrad	▪ schreibt eigenen Namen in Druckbuchstaben ▪ kann einen Ball fangen

Entwicklung aus Bauchlage im 1. Lebensjahr

Typische Haltung des Neugeborenen

❸ Abbildung 3.6 zeigt die typische Haltung des Neugeborenen:

- Die Arme befinden sich in primitiver Henkelstellung neben dem Rumpf, die Hände sind nach ulnar abduziert und locker gefaustet, dabei ist der Daumen in die Hand eingeschlagen.
- Becken und Beine sind maximal flektiert und in der Transversalebene bis 45 Grad abduziert. Bei Dorsalextension und Eversion der Füße wird die Großzehe belastet.
- Durch die massive Flexion der Beine ist das Becken von der Unterlage abgehoben.
- Die HWS ist rotiert und rekliniert, sodass der Kopf auf der Seite liegt. Wegen der asymmetrischen Lage im Mutterleib bevorzugen einige Neugeborene eine Seite, ohne dass sich hieraus eine bleibende Asymmetrie entwickelt. Der Kopf kann nur unsicher nach rechts bzw. links gewendet werden.

Asymmetrische Bauchlage

Das Neugeborene liegt in der Bauchlage also vollkommen asymmetrisch, das Körpergewicht ruht auf den Unterarmen, der Brust sowie der aufliegenden Wange und der Schwerpunkt liegt relativ weit kranial. In dieser Phase zeigt das Kind nur ungezielte Massenbewegungen, die in Rückenlage noch auffälliger sind (Holokinese, s. u.).

Entwicklung im 1. Trimenon

Mit etwa 6 Wochen kann das Kind erstmals Gegenstände optisch fixieren. Um das Blickfeld zu erweitern, muss es sich gegen die Schwerkraft aufrichten.

■ **Unterarmstütz**
■ **symmetrischer Ellenbogenstütz**

Dazu werden beide Arme flektiert. Zum Ausgleich lässt die Hüftbeugung nach, sodass der Schwerpunkt nach kaudal zwischen Xyphoid und Bauchnabel verlagert und der asymmetrische **Unterarmstütz** erreicht wird.

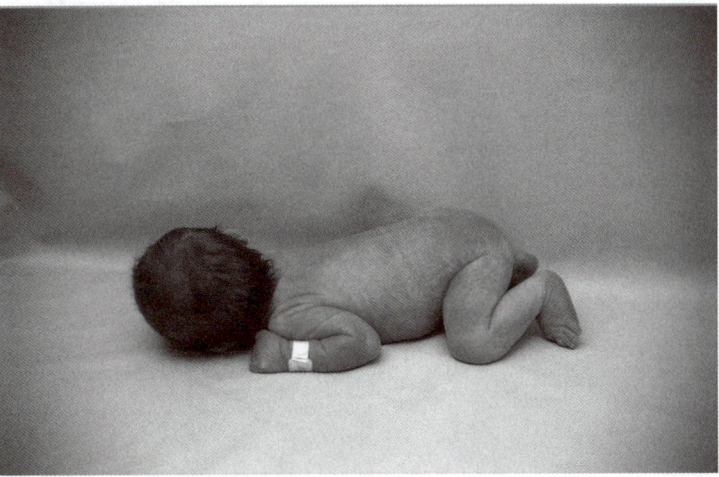

Abb. 3.6 Neugeborenenhaltung in Bauchlage [E 190]

Am Ende des 1. Trimenons zeigt das Kind den **symmetrischen Ellenbogenstütz** (☞ Abb. 3.7):

- Die Ellenbogen sind unterhalb Schultern platziert und die Schulterblätter sind adduziert.
- Die Beine sind bei gestreckten und abduzierten Hüften in den Knien flektiert. Die Füße spielen miteinander.
- Die gesamte Wirbelsäule ist symmetrisch gestreckt.
- Der Kopf wird frei außerhalb der Unterstützungsfläche getragen und ist frei beweglich.
- Die dreieckige Unterstützungsfläche wird gebildet aus dem rechten und linken Epicondylus medialis humeri sowie der Symphyse.
- Der Schwerpunkt befindet sich auf Höhe der Symphyse.

! Merke

Grenzstein der motorischen Entwicklung: Ist der symmetrische Ellenbogenstütz mit 6 Monaten nicht erreicht, liegt eine abklärungsbedürftige Entwicklungsverzögerung vor!

Entwicklung im 2. Trimenon

- Einzelellenbogenstütz
- symmetrischer Handstütz
- „Schwimmen"

Aus dem symmetrischen Ellenbogenstütz lernt das Kind, das Gewicht auf einen Ellenbogen zu verlagern. Die Gewichtsverlagerung wird meist mit mit Fixierung der Aufmerksamkeit auf eine Seite eingeleitet. Dann wird der Arm der Gesichtsseite entlastet und nach dem interessanten Objekt ausgestreckt. Um die Unterstützungsfläche zu vergrößern, wird das Bein auf der Gesichtsseite gebeugt und so ist mit $4\frac{1}{2}$ Monaten der Einzelellenbogenstütz erreicht:

- Die Unterstützungsfläche ist wiederum dreieckig. Stützpunkte sind Ellenbogen und die Hüfte der Hinterhauptseite sowie das Knie der Gesichtsseite.
- Das Flexionsvermögen des Greifarms vergrößert sich auf etwa 135°.

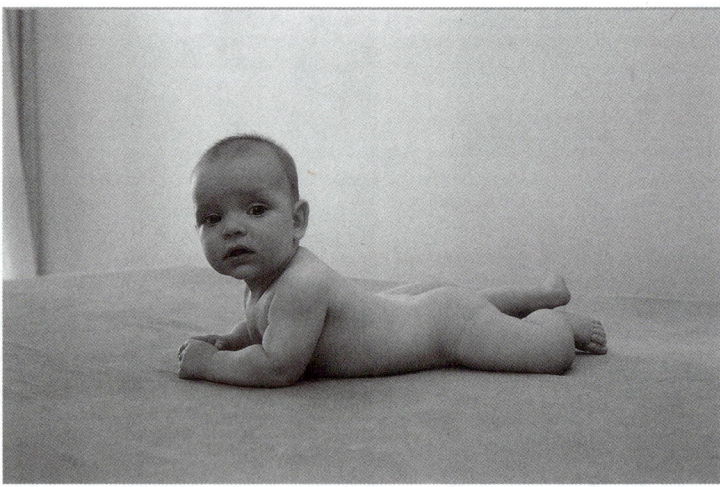

Abb. 3.7 Symmetrischer Ellenbogenstütz [K 117]

Mit 6 Monaten folgt dem Handwurzelstütz der **symmetrische Handstütz**, durch den das Kind seinen Horizont erneut erweitert hat (☞ Abb. 3.8):

- Die Arme sind gestreckt und leicht außenrotiert, die Hände sind vollständig entfaltet. Der Handgreifreflex (Neugeborenenreflexe, ☞ 2.3.2) muss also zu diesem Zeitpunkt erloschen sein.
- Bei adduzierten Schulterblättern ist die Wirbelsäule voll extendiert und die Wirbelsäulenrotation wird möglich.
- Beide Handteller und die Mitte der beiden Oberschenkel bilden das Stützdreieck.
- Der Schwerpunkt befindet sich im Bereich der Oberschenkel.

Mit 5–6 Monaten entwickeln viele Kinder die Idee der Fortbewegung und zeigen das „Schwimmen": Dabei werden die Extremitäten kurz angehoben und führen in der Luft Schwimmbewegungen durch, bevor das Kind wieder in die sichere Bauchlage kommt.

Entwicklung im 3. Trimenon

Aus dem symmetrischen Handstütz heraus schiebt sich das Kind auf die Knie zurück und erlernt so den Vierfüßlerstand, der zunächst nur eine Gewichtsverlagerung von kaudal nach kranial und zurück erlaubt, sog. **Rocking.**

Analog zum Einzelellenbogenstütz im 2. Trimenon entwickelt sich in der ersten Hälfte des 3. Trimenons der **Einzelhandstütz,** dessen Ausgangsposition der symmetrische Handstütz ist. Hält man dem Kind seitlich in Augenhöhe ein Spielzeug hin, so wendet es den Blick, verlagert das Gewicht auf die Hinterhauptseite und greift mit dem Arm der Gesichtsseite nach dem Gegenstand. Zur Vergrößerung der dreieckigen Unterstützungsfläche wird das Bein auf der Gesichtsseite angezogen.

- Einzelhandstütz, schräger Sitz
- Drehen BL → RL
- Vierfüßlerstand, Rocking
- Langsitz
- Fortbewegung: Pivoting, Robben, Krabbeln

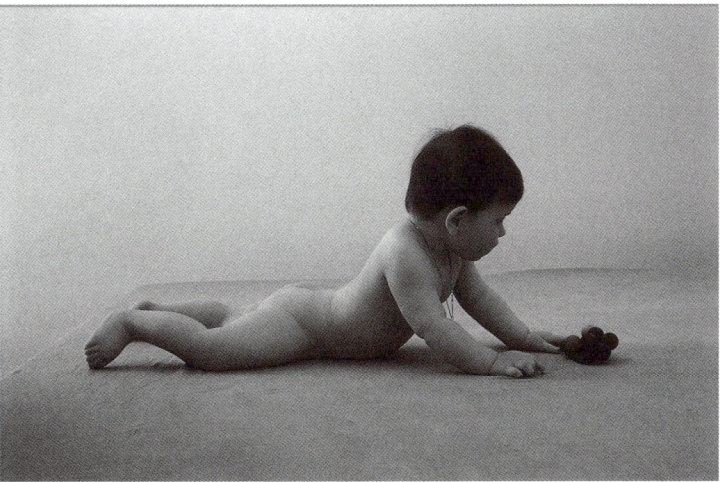

Abb. 3.8 Symmetrischer Handstütz [K 117]

Vom Einzelhandstütz gelangt der Säugling etwa mit $7\frac{1}{2}$ Monaten leicht in den **schrägen Sitz** (auch: Zwergensitz; ☞ Abb. 3.9):

- Das Stützdreieck wird gebildet von gleichseitigem Handteller, Gesäß und Oberschenkel.
- Der Zwergensitz ermöglicht dem Kind die weitere Erkundung des Raumes in der Vertikalen, da der freie Arm nach oben greifen kann.
- Mit 9 Monaten beherrscht das Kind Bewegungsübergänge vom schrägen Sitz in den **Langsitz** sowie vom schrägen Sitz zum Krabbeln.

Ebenfalls mit $7\frac{1}{2}$ Monaten entwickelt sich aus dem Einzelellenbogenstütz die **Drehung** aus Bauchlage in Rückenlage. Grundlegend ist das größere Bewegungsausmaß im Schultergelenk, durch das der Brustkorb über den stützenden Ellenbogen aus der Unterstützungsfläche heraus bewegt werden kann. Der dosierte Einsatz der Oberarmmuskulatur auf der stützenden Seite ermöglicht ein sanftes Ablegen des Oberkörpers.

! Merke

Grenzsteine der motorischen Entwicklung:
- Kann das Kind sich mit 12 Monaten nicht selbstständig von der Bauchlage in die Rückenlage drehen, liegt eine abklärungsbedürftige Entwicklungsverzögerung vor!
- Kommt das Kind mit 12 Monaten nicht selbstständig in den Langsitz, liegt eine abklärungsbedürftige Entwicklungsverzögerung vor!

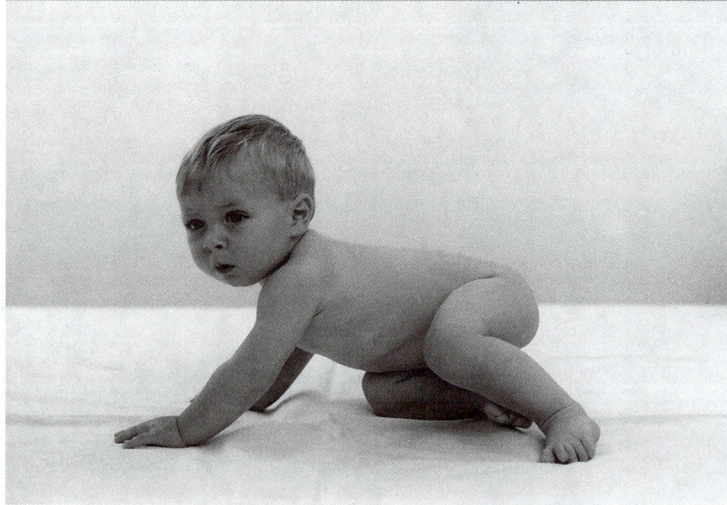

Abb. 3.9 Schräger Sitz – Startposition zum Krabbeln [R 117]

Im 3. Trimenon entwickelt das Kind erste Fortbewegungsmöglichkeiten:

- Aus dem symmetrischen Ellenbogenstütz heraus kann sich das Kind mit 7 Monaten um eine durch den Bauchnabel gedachte Bewegungsachse drehen und zeigt das sog. Kreisrutschen oder **Pivoting.**
- Mit ca. 8 Monaten kann das Kind **robben.** Ausgangsmuster ist der Einzelellenbogenstütz, den es bereits 3 Monate beherrscht. Mit Hilfe der Unterarme wird der Körper nach vorn gezogen und die Beine folgen im Schlepptau.
- Aus dem Vierfüßlerstand heraus erlernt das Kind mit ca. 9 Monaten das **Krabbeln** als schnelleres Fortbewegungsmittel. Dabei bewegt es sich auf Händen und Füßen im Kreuzgang, d. h. dass es abwechselnd linken Arm und rechtes Bein, dann rechten Arm und linkes Bein nach vorne bewegt. Fuß, Knie und gegenüberliegender Hand bilden beim Krabbeln das Stützdreieck. 15% der Kinder lassen das Krabbelstadium aus und entwickeln Alternativbewegungen.

Entwicklung im 4. Trimenon

- Vertikalisierung
- seitliche Schritte

Mit etwa 10 Monaten kommt es zur **Vertikalisierung.** Aus dem schrägen Sitz heraus kommt das Kind in den Vierfüßlerstand, es krabbelt oder begibt sich in den Kniestand. Die Arme werden ca. 45 Grad über die Horizontale gehoben, die Hände halten sich an geeigneten Gegenständen fest, sodass sich das Kind in den noch unsicheren Stand ziehen kann. Der Fußgreifreflex (Neugeborenenreflexe, ☞ 2.3.2) muss zu diesem Zeitpunkt erloschen sein.

Das Kind fühlt sich im Stand zunehmend sicher und wird mit **seitlichen Schritten** die vertikale Fortbewegung erproben, um zu einem attraktiven Gegenstand zu gelangen.

12 Monate → erste Schritte

Es dauert fast bis zum Ende des 4. Trimenons bis das Kind den eigenen Beinen traut und die ersten freien Schritte wagt. Dabei reduziert sich das Stützdreieck auf Großzehenballen, Ferse und Fußaußenrand. Etwa 60% aller Kinder machen mit 12 Monaten erste Schritte und können einige Wochen später frei gehen, d. h. gehen, stehen sowie die Richtung wechseln.

! Merke

Grenzstein der motorischen Entwicklung: Kann das Kind mit 18 Monaten nicht frei gehen, liegt eine abklärungsbedürftige Entwicklungsverzögerung vor!

Entwicklung aus Rückenlage im 1. Lebensjahr

Typische Lage des Neugeborenen

❹ Das Neugeborene liegt auch auf dem Rücken asymmetrisch und instabil (☞ Abb. 3.10):

- asymmetrische, instabile Rückenlage
- Holokinese

■ Die Arme befinden sich wie in der Bauchlage in einer primitiven Beugehaltung neben dem Rumpf. Die Hände sind locker gefaustet, dabei ist der Daumen in die Hand eingeschlagen.

■ Die Beine sind in den Hüften abduziert, außenrotiert und maximal flektiert. Die Knie sind flektiert und die Füße stehen in Dorsalextension und Eversion. Der wache Säugling strampelt kräftig. Da hierbei die Beine in allen Gelenken total gebeugt bzw. total gestreckt sind, handelt es sich laut Vojta um ein primitives Strampeln.

■ Bei nur spärlich aktivierter Bauchmuskulatur ist die LWS lordosiert, die Beine werden noch nicht getragen und der Schwerpunkt liegt relativ weit kaudal.

■ Wie in der Bauchlage ist die Wirbelsäule lateralflektiert und die HWS ist rekliniert und rotiert. Erst mit 3 Monaten wird das Kind in der Lage sein, den Kopf in der Mitte zu halten.

Insbesondere in Rückenlage fallen die typischen ungezielten Massenbewegungen auf, die das Neugeborene schreckhaft und hektisch erscheinen lassen. Nach Vojta befindet sich das Neugeborene im Stadium der Holokinese, die sich beispielsweise in der Moro-Reaktion ausdrückt (Neugeborenenreflexe, ☞ 2.3.2).

Entwicklung im 1. Trimenon

Mit 6 Wochen beginnt der Säugling optisch zu fixieren und der Kopf folgt einem angebotenen Reiz. Die Rückenlage ist immer noch instabil und unsicher, sodass der Versuch der motorischen Kontaktaufnahme zur Umwelt häufig mit Massenbewegungen endet. Diese Phase dauert von der 6. bis zur 8. Woche und wird als **dystone Phase** bezeichnet.

- Fechterstellung, dystone Phase
- stabile, symmetrische Rückenlage
- Hand-Hand-Koordination
- Hand-Mund-Augen-Koordination

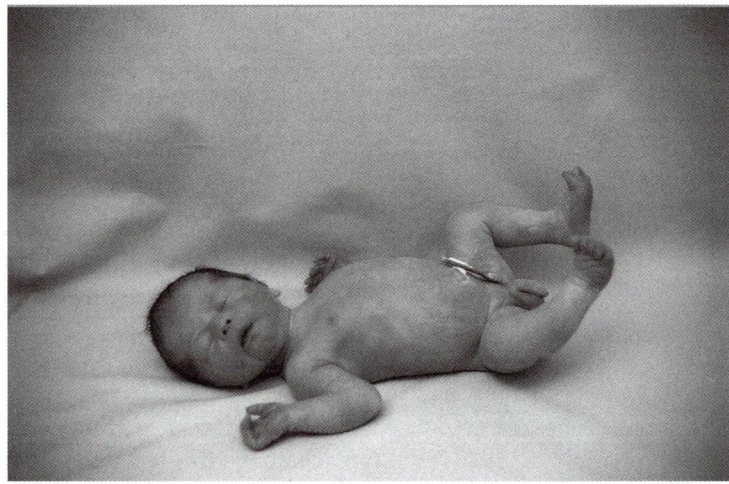

Abb. 3.10 Rückenlage des Neugeborenen [E 190]

In dieser Zeit entwickelt das Kind mit der **Fechterstellung** den ersten Lösungsansatz. Wenn es den Kopf zu einer Seite dreht, verlagert sich der Schwerpunkt zu dieser Seite. Um nicht umzukippen, werden die körpereigenen Gewichte umgeschichtet. Dabei werden die Extremitäten auf der Gesichtsseite eher gestreckt und auf der Hinterhauptsseite eher gebeugt. In der weiteren Entwicklung wird die Stabilität größtenteils durch die Rumpfmuskulatur erzielt.

Erst am Ende des 1. Trimenons ist die **Rückenlage stabil und symmetrisch** (☞ Abb. 3.11):

- Der Kopf kann in der Mitte gehalten werden und Nase, Kinn, Brustbein, Nabel sowie Symphyse liegen auf einer Linie.
- Schultern und Arme werden von der Unterlage abgehoben und mit der Hand-Hand-Koordination wird die Körpermitte entdeckt. Der Säugling spielt mit seinen Fingern, betrachtet sie und führt sie zum Mund: Hand-Mund-Augen-Koordination.
- Die aktivierten Bauchmuskeln bewegen das Becken nach dorsal und die Beine werden getragen. Dabei sind sie um 90 Grad flektiert und in den Hüftgelenken abduziert und außenrotiert.
- Da die Beine getragen werden, verlagert sich der Schwerpunkt nach kranial.

! Merke

Grenzstein der motorischen Entwicklung: Ist die stabile, symmetrische Rückenlage mit 6 Monaten nicht erreicht, liegt eine abklärungsbedürftige Entwicklungsverzögerung vor!

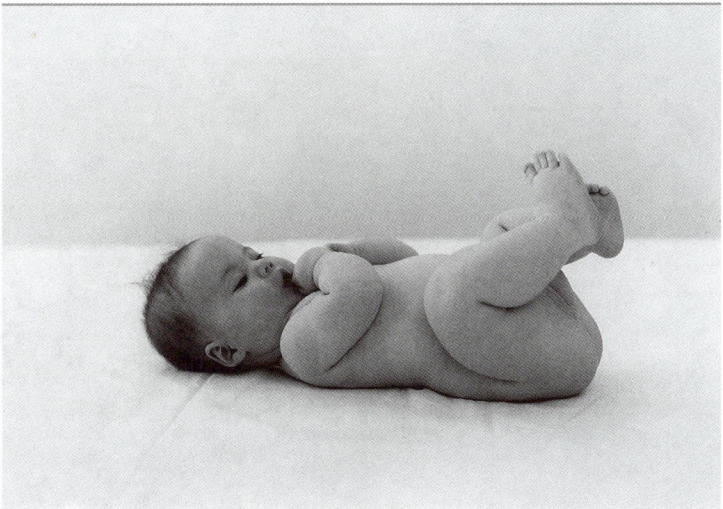

Abb. 3.11 Stabile Rückenlage [R 117]

- beginnendes ulnares Greifen bis Mittellinie
- radiales Greifen über Mittellinie hinaus
- Hand-Fuß-Koordination
- Drehen RL → BL

Entwicklung im 2. Trimenon

Die stabile Rückenlage ist Voraussetzung für die Entwicklung der Greiffunktion im 2. Trimenon.

Mit 3–4 Monaten beginnt das Kind zu greifen. Da die beiden Großhirnhälften noch nicht zusammenarbeiten, ist das Greifen jedoch nur bis zur Mittellinie möglich: Wenn eine Großhirnhemisphäre optisch angeregt wird, dann wird die dazugehörige Hand aktiviert. Die resultierende Greifbewegung wird in diesem Alter noch von der Kleinfingerseite her eingeleitet, sog. ulnares Greifen.

Bereits mit 5 Monaten kann der Schwerpunkt nach lateral verlagert werden, ohne dass der Säugling auf die Seite „plumpst". So wird das Greifen über die Mittellinie hinaus möglich, wobei es sich mittlerweile um palmares, radiales Greifen handelt. Das Greifen über die Mittellinie ist nur möglich, weil beide Großhirnhälften mittlerweile kooperieren. Daher beginnt das Kind mit ca. 5 Monaten Gegenstände zwischen beiden Händen zu wechseln und der Handgreifreflex (Neugeborenenreflexe, ☞ 2.3.2) schwächt in dieser Phase ab.

Mit 6 Monaten ist das Kind in der Lage, sich koordiniert aus der Rückenlage in die Bauchlage zu drehen (☞ Abb. 3.12). Dabei

- greift ein Arm über die Mittellinie und leitet so die Drehbewegung ein, während der andere Arm die Stützfunktion übernimmt
- ist die gesamte Wirbelsäule lateralflektiert und der Kopf wird seitlich angehoben
- wird die Beckenhälfte auf der Seite des Greifarms schräg nach kranial gezogen und die Beine führen eine differenzierte „Schreitbewegung" durch, bei der das obere Bein gebeugt und das untere Bein gestreckt wird.

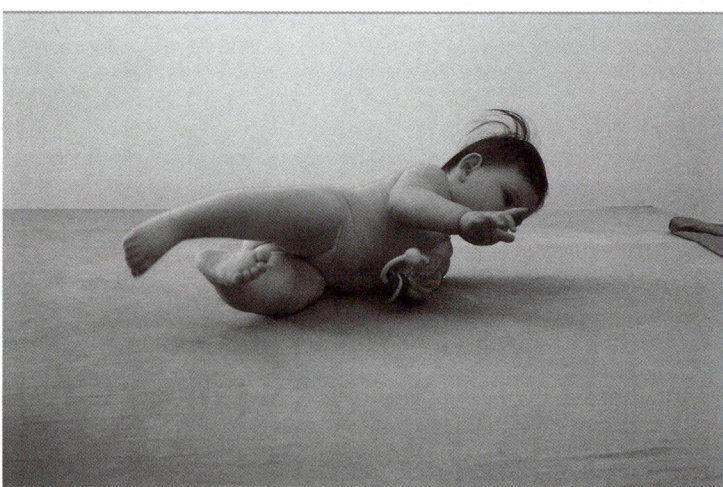

Abb. 3.12   Drehbewegung [K 117]

Die Greiffunktion ist außerdem grundlegend für die Entwicklung des Körperschemas, denn das Kind „begreift" sich zunehmend selbst. So betastet es seinen Körper beginnend mit Brustkorb, Kopf, Hals und Bauch ist es mit 6 Monaten in der Lage, seine Füße zu greifen (Hand-Fuß-Koordination).

Nach dem 2. Trimenon wird die Rückenlage kaum noch toleriert, da sie keine weiteren Aktivitäten ermöglicht.

Entwicklung der Greiffunktion ab dem 3. Trimenon

- Hand-Fuß-Mund Koordination
- Pinzettengriff
- Zangengriff

Mit zunehmender Stabilität entwickelt sich auch die Greiffunktion weiter. So werden mit 7–8 Monaten die Füße von den Händen zum Mund geführt und die Hand-Fuß-Mund-Koordination ist erreicht (☞ Abb. 3.13).

Mit 9 Monaten öffnet das Kind die Hand willkürlich und erfreut sich an Wegwerfspielen. Durch die Opposition des Daumens ergeben sich weitere Möglichkeiten:

- Pinzettengriff, d. h. Greifen eines kleinen Gegenstandes mit gestrecktem Zeigefinger und Daumen, mit ca. 9 Monaten
- Zangengriff, d. h. Greifen eines kleinen Gegenstandes mit gebeugtem Zeigefinger und Daumen, mit etwa 10 Monaten.

Weitere Beispiele für die zunehmende Handgeschicklichkeit sind in Tabelle 3.2 aufgeführt.

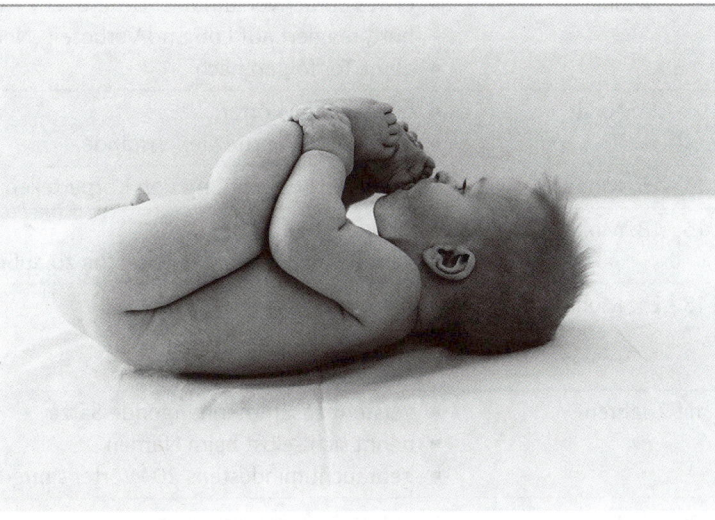

Abb. 3.13   Hand-Fuß-Mund-Koordination [R 117]

3.3   Entwicklung der Kommunikation

3.3.1   Sprachentwicklung

Das Sprachverständnis geht dem Sprechenlernen voraus. Wesentliche Voraussetzungen für eine regelrechte Sprachentwicklung sind daher

- die Hörfähigkeit des Kindes, die bereits intrauterin vorhanden ist
- Zuwendung verbunden mit einem Angebot an menschlichen Stimmen
- altersentsprechende sensomotorische Entwicklung.

Tab. 3.3: Sprachentwicklung

Alter	Kriterien für normale Sprachentwicklung
bis 7. Woche	spontane Artikulation von Kehllauten
6. Woche bis 6. Monat	erste Lallperiode mit Lippenschlusslauten
6.–9. Monat	<ul><li>zweite Lallperiode mit R-Ketten, Silbenketten und Silbenverdopplung</li><li>jauchzt vor Vergnügen und protestiert durch Laute</li></ul>
8.–9. Monat	<ul><li>erstes Sprachverständnis: Unterbricht Tätigkeit, wenn es seinen Namen hört, reagiert auf Lob und Verbote („Nein!")</li><li>ahmt Tonfolgen nach</li></ul>
9.–12. Monat	<ul><li>bildet erste Wörter</li><li>benennt bekannte Gegenstände</li></ul>
13.–15. Monat	versteht die Bezeichnung von Körperteilen
15.–18. Monat	<ul><li>Einwortsätze</li><li>gebraucht Wörter, um Wünsche zu äußern</li></ul>
18.–24. Monat	<ul><li>Zweiwortsätze</li><li>ungeformte Mehrwortsätze</li><li>stellt erste Fragen</li></ul>
mit 2 Jahren	<ul><li>versteht zusammenhängende Sätze</li><li>nennt sich selbst beim Namen</li><li>gebraucht mindestens 20 Wörter sinngemäß</li></ul>
mit 3 Jahren	<ul><li>geformte Mehrwortsätze</li><li>benutzt Personalpronomen richtig</li><li>benutzt Singular und Plural richtig</li></ul>
mit 4 Jahren	<ul><li>erzählt Erlebnisse</li><li>kann sich mit anderen unterhalten</li><li>gebraucht ca. 1500 Wörter</li></ul>
mit 5 Jahren	<ul><li>spricht praktisch fehlerfrei</li><li>zählt bis 10</li><li>fragt nach Wortbedeutungen</li></ul>

In Tabelle 3.3 sind die Kriterien für eine normale Sprachentwicklung zusammengefasst, die jedoch eine große Spannbreite aufweisen kann.

3.3.2 ▬ Psychosoziales Verhalten

Die Kriterien für altersentsprechendes Sozial- und Spielverhalten gehen aus Tabelle 3.4 hervor.

Tab. 3.4: Kriterien für altersentsprechendes Sozial- und Spielverhalten

Alter	Sozialverhalten	Spielverhalten
6 Wochen	antwortet mit einem Lächeln, wenn es angelächelt wird	fixiert und verfolgt Gegenstände in seinem Gesichtsfeld
3 Monate	▪ lächelt spontan ▪ freut sich über Zuwendung	schaut sich die eigenen Finger an und spielt mit ihnen
6 Monate	unterscheidet zwischen bekannten und fremden Personen	▪ greift nach Gegenständen ▪ transferiert sie von einer Hand in die andere
9 Monate	fremdelt	untersucht Gegenstände intensiv mit Händen, Mund und Augen
12 Monate	▪ zeigt Zuneigung gegenüber vertrauten Personen ▪ macht „Winke-Winke"	▪ schüttelt Gegenstände ▪ klopft und wirft mit Gegenständen
18 Monate	▪ möchte dauernde Aufmerksamkeit von erwachsenen Bezugspersonen ▪ zeigt Skepsis gegenüber Gleichaltrigen	▪ spielt alleine ▪ versteckt Gegenstände und holt sie wieder ▪ räumt Dinge ein und aus ▪ untersucht intensiv die Umgebung
2 Jahre	▪ verteidigt seinen „Besitz" ▪ versucht sich durchzusetzen	▪ spielt neben anderen ▪ imitiert alltägliche Handlungen der Erwachsenen
3 Jahre	teilt nach Aufforderung mit anderen	▪ spielt mit anderen ▪ Rollenspiel ▪ Illusionsspiel („So tun als ob")
4 Jahre	sucht Kooperation und Freundschaft mit Gleichaltrigen	▪ spielt gut mit anderen Kindern ▪ einfaches konstruktives Spiel
5 Jahre	kooperiert mit Spielgefährten	▪ aufwendiges und ausdauerndes konstruktives Spiel ▪ hält sich meist an Spielregeln ▪ versteht „gewinnen" und „verlieren"

3.4 ▬ Ernährung

3.4.1 ▬ Nährstoffbedarf

Großes Körperwachs-
tum → hoher Energie-
bedarf

Unreife Nieren →
hoher Flüssigkeitsbedarf

Zu keinem anderen Zeitpunkt ist die Ernährung von größerer biologischer Bedeutung als in der Säuglingsperiode. Das enorme Körperwachstum mit Verdopplung des Körpergewichtes in nur 5 Monaten sowie die rasante Differenzierung sämtlicher Organsysteme bedingen einen hohen Energie- und Substratbedarf. So benötigt ein Säugling verglichen mit einem Erwachsenen pro kg Körpergewicht fast die dreifache Energiemenge. Da die noch unreifen Nieren den Urin nicht ausreichend konzentrieren können, ist auch der Flüssigkeitsbedarf in den ersten Lebensmonaten relativ hoch.

In Tabelle 3.5 ist der durchschnittliche Tagesbedarf an Flüssigkeit, Kalorien und Nährstoffen von der Geburt bis zum Erwachsenenalter aufgeführt. Bei den angegebenen Mengen handelt es sich um Richtwerte für gesunde Kinder. Aus Tabelle 3.6 geht der zusätzliche Energie- und Proteinbedarf bei Unterernährung und verschiedenen Erkrankungen hervor.

3.4.2 ▬ Stillen

Der Nahrungsbedarf des jungen Säuglings kann gedeckt werden durch
- natürliche Ernährung an der Mutterbrust
- künstliche Ernährung mit Muttermilchersatzpräparaten, die auf Kuhmilchbasis industriell hergestellt werden.

Tab. 3.5: Tagesbedarf an Flüssigkeit, Kalorien und Nährstoffen bezogen auf das Körpergewicht

Alter	Flüssigkeit ml/kg	Energie kcal/kg	Proteine g/kg	Kohlenhydratanteil an Gesamtenergie	Fettanteil an Gesamtenergie
1.–3. Monat	150–180	115	2,2	40%	45–50%
4.–12. Monat	100–150	105	1,6	40–50%	35–40%
2. Jahr	80–120	100	1,2	40–50%	30–35%
3.–5. Jahr	80–100	90	1,2	40–50%	30–35%
6.–10. Jahr	60–80	85	1,1	40–50%	30–35%
11.–14. Jahr	50–70	■ w: 50 ■ m: 60	1,0	40–50%	30–35%
15.–19. Jahr	40–50	■ w: 40 ■ m: 45	0,9	50–55%	30–35%
Erwachsene	30–40	■ w: 30 ■ m: 40	0,8	60%	25%

w = weiblich   m = männlich

Erratum

Liebe Leserin, lieber Leser, leider ist in diesem Buch versehentlich ein fehlerhafter Index abgedruckt worden.
Wir bitten dies zu entschuldigen und die hier vorliegende, korrigierte Fassung zu verwenden.

INDEX

Gabriele Steffers: Pädiatrie. Urban & Fischer Verlag, 2003.

Tab. 3.6: Zusätzlicher Energie- und Proteinbedarf

Indikation	Energiebedarf	Proteinbedarf
Unterernährung	+ 10–100%	+ 200–300%
Fieber pro Grad über 37,5 °C	+ 12%	+ 50–80%
Herzinsuffizienz	+ 15–25%	+ 150–200%
Mukoviszidose	+ 15–25%	+ 150–200%
Große Operationen, Polytrauma	+ 20–30%	+ 150–300%
Verbrennungen	+ 70–100%	+ 200–300%

Milchbildung

Einfluss der Hormone:
- Östrogen und Progesteron
- Prolaktin
- Oxytozin

Bereits in der Schwangerschaft wächst und differenziert sich die Brustdrüse unter dem Einfluss der Plazentahormone Östrogen und Progesteron, deren Spiegel nach der Entbindung abfällt.

Infolge einsetzender Wehentätigkeit und verringerter Östrogenspiegel wird vom Hypophysenvorderlappen das Hormon Prolaktin freigesetzt, das die Milchbildung in der Brustdrüse anregt. Durch das Anlegen des Kindes wird die Milchbildung gefördert, da der Saugreiz die Prolaktin- und Oxytozinausschüttung stimuliert. Oxytozin ist ein Hormon des Hypophysenhinterlappens, das den Milchfluss sowie die Kontraktion und damit die Rückbildung der Gebärmutter bewirkt.

Kolostrum → Übergangsmilch → reife Frauenmilch

Die Zusammensetzung der Muttermilch ist an den Nährstoffbedarf des Säuglings angepasst und ändert sich im Laufe der Stillzeit:

- In den ersten 5 Tagen nach der Geburt bildet die Brustdrüse eine gelbliche Vormilch, sog. Kolostrum, das sich durch einen hohen Gehalt an Proteinen, Immunglobulinen (Antikörpern) und Leukozyten auszeichnet.
- Nach der Übergangsmilch wird etwa ab dem 15. Tag die reife Frauenmilch mit einem geringeren Protein- und einem höheren Fett- sowie Kohlenhydratanteil produziert. Das Milchvolumen nimmt in den ersten Wochen ebenfalls zu.

Pro und Contra

Schutz vor Infektionen und Allergien

Herausragende Vorzüge der Muttermilch sind die gute Verdaulichkeit sowie der Schutz vor Infektionen und Allergien (☞ 14.1.3):

- Der Eiweißgehalt in der Kuhmilch ist dreimal so hoch wie in der Muttermilch. Es handelt sich dabei jedoch hauptsächlich um Kasein, ein Protein, das vom Säugling nicht verwertet werden kann, sondern im Magen grobflockig gerinnt und daher schwer verdaulich ist. Außerdem enthält Muttermilch die fettspaltende Lipase, die in der pasteurisierten Kuhmilch fehlt, sodass das Fett der Kuhmilchpräparate schlechter genutzt werden kann. Bei Frühgeborenen oder jungen Säuglingen können Durchfälle im Sinne von Fettstühlen resultieren.

- Junge Säuglinge mit ihrem funktionell noch unreifen Immunsystem werden durch das Stillen wirksam vor Infektionen geschützt, da die Muttermilch abwehraktive Substanzen wie Leukozyten und Antikörper enthält. So haben gestillte Kinder eine 5fach geringere Infektionsrate als flaschenernährte Säuglinge.

In den ersten Lebenstagen kann es wegen des noch geringen Milchvolumens zu einer ausgeprägteren postnatalen Gewichtsabnahme kommen als bei „Flaschenkindern", durch die ein gesundes Neugeborenes jedoch nicht gefährdet ist. Nur Frühgeborene (☞ 5), dystrophe Neugeborene (☞ 4.5) und Kinder diabetischer Mütter (☞ 4.3.2) müssen zusätzliche Nahrung erhalten.

Da möglicherweise der Vitamin K-, Vitamin D- und Fluoridgehalt der Muttermilch zu gering ist, sollten alle Säuglinge eine entsprechende Prophylaxe erfahren (☞ 2.4).

Weitere Vorteile und potentielle Nachteile des Stillens sind in Tabelle 3.7 aufgelistet. Wägt man sie gegeneinander ab, so kann man die Muttermilch bis zum 6. Lebensmonat als Regelernährung empfehlen.

Kontraindikationen!

Folgende Faktoren stellen jedoch Kontraindikationen dar:

- bestimmte Infektionen der Mutter, z. B. HIV (☞ 4.3.2)
- Einnahme von Medikamenten wie Antibiotika, Psychopharmaka und Beruhigungsmittel, die in die Muttermilch übergehen und den kindlichen Organismus beeinträchtigen können
- Drogenabusus
- schwere Erkrankungen der Mutter
- bestimmte Stoffwechselerkrankungen des Kindes, z. B. Galaktosämie (☞ 11.2.1) und Phenylketonurie (☞ 11.2.2).

❺ Tab. 3.7: Vorteile und Nachteile der Muttermilch

Vorteile	Nachteile
▪ bessere Verdaulichkeit	▪ stärkere postnatale Gewichtsabnahme (physiologische Gewichtsabnahme, ☞ 2.1)
▪ Infektionsschutz	
▪ Prävention von Allergien	▪ stärkerer und verlängerter Neugeborenenikterus (☞ 2.2)
▪ Prävention von Adipositas	
▪ Förderung der Mutter-Kind-Beziehung	▪ mögliche Übertragung mütterlicher Infektionen wie HIV und Hepatitis B (☞ 4.3.2)
▪ praktische Vorzüge, z. B. Verfügbarkeit und Preis	▪ Belastung mit von der Mutter aufgenommenen Drogen und Medikamenten
	▪ Belastung mit Umweltschadstoffen

Stilltechnik

Erstes Stillen
Stillhäufigkeit, -dauer
Hilfe bei Problemen

- Erfahrene Hebammen oder Kinderschwestern leiten die Wöchnerin an und beraten bei Stillproblemen.
- Das Neugeborene sollte innerhalb der ersten Stunde nach der Geburt angelegt werden.
- Die Stillhäufigkeit bestimmt das Kind selbst. Die Intervalle liegen in der Regel zwischen 2 und 3 Stunden, können aber stark variieren.
- Die Milchzusammensetzung ändert sich während eines Stillvorgangs. Da erst nach etwa 10 Minuten kalorienreiche, sättigende Milch produziert wird, sind kürzere Stillzeiten wenig sinnvoll.
- Durch wöchentliches Wiegen wird kontrolliert, ob das Kind ausreichend Muttermilch aufnimmt.

3.4.3 Beikost

Beikost →
ab 1 Jahr Übergang zu
Erwachsenenkost

Als Beikost bezeichnet man alle Nahrungsmittel, die das Kind zusätzlich zur Milch erhält. Schrittweise werden ab dem 5.–6. Monat Milchnahrungen durch Beikost ersetzt:
- zunächst eine Breimahlzeit in Form von Gemüse-Kartoffel-Brei, evtl. Fleisch
- ab 7.–8. Monat zweite Breimahlzeit, zusätzlich Getreide-Milch-Brei und ungezuckertes Obstmus
- ab 8. Monat dritte Breimahlzeit.

Kinder akzeptieren die Beikost sehr unterschiedlich, dabei müssen die Kostpläne dem Kind angepasst werden und nicht umgekehrt. Mit beginnender Zahnentwicklung können auch festere Speisen wie Brot und Obststücke angeboten werden, sodass ab Ende des 1. Lebensjahres allmählich zu angepasster Erwachsenenkost übergegangen werden kann. Dabei sollten Süßigkeiten, stark gesalzene bzw. gewürzte Speisen, Nüsse oder Kerne mit Aspirationsmöglichkeit, Alkohol, Koffein etc. vermieden werden.

Tab. 3.8: Vorsorgeprogramm

U	Zeitraum	Schwerpunkte
U1	1. Lebenstag	■ APGAR-Schema (☞ 2.3.1) ■ Reifezeichen, Maße und Gewicht (☞ 2.1 und 2.3.1) ■ Hinweise auf Geburtsverletzungen (☞ 4.6) oder Fehlbildungen
U2	3.–10. Lebenstag	Neugeborenen-Basisuntersuchung ■ Hinweise auf Geburtsverletzungen oder Fehlbildungen ■ Hinweise auf Hüftgelenksdysplasie, Sonographie spätestens in U3 (☞ 6.4) ■ Muskeltonus und Spontanmotorik ■ Stoffwechsel-Sceening (☞ 2.3.2)
U3	4.–6. Lebenswoche	■ körperliche Entwicklung (Perzentilen, ☞ 3.1.2) ■ Reflexstatus (☞ 2.3.2) ■ psychomotorische Entwicklung (☞ 3.2 und 3.3) ■ Hüftgelenkssonographie
U4	3.–4. Lebensmonat	■ körperliche Entwicklung ■ psychomotorische Entwicklung
U5	6.–7. Lebensmonat	■ körperliche Entwicklung ■ psychomotorische Entwicklung
U6	10.–12. Lebensmonat	■ körperliche Entwicklung ■ psychomotorische Entwicklung ■ Sprachentwicklung (☞ 3.3)
U7	21.–24. Lebensmonat	■ körperliche Entwicklung ■ Gangbild, Fuß- und Beindeformitäten ■ Sprach- und Sozialentwicklung ■ Sauberkeitsentwicklung ■ Sinnesorgane
U8	3,5–4 Jahre	■ körperliche Entwicklung ■ Koordination ■ Sprach- und Sozialentwicklung ■ Sinnesorgane: Differenzierte Hör- und Sehprüfung ■ Urinstatus
U9	5–5,5 Jahre	■ körperliche Entwicklung ■ Zahnstatus ■ Koordination und Feinmotorik ■ Sprachverständnis ■ Verhaltensauffälligkeiten ■ Feststellen der Schulreife
U10 (J1)	12–13 Jahre	■ körperliche Entwicklung ■ orthopädische Probleme ■ sexuelle Entwicklung ■ soziale Probleme ■ Suchtprävention

3.5 ▬▬ Vorsorgeuntersuchungen ▬▬▬▬▬▬

Seit 1971 besteht in der Bundesrepublik Deutschland für jedes Kind ein gesetzlicher Anspruch auf regelmäßige Vorsorge-untersuchungen, um Krankheiten bzw. Entwicklungsstörungen rechtzeitig zu bemerken und zu behandeln, bevor sich bleibende Schäden einstellen. 9 Vorsorgeuntersuchungen (U1 bis U9) sind bis zur Einschulung vorgesehen, die Jugend-gesundheitsuntersuchung (U10 bzw. J1) beendet mit ca. 13 Jahren das Vorsorgeprogramm. Die erhobenen Befunde werden in einem Kinder-Untersuchungsheft dokumentiert.

Tabelle 3.8 fasst die Untersuchungstermine und -schwer-punkte zusammen.

? Übungsfragen

❶ Welche Befunde bei der Beurteilung der körperlichen Entwicklung sind abklärungsbedürftig?

❷ Wie verläuft die Pubertätsentwicklung bei Jungen und Mädchen?

❸ Beschreiben Sie bitte die idealmotorische Entwicklung aus Bauchlage.

❹ Beschreiben Sie bitte die idealmotorische Entwicklung aus Rückenlage.

❺ Welche Vorteile bzw. Nachteile hat das Stillen?

4 Entstehung und Auswirkungen prä- und perinataler Störungen

4.1 ▬ Chromosomal bedingte Erkrankungen

Chromosomale Krankheiten werden durch lichtmikroskopisch erkennbare Veränderungen (Aberrationen) des normalen Chromosomensatzes ausgelöst. Chromosomenaberrationen ereignen sich beim Menschen während der Bildung von Ei- bzw. Samenzelle ausgesprochen häufig. So enden schätzungsweise 10% aller diagnostizierten Schwangerschaften mit einer Fehlgeburt, die durch eine chromosomale Störung hervorgerufen wurde.

Doch nicht jede Chromosomenaberration führt zu einer Fehlgeburt, sodass eines von 200 Neugeborenen eine chromosomal bedingte Erkrankung aufweist.

- Weicht dabei die Anzahl der Chromosomen vom normalen Chromosomensatz ab, liegt eine numerische Chromosomenaberration vor.
- Strukturelle Chromosomenaberrationen entstehen durch Brüche an einem oder mehreren Chromosomen.

0,5% mit Chromosomenaberrationen

4.1.1 ▬ Numerische Chromosomenaberrationen

Übersicht

Pathophysiologische Grundlagen

❶ Die Anzahl der Chromosomen pro Zellkern, der sog. Chromosomensatz, ist speziesspezifisch und zahlenkonstant. Alle menschlichen Körperzellen weisen 46 Chromosomen auf. Man spricht von einem **diploiden Chromosomensatz**, da beide Geschlechter 23 **Chromosomenpaare** besitzen. Diese werden unterteilt in

- **22 autosomale Chromosomenpaare** (kurz: Autosomen)
- **1 Geschlechts- oder gonosomales Chromosomenpaar** (kurz: Gonosomen): In männlichen Zellen liegt ein großes X-Chromosom und ein kleines Y-Chromosom vor, während sich in weiblichen Zellen zwei X-Chromosomen nachweisen lassen.

Diploider Chromosomensatz:
- *weibliche Zellen: 46, XX*
- *männliche Zellen: 46, XY*

Meiose → haploider Chromosomensatz der Geschlechtszellen

Befruchtung → diploider Chromosomensatz

Non-disjunction → Monosomie bzw. Trisomie

Bei der Bildung der **Geschlechts- oder Keimzellen** (Ei- bzw. Samenzelle) kommt es zu einer besonderen Form der Zellteilung, zur **Meiose**, bei der der diploide Chromosomensatz auf eine **haploide (halbierte) Zahl** reduziert wird. Man bezeichnet deshalb die Meiose auch als Reduktionsteilung, ohne die sich der Chromosomensatz bei jeder Befruchtung verdoppeln würde. Bei der Befruchtung verschmelzen die Kerne der Geschlechtszellen, sodass wieder ein diploider Chromosomensatz entsteht.

Numerische Chromosomenaberrationen zeichnen sich durch eine abweichende Anzahl von Chromosomen aus. Bei der Reduktionsteilung trennt sich ein Chromosomenpaar nicht (**non-disjunction**), sodass die Chromosomen auf die Tochterzellen fehlverteilt werden. Non-disjunctions treten mit zunehmendem Alter der Mutter häufiger auf.

- Wenn nach der Befruchtung ein Chromosom nur in einfacher Form vorliegt, spricht man von einer **Monosomie**. Monosomien der Autosomen sind mit dem Leben nicht vereinbar.
- Bei einer **Trisomie** ist ein bestimmtes Chromosom dreifach vorhanden.

Bei den numerischen Chromosomenaberrationen wird zwischen Fehlverteilungen der gonosomalen und der autosomalen Chromosomen unterschieden.

Fehlverteilung der Geschlechtschromosomen

Gonosomale Chromosomenaberrationen

- Ullrich-Turner Syndrom (kurz: Turner-Syndrom): Einzige lebensfähige Monosomie mit dem Chromosomensatz 45, X (☞ Tab. 4.1 und Abb. 4.1)
- Klinefelter-Syndrom: Chromosomensatz 47, XXY (Tab. 4.1).

Fehlverteilung der Autosomen

Autosomale Chromosomenaberrationen
- Monosomien nicht lebensfähig
- klinisch relevante Trisomien

Das Fehlen eines autosomalen Chromosoms ist mit dem Leben nicht vereinbar. Klinisch relevante Krankheitsbilder, bei denen ein überzähliges Chromosom vorliegt, sind die
- Trisomie 13 (☞ Tab. 4.1)
- Trisomie 18 (☞ Tab. 4.1)
- Trisomie 21 (s. u.).

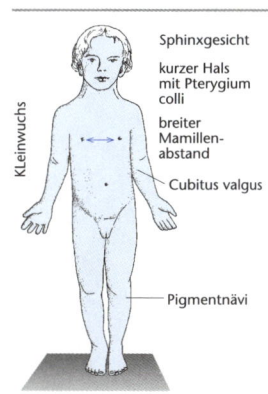

Kleinwuchs

Sphinxgesicht

kurzer Hals mit Pterygium colli

breiter Mamillenabstand

Cubitus valgus

Pigmentnävi

Abb. 4.1 Turner-Syndrom [L 157]

Trisomie 21

Häufigste Chromosomenaberration!

Die Trisomie 21 (auch: Down-Syndrom) kommt bei einem von 700 Lebendgeborenen vor und ist damit die häufigste numerische Chromosomenaberration. Nur 20% der Kinder mit einem überschüssigen Chromosom 21 sind lebensfähig, in 60% der

Tab. 4.1: Übersicht über klinisch relevante numerische Chromosomenaberrationen

Erkrankung (Chromosomensatz)	Häufigkeit	Folgen
Turner-Syndrom (45, X)	1:3000 Mädchen	■ Minderwuchs (Endgröße ca. 150 cm) ■ normale mentale Entwicklung ■ fehlende Ovarien ■ Folgen mangelnder Geschlechtshormone wie primäre Amenorrhoe (keine Monatsblutung), fehlende sekundäre Geschlechtsmerkmale und Sterilität ■ Hormonsubstitution, um Osteoporose und Arteriosklerose zu verhindern ■ charakteristische kongenitale Merkmale wie Pterygium colli (Flügelfellbildung), tiefer Nackenhaaransatz, Cubitus valgus, Lymphödeme an Hand- und Fußrücken, Pigmentmale (☞ Abb. 4.1)
Klinefelter-Syndrom (47, XXY)	1:400 Jungen	■ Hochwuchs ■ IQ liegt 10–15 Punkte unter dem gesunder Geschwister ■ kleine Hoden ■ Zeugungsunfähigkeit ■ Folgen einer verminderten Testosteronproduktion wie spärliche Körperbehaarung und Osteoporose
Down-Syndrom (Trisomie 21)	☞ Text und Abb. 4.2	
Pätau-Syndrom (Trisomie 13)	1:5000	■ niedriges Geburtsgewicht ■ schwere geistige Retardierung ■ Mikrozephalie (kleiner Schädel) ■ Lippen-Kiefer-Gaumen-Spalte ■ Mikro- oder Anophthalmie (kleine oder fehlende Augen) ■ Polydaktylie (überzählige Finger bzw. Zehen) ■ Organfehlbildungen insbesondere Herzfehler und Zystennieren ■ hohe Sterblichkeit bereits im ersten Lebensmonat
Edwards-Syndrom (Trisomie 18)	1:3000	■ niedriges Geburtsgewicht ■ schwere geistige Retardierung ■ schmaler, langer Schädel ■ kleiner Mund und Unterkiefer ■ flektierte, überkreuzte Finger ■ kurzes Sternum ■ Organfehlbildungen v. a. Herzfehler ■ 10 % überleben ein Jahr, 1 % überlebt 10 Jahre

Fälle endet die Schwangerschaft mit einem Spontanabort, in 20% mit einer Totgeburt.

95% freie Trisomie
5% Translokations-
trisomie

Ursache des Down-Syndroms ist in 95% der Fälle eine freie Trisomie, die durch eine meiotische Verteilungsstörung zustande gekommen ist (s. o.). Mit zunehmendem Alter der Mutter treten Verteilungsstörungen bei der Reifeteilung gehäuft auf: Während die Wahrscheinlichkeit bei einer 20jährigen, ein Kind mit einer Trisomie 21 zu bekommen, unter 0,1% liegt, beträgt sie bei einer 35jährigen 1%, bei einer 45jährigen 9% und bei einer 47jährigen sogar 19%. Die deutlich seltenere Translokationstrisomie (s. u.) ist unabhängig vom Alter der Eltern.

Symptome

Symptome beim Neugeborenen

❷ Das Down-Syndrom ist durch ein breites Spektrum von Auffälligkeiten im Kopf- und Gesichtsbereich charakterisiert (☞ Abb. 4.2):

- kurzer Hirnschädel mit steil abfallendem Hinterkopf (Brachyzephalus)
- Schrägstellung der Lidspalten von außen, oben nach innen, unten (sog. mongoloide Lidspalte)
- verbreiterter Augenabstand (Hypertelorismus)
- sichelförmige Hautfalte am inneren Augenwinkel, die sich vom Ober- zum Unterlid spannt (Epikanthus)
- kleine Nase mit breiter, tiefliegender Nasenwurzel
- tief angesetze, kleine Ohrmuscheln
- hypoplastischer Unterkiefer
- kleiner, offen gehaltener Mund mit herausragender, großer und gefurchter Zunge (Makroglossie)
- hoher Gaumen
- kurzer Hals.

Hände und Füße wirken klein und plump mit kurzen Fingern und Zehen (Brachydaktylie), an der Handinnenfläche sieht man meistens die Vierfingerfurche und der Abstand zwischen der ersten und zweiten Zehe ist vergrößert (Sandalenfurche).

Muskuläre Hypotonie

Folgen der muskulären Hypotonie sind
- hypermobile Gelenke
- vorgewölbtes Abdomen mit Rektusdiastase
- Darmträgheit
- verzögerte motorische Entwicklung.

Während die Fehlbildungen im Bereich des Kopfes, der Hände und Füße sowie die muskuläre Hypotonie bereits bei der Geburt auffallen und so den Verdacht auf eine Trisomie 21 lenken, zeigen sich andere Krankheitszeichen erst in der Entwicklung des Kindes:

Symptome bei der Entwicklung:
- geistige Retardierung (IQ 25–50)
- Minderwuchs
- Infertilität männlicher Patienten

- Das Ausmaß der geistige Retardierung ist abhängig von der Förderung des Kindes, die meistens nur einen IQ zwischen 25 und 50 erreichen.
- Die Betroffenen bleiben kleinwüchsig.
- Männliche Patienten sind zeugungsunfähig, betroffene Frauen können mit 50%igem Erkrankungsrisiko Kinder bekommen.

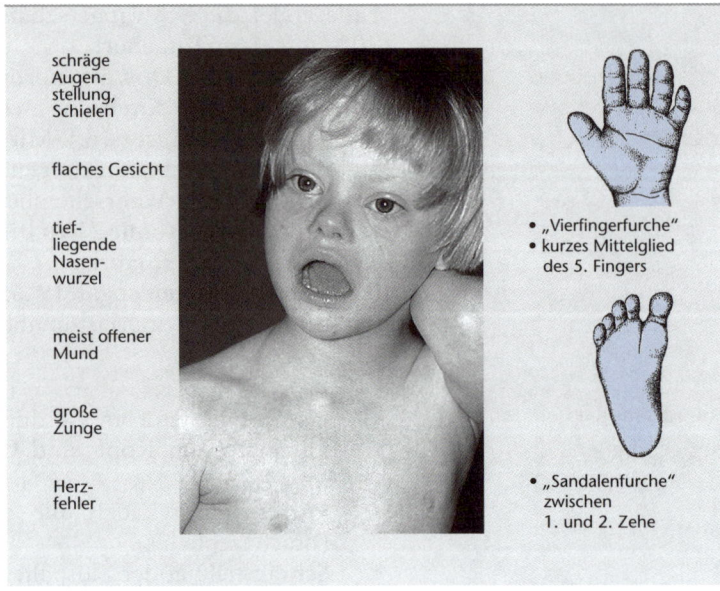

schräge
Augen-
stellung,
Schielen

flaches Gesicht

tief-
liegende
Nasen-
wurzel

meist offener
Mund

große
Zunge

Herz-
fehler

• „Vierfingerfurche"
• kurzes Mittelglied
  des 5. Fingers

• „Sandalenfurche"
  zwischen
  1. und 2. Zehe

Abb. 4.2 Trisomie 21 [L 157]

Komplikationen

Komplikationen:
- Organfehlbildungen v. a. Herzfehler
- erhöhte Infektanfälligkeit
- erhöhtes Leukämierisiko

❸ Bei der Trisomie 21 treten vermehrt Organfehlbildungen auf, beispielsweise haben mehr als 50% der Kinder angeborene Herzfehler wie Vorhof- und Ventrikelseptumdefekte (kongenitale Herzfehler, ☞ 9.2) .

Das Krankheitsbild wird außerdem durch eine erhöhte Infektanfälligkeit und ein etwa 20fach höheres Leukämierisiko kompliziert (Leukämie, ☞ 15.2).

Diagnostik

- pränatale Diagnostik
- postnatale Diagnostik

Zur pränatalen Diagnostik mittels Amniozentese oder Chorionzottenbiopsie rät man Schwangeren, die das 35. Lebensjahr vollendet haben.

Postnatal führt das typische Erscheinungsbild zur Verdachtsdiagnose, die durch eine Chromosomenanalyse gesichert wird. Außerdem muss nach begleitenden Organfehlbildungen gefahndet werden.

Therapie

- keine kausale Therapie
- Frühförderung
- Therapie der Komplikationen

Eine kausale Therapie ist nicht möglich. Wesentlicher Bestandteil der symptomatischen Behandlung ist die Integration in Frühförderungsprogramme, durch die die mentale, die motorische und die Sprachentwicklung günstig beeinflusst werden. Ggf. sind Komplikationen zu behandeln.

Prognose

Erhöhte Letalität!

In den ersten Lebensjahren sterben ca. 30% der Kinder an den Folgen der Organfehlbildungen. In allen Altersstufen ist die Sterblichkeit erhöht, so werden nur ca. 10% der Patienten älter als 40 Jahre. Mit zunehmendem Alter sind Infektionen und Leukämien die Haupttodesursache.

4.1.2 Strukturelle Chromosomenaberrationen

Es handelt sich um chromosomale Strukturänderungen, die durch Umbauten innerhalb eines Chromosoms, z.B. Deletion, oder zwischen verschiedenen Chromosomen, z.B. Translokation, entstehen.

Mikrodeletionssyndrome

Fehlende Chromo-somenabschnitte

Bei einer Deletion fehlen Chromosomenabschnitte. Meistens ist der Stückverlust so gering, dass er nicht lichtmikroskopisch sondern nur mittels einer speziellen Technik nachweisbar ist. Charakteristische, durch Mikrodeletionen verursachte Krankheitsbilder, werden als Mikrodeltionssyndrome bezeichnet. Die am häufigsten vorkommenden Mikrodeletionssyndrome sind in Tabelle 4.2 zusammengefasst.

Tab. 4.2: Übersicht über die häufigsten, klinisch relevanten Mikrodeletionssyndrome

Syndrom (betroffenes Chromosom)	Häufigkeit	Wesentliche Folgen
DiGeorge-Syndrom (Chromosom 22)	1:5000	■ fehlender Thymus ■ defekte T-Lymphozyten ■ Herzfehler ■ Dysmorphien im Gesicht wie Lippen-Kiefer-Gaumenspalten
Prader-Willi-Syndrom (Chromosom 15)	1:10000	■ muskuläre Hypotonie beim Neugeborenen ■ Minderwuchs ■ motorische Entwicklungsverzögerung ■ Adipositas ■ Diabetes mellitus ab 2. Lebensjahrzehnt ■ bei Jungen Hypogonadismus
Katzenschreisyndrom (Chromosom 5)	1:25000	■ Fehlbildungen des Kehlkopfes verursachen charakteristisches Schreien ■ Mikrozephalie ■ geistige Behinderung ■ Dysmorphien im Gesicht ■ Herzfehler

Martin-Bell-Syndrom
betrifft Jungen

Fragiles X-Syndrom

Das fragile X-Syndrom (auch: Martin-Bell-Syndrom) kommt bei einem von 1250 Jungen vor und ist nach der Trisomie 21 der zweithäufigste Grund für eine mentale Retardierung. Es handelt sich um einen eigenen Typ einer Chromosomenanomalie, bei der eine Brüchigkeit des X-Chromosoms vorliegt, sodass nur Jungen die typische Symptomatik zeigen:

- Hochwuchs
- Hyperaktivität im Kindesalter
- IQ von durchschnittlich 50
- Sprachentwicklungsverzögerung
- evtl. Autismus und Epilepsie.

Balancierte/unbalacierte
Translokation

Translokationen

Bei einer Translokation sind chromosomale Segmente oder ganze Chromosomen auf andere verlagert. Bei vollständigem genetischen Material liegt eine **balancierte Translokation** vor, deren Träger klinisch unauffällig ist. Bei Trägern einer balancierten Translokation können jedoch bei der Reifeteilung Keimzellen entstehen, in denen ein Chromosomenabschnitt fehlt bzw. ein anderer doppelt vorhanden ist. Bei der Befruchtung kommt es zu einer **unbalancierten Translokation**, die durch Monosomie bzw. Trisomie der beteiligten Chromosomenabschnitte gekennzeichnet ist.

Beispiel: Bei dem gesunden Träger der balancierten Translokation ist das Chromosom 21 an das Chromosom 14 geheftet. Folgende Chromosomensätze der Geschlechtszellen und Ergebnisse der Befruchtung sind möglich:

- Geschlechtszelle mit freiem Chromosom 14 und freiem Chromosom 21 → normaler Chromosomensatz nach der Befruchtung
- Geschlechtszelle mit freiem Chromosom 14 und fehlendes Chromosom 21 → Monosomie 21 nach der Befruchtung, die nicht lebensfähig ist (s. o.)
- Geschlechtszelle mit Chromosom 14 + 21 und freiem Chromosom 21 → Translokationstrisomie 21 nach der Befruchtung.

4.2　Genmutationen

4.2.1　Monogen vererbte Krankheiten

Dies sind Krankheiten, die vererbt werden mittels eines

- autosomal-dominanten Erbgangs
- autosomal-rezessiven Erbgangs
- X-chromosomalen Erbgangs.

Unterscheide:
- autosomal und gonosomal
- dominant und rezessiv
- homozygot und heterozygot

Monogen vererbte Krankheiten beruhen auf der Mutation eines ganz bestimmten Gens. Die mutierten Gene werden nach den Mendelschen Gesetzen vererbt. Im Hinblick auf die humangenetische Beratung ist dabei zu unterscheiden,
- ob das Gen auf einem Autosom oder Gonosom (X-Chromosom) lokalisiert ist
- ob die abnorme Erbanlage wie beim dominanten Erbgang nur auf einem Chromosom oder wie beim rezessiven Erbgang auf beiden Chromosomen vorliegen muss, damit sich das Erbleiden klinisch manifestiert.

Der Träger von zwei gleichen Genen an einem Genort der sich entsprechenden (homologen) Chromosomen wird als homozygot bezeichnet. Heterozygot sind Individuen mit zwei Genen unterschiedlicher Qualität auf den beiden homologen Chromosomen.

Bekannte Genlokalisation → Genanalyse

Genmutationen sind anders als Chromosomenaberrationen lichtmikroskopisch nicht nachweisbar. Bei bekannter Genlokalisation ist aber die pränatale und postnatale Diagnose eines Erbleidens mittels Genanalyse möglich.

Autosomal-dominanter Erbgang

Definition

❹ Ein autosomal-dominanter (kurz: AD) Erbgang liegt vor, wenn schon *ein* abnormes Gen auf einem Autosom zum Ausbruch der Erkrankung führt. Der Betroffene ist also heterozygot. Ein homozygoter Zustand, bei dem zwei pathologische Gene vorliegen, ist wegen des daraus resultierenden Schweregrades der Erkrankung nur selten anzutreffen. Wichtige Erkrankungen, die einem AD-Erbgang folgen, sind in Tabelle 4.6 aufgeführt.

Hauptkriterien

Hauptkriterien bei autosomal-dominanter Vererbung:
- Aus Tabelle 4.3 geht hervor, dass betroffene Personen das abnorme Gen auf die Hälfte ihrer Nachkommen übertragen. Für jedes Kind beträgt das Risiko 50%, die negative Eigenschaft zu erhalten und zu erkranken.
- Frauen und Männer sind gleich häufig betroffen und geben das abnorme Gen unabhängig vom Geschlecht auf Söhne und Töchter weiter.

Tab. 4.3: Häufigster Kreuzungstyp bei AD-Vererbung

Genotypen der Eltern		Kg	
	Geschlechtszellen	K	g
gg	g	Kg	gg
	g	Kg	gg

K = dominantes, krankes Gen   g = rezessives, gesundes Gen

■ Patienten können in jeder Generation auftreten, vorausgesetzt es handelt sich um eine Erkrankung, die den Betroffenen ins fortpflanzungsfähige Alter kommen lässt und die Fortpflanzungsfähigkeit nicht beeinträchtigt. Nur sporadisch auftretende Fälle beruhen auf Neumutationen.

Autosomal-rezessiver Erbgang

Definition

❺ Viele Stoffwechselstörungen, speziell Enzymdefekte werden autosomal-rezessiv vererbt (☞ Tab. 4.6).

Beim autosomal-rezessiven (kurz: AR) Erbgang braucht es zwei abnorme Gene, damit der Träger erkrankt. Der Patient ist also homozygot und stammt in der Regel von klinisch unauffälligen, heterozygoten Eltern ab.

Hauptkriterien bei autosomal-rezessiver Vererbung:

Hauptkriterien

■ Nur homozygote Genträger erkranken.
■ Wenn beide Elternteile heterozygot sind, übertragen sie das Erbleiden auf $\frac{1}{4}$ der Kinder, $\frac{1}{2}$ der Kinder sind wie die Eltern gesunde Merkmalsträger und $\frac{1}{4}$ der Kinder sind homozygot gesund (☞ Tab. 4.4).
■ Beide Geschlechter sind gleich häufig betroffen.
■ Patienten treten nicht in jeder Generation auf und gehen häufiger aus Verwandtenehen hervor.

X-chromosomaler Erbgang

X-chromosomal-rezessiver Erbgang

❻ Die wichtigsten X-chromosomal-rezessiv vererbten Erkrankungen sind in Tabelle 4.6 aufgeführt.

Wenn eine Frau Merkmalsträgerin ist, kann das normale Gen auf dem einen X-Chromosom die Krankheitsanlage auf dem anderen X-Chromosom vollständig überdecken und sie ist gesund. Ein Mann kann jedoch dem abnormen Gen auf dem X-Chromosom mit dem Y-Chromosom nichts entgegensetzen und erkrankt.

Tab. 4.4: Kreuzungstyp bei AR-Vererbung

Genotypen der Eltern		kg	
	Geschlechtszellen	k	g
kg	k	kk	kg
	g	Kg	gg

k = rezessives, krankes Gen   g = rezessives, gesundes Gen

Tab. 4.5: Häufigster Kreuzungstyp bei X-chromosomal-rezessiver Vererbung

Genotypen der Eltern		Mutter: $X_k X_g$	
	Geschlechtszellen	X_k	X_g
Vater: $X_g Y$	X_g	$X_k X_g$	$X_g X_g$
	Y	$X_k Y$	$X_g Y$

X_k = krankes Gen auf X-Chromosom X_g = gesundes Gen auf X-Chromosom

Hauptkriterien

Beim X-chromosomal-rezessiven Erbgang gelten folgende Gesetzmäßigkeiten:

- Die Krankheiten treten fast nur beim männlichen Geschlecht auf.
- Klinisch unauffällige, heterozygote Mütter werden Konduktorinnen genannt. Sie übertragen die Krankheit mit 50%iger Wahrscheinlichkeit auf ihre Söhne, und 50% der Töchter sind ebenfalls Konduktorinnen (☞ Tab. 4.5).
- Eine Übertragung vom Vater auf den Sohn ausgeschlossen, da der Vater das Y-Chromosom an seine männlichen Nachkommen weitergibt und nicht das merkmaltragende X-Chromosom.
- Bei Verwandtenehen in betroffenen Familien besteht ein hohes Erkrankungsrisiko.
- Die Erkrankung kann auch als Folge einer Neumutation auftreten.

X-chromosomal-dominanter Erbgang

Beide Geschlechter sind betroffen.

Der sehr seltene X-chromosomal-dominante Erbgang unterscheidet sich vom X-chromosomal-rezessiven Erbgang dadurch, dass beide Geschlechter Krankheitserscheinungen aufweisen können. Jungen sterben häufig sehr früh, da sie besonders schwer betroffen sind.

Übersicht über monogen vererbte Krankheiten

In Tabelle 4.6 sind die wichtigsten Erbkrankheiten nach ihrem Vererbungsmodus geordnet aufgeführt.

Tab. 4.6: Übersicht über die wichtigsten Erbkrankheiten

Autosomal-dominante Vererbung	Autosomal-rezessive Vererbung	X-chromosomal-rezessive Vererbung
▪ Achondroplasie (☞ 6.1.1) ▪ einige Formen der Osteogenesis imperfecta (☞ 6.1.1) ▪ Marfan-Syndrom ▪ Neurofibromatose	▪ Mukoviszidose (☞ 8.3) ▪ Stoffwechselerkrankungen wie Galaktosämie (☞ 11.2.1) und Phenylketonurie (☞ 11.2.2)	▪ Hämophilie A und B (s. u.) ▪ Muskeldystrophie (☞ 7.7.5) ▪ Rot-Grün-Blindheit

Hämophilie

Pathophysiologische Grundlagen

Hämorrhagische
Diathese = krankhaft
gesteigerte
Blutungsneigung

Tabelle 4.7 fasst die Reaktionen des Organismus auf eine Gefäßläsion und mögliche Störungen zusammen, die zu einer krankhaft gesteigerten Blutungsneigung führen können. Diese wird als hämorrhagische Diathese bezeichnet.

Ursachen, Formen und Häufigkeit

- X-chromosomal-
  rezessive Vererbung
- Neumutation

❼ Bei der Bluterkrankheit handelt es sich um eine X-chromosomal-rezessiv vererbte Koagulopathie, die in der Regel nur Jungen und Männer mit einer Häufigkeit von 1 : 10 000 betrifft. Bei 30% der Hämophilie-Patienten ist die Familienanamnese leer, da die Erkrankung infolge einer Neumutation entstanden ist.

Koagulopathie:
- Hämophilie A: F VIII ↓
- Hämophilie B: F IX ↓

Zwei Formen der Hämophilie werden unterschieden, die unterschiedlich stark ausgeprägt sein können (☞ Tab. 4.8):
- Hämophilie A (85%): Mangel an Gerinnungsfaktor VIII (F VIII)
- Hämophilie B (15%): Mangel an Gerinnungsfaktor IX (F IX).

Symptome

Spontane Blutungen,
auch in Muskeln und
Gelenken

In Abhängigkeit vom Schweregrad der Erkrankung sind bereits in der Neugeborenenperiode spontane Blutungen möglich (☞ Tab. 4.8). Die betroffenen Kinder neigen zu ausgedehnten

Tab. 4.7: Reaktionen des Organismus auf eine Gefäßläsion, mögliche Ursachen einer Blutungsneigung

Stufe	Beschreibung	Mögliche Ursachen einer Blutungsneigung
1.) Gefäßreaktion	Gefäß zieht sich zusammen (Vasokonstriktion) und Intima rollt sich ein	**Vaskulopathie:** Krankhaft veränderte Gefäße
2.) Blutstillung	Thrombozyten lagern sich an das Gefäßleck und bilden einen Thrombozytenpfropf (Thrombozytenaggregation). Dieser sog. weiße Thrombus ist instabil.	■ **Thrombozytopenie:** Thrombozytenmangel, z. B. bei Leukämie (☞ 15.2) und anderen Bildungsstörungen ■ **Thrombozytopathie:** Thrombozytenfunktionsstörung, z. B. medikamentös durch Azetylsalizylsäure
3.) Gerinnung	Eine Reihe verschiedener Gerinnungsfaktoren veranlassen in einer Kettenreaktion die Bildung eines Fibrinnetzes, das sich über den weißen Thrombus legt und ihn stabilisiert. Es entsteht der sog. endgültige Thrombus.	**Koagulopathie** ■ angeborener Mangel an Gerinnungsfaktoren, z. B. Hämophilie (s. u.) ■ erworbener Mangel an Gerinnungsfaktoren, z. B. Leberzirrhose ■ medikamentös, z. B. Marcumar®

Tab. 4.8: Verlaufsformen der Hämophilie

Schweregrad	F VIII- bzw. F IX-Aktivität	Symptome
Schwere Hämophilie	1 %	▪ spontane Blutungen ▪ immer Hämarthrosen
Mittelschwere Hämophilie	1–5 %	Hämatome bereits nach leichtem Trauma
Leichte Hämophilie	5–15 %	▪ Hämatome nach deutlichem Trauma ▪ Nachbluten nach Operationen
Subhämophilie	15–50 %	meist symptomfrei

Hämatomen, und relativ geringe Verletzungen führen zu Blutungen über Stunden oder Tage.

Charakteristisch für die schweren Formen sind Blutungen in Muskeln und Gelenken (Hämarthros), v. a. in Ellenbogen- und Kniegelenken, die zu degenerativen Veränderungen und Versteifungen führen können.

Diagnostik

Bei vielen Patienten ist die positive Familienanamnese wegweisend.

Laboruntersuchungen:

▪ Mit der partiellen Thromboplastinzeit (PTT) wird das endogene System der Blutgerinnung getestet. Der Normwert beträgt 30–40 Sekunden und ist bei der Hämophilie deutlich erhöht.

▪ In Speziallabors wird die Aktivität von F VIII und F IX bestimmt.

Therapie

- Substitution von F VIII/F IX
- Physiotherapie

Bei einer schweren Hämophilie werden regelmäßig F VIII bzw. F IX intravenös substituiert. Bei leichteren Formen werden sie nur bei Bedarf verabreicht, z. B. bei Blutungen oder vor Operationen.

Eine bereits in der Kindheit einsetzende physiotherapeutische Behandlung soll Funktionseinbußen infolge rezidivierender Gelenk- und Muskeleinblutungen vorbeugen. Bei Gelenkdestruktion werden orthopädische Maßnahmen notwendig.

4.2.2 Multifaktoriell bedingte Erkrankungen

Definition

Hierunter sind Krankheiten zu verstehen, die aus einem ungünstigen Zusammenspiel der genetischen Veranlagung mit Umwelteinflüssen resultieren. Da an der Veranlagung mehrere Genpaare beteiligt sind, spricht man auch von polygener Verer-

Tab. 4.9: Beispiele für multifaktoriell bedingte Merkmale und Erkrankungen

Typische Merkmale	Typische Erkrankungen
■ Körpergröße ■ Gewicht ■ Intelligenz ■ Haut- und Haarfarbe	■ Adipositas (☞ 13.3.3) ■ Diabetes mellitus (☞ 11.2.3) ■ Hüftgelenksdysplasie (☞ 6.4) ■ Klumpfuß (☞ 6.5.2) ■ Pylorusstenose (☞ 10.2.3) ■ Atopie (☞ 14.2) ■ Bluthochdruck ■ Schizophrenie ■ Lippen-Kiefer-Gaumenspalte

bung. Multifaktoriell bedingte Erkrankungen treten familiär gehäuft auf. Wie aus Tabelle 4.9 hervorgeht sind nicht nur Erkrankungen sondern v.a. zahlreiche körperliche Merkmale multifaktoriell bedingt.

Hauptkriterien

Für die genetische Beratung multifaktoriell verursachter Krankheiten gilt:

- Das für eine bestimmte Krankheit gültige Risiko kann nur aufgrund von empirisch gewonnenen Daten angegeben werden. Der Humangenetiker informiert sich jeweils über aktuelle Zahlen.
- Ist ein Kind oder ein Elternteil betroffen, so beträgt als Faustregel das Wiederholungsrisiko für ein weiteres Kind 2–5%. Sind zwei Verwandte 1. Grades betroffen, so steigt das Erkrankungsrisiko für weitere Kinder um das zwei- bis dreifache.
- Einige Erkrankungen manifestieren sich bei einem Geschlecht häufiger als beim anderen, z.B. Hüftgelenksdysplasie bei Mädchen, Pylorusstenose bei Jungen.

? Übungsfragen

❶ Was sind numerische Chromosomenaberrationen? Wie lassen sie sich einteilen?

❷ Nennen Sie bitte die wesentlichen Symptome einer Trisomie 21.

❸ Welche Komplikationen verkürzen die Lebenserwartung bei einer Trisomie 21?

❹ Erklären Sie bitte das Prinzip der autosomal-dominanten Vererbung.

❺ Erklären Sie bitte das Prinzip der autosomal-rezessiven Vererbung.

❻ Erklären Sie bitte das Prinzip der X-chromosomalen Vererbung.

❼ Nennen Sie bitte Ursachen und Folgen der Hämophilie.

4.3 Störung der Embryonal- und Fetalentwicklung

4.3.1 Embryopathien und Fetopathien

Embryopathien

1 Die 3.–9. Woche der Schwangerschaft wird als Embryonalperiode (☞ 1.2) bezeichnet. In dieser Zeit werden sämtliche Organsysteme angelegt.

Physikalische und chemische Einflüsse sowie Erkrankungen der Mutter können die Organogenese beeinträchtigen und werden als teratogene Noxen bezeichnet. In der Embryonalperiode führen teratogene Noxen zum intrauterinen Fruchttod bzw. zu umschriebenen oder komplexen Fehlbildungen die als Embryopathien bezeichnet werden. Die Lokalisation und die Ausprägung der resultierenden Embryopathien ist abhängig vom
- Zeitpunkt der Schädigung
- Art der teratogenen Noxe
- Intensität der teratogenen Noxe.

Vor der 3. SSW gilt das Alles-oder-Nichts-Gesetz, d.h. dass teratogene Einflüsse zum Frühabort führen oder keine bleibenden Schäden hinterlassen und sich die Schwangerschaft regelrecht weiterentwickelt.

Teratogene Noxen in der 3.–9. SSW → intrauteriner Fruchttod oder Embryopathie

Fetopathien

1 Der Embryonalperiode folgt die Fetalperiode (☞ 1.3), in der die zuvor angelegten Gewebe und Organsysteme wachsen und ihre Funktion aufnehmen.

Fetopathien entstehen ab der 9. SSW durch Infektionen, Blutgruppenunverträglichkeit, Plazentainsuffizienz oder chemische Einflüsse und führen zu
- verzögertem Wachstum
- gestörter Differenzierung
- entzündlichen Veränderungen
- Fehlgeburt, Totgeburt oder Frühgeburt (☞ 5).

In manchen Fällen ist es schwierig klar zu definieren, ob eine Embryo- oder Fetopathie bzw. eine embryofetale Schädigung vorliegt.

Schädigende Einflüsse ab der 9. SSW → Fetopathie

4.3.2 Schädigende Einflüsse

Zahlreiche physikalische, chemische und biologische Noxen sowie Erkrankungen der Mutter in der Schwangerschaft können die Frucht schädigen:

- physikalische Noxen, insbesondere Strahlen
- chemische Noxen wie Medikamente, Alkohol und Nikotin
- pränatale Infektionen
- mütterliche Stoffwechselstörungen
- Blutgruppenunverträglichkeit.

Infektionskrankheiten in der Schwangerschaft

Röteln

Rötelnembryopathie
☞ 12.2.2

❷ Eine pränatale Rötelninfektion führt zu einer Röteln-embryopathie (auch: Gregg-Syndrom), die im Kapitel 12.2.2 ausführlich beschrieben wird.

Zytomegalie

Verlauf: stumm oder grippeähnlich

Häufigste prä- und perinatale Infektion → Abort oder Fetopathie

❸ Das zur Gruppe der Herpesviren zählende Zytomegalie-Virus (CMV) ist sehr weit verbreitet. 80% der Bevölkerung haben eine CMV-Infektion durchgemacht, die häufig stumm verläuft oder mit uncharakteristischen, grippeähnlichen Symptomen einhergeht.

Die Zytomegalie ist die häufigste prä- und perinatale Infektion. Nur bei Ersterkrankung der Mutter in der Schwangerschaft kann das Virus über die Plazenta (diaplazentar), bei der Geburt oder durch die Muttermilch übertragen werden. Im ersten Trimenon führt die Infektion überwiegend zum Abort. Später kommt es zur Fetopathie mit

- geistiger Retardierung
- Hörschäden
- Pneumonie
- Leber- und Milzvergrößerung (Hepatosplenomegalie)
- Anämie.

Toxoplasmose

- asymptomatischer Krankheitsverlauf
- 50%ige Durchseuchung
- Fetopathie

❹ Die Toxoplasmose wird durch das Protozoen Toxoplasma gondii hervorgerufen, einem bei Menschen und Tieren weit verbreiteten Parasiten. Die Erkrankung wird durch rohes Fleisch oder Katzen übertragen, verläuft häufig asymptomatisch und hinterlässt eine lebenslange Immunität. Bei ca. 50% der Erwachsenen sprechen Antikörper im Serum für eine durchgemachte Infektion.

Infiziert sich eine noch nicht immune Frau in der Schwangerschaft mit Toxoplasmen, so können diese ab der 16. SSW diaplazentar übertragen werden, ohne bei der Mutter Symptome zu verursachen. Folge ist eine Fetopathie v. a. mit

- intrazerebralen Verkalkungen
- Hydrozephalus durch entzündlichen Verschluss der Liquorwege (☞ 7.3)
- Entzündung der Netz- und Aderhaut (Chorioretinitis).

Im Rahmen der Schwangerenvorsorge wird daher der Toxo-plasmose-Titer bestimmt. Lassen sich keine Antikörper nachweisen, rät man der Schwangeren, rohes Fleisch und den Kontakt zu Katzen zu meiden.

Syphilis

Diagnostik/Therapie im 1. Trimenon verhindern intrauterinen Fruchttod bzw. Lues connata

Lues connata:
- Frühzeichen
- seltene Spätzeichen

Bei 0,4% aller Schwangeren findet man serologische Hinweise auf eine aktive Syphilis (auch: Lues), die durch Treponema pallidum hervorgerufen wird. In der Regel werden die Bakterien erst ab dem 4. Schwangerschaftsmonat diaplazentar auf die Frucht übertragen, sodass eine vorher durchgeführte Penicillinbehandlung in den meisten Fällen eine kongenitale Lues verhindert. Unbehandelt enden 30% der Schwangerschaften mit intrauterinem Fruchttod. Lebendgeborene Säuglinge sind initial meistens erscheinungsfrei, erst nach 2–12 Wochen kommt es zu folgenden Frühzeichen:

- Haut- und Schleimhautveränderungen
- Pneumonie (☞ 8.7)
- Meningitis (☞ 7.6), die einen Hydrozephalus (☞ 7.3) begünstigt
- Osteomyelitis (☞ 6.3)
- Taubheit.

Nach Jahren auftretende Spätzeichen wie Sattelnase, tonnenförmige Schneidezähne und Skelettdeformitäten kommen wegen der Penicillintherapie des Säuglings nur noch selten vor.

Hepatitis B

- Übertragung bei Geburt
- Gefahr der Chronifizierung
- Simultanimpfung

Das Hepatitis-B-Virus wird erst bei der Geburt auf das Kind übertragen. Bei 90% der Neugeborenen und Säuglinge mit einer Hepatitis B sind chronische Krankheitsverläufe zu verzeichnen, beim Erwachsenen nur in 10% der Fälle. Eine chronische Hepatitis B birgt die Gefahr einer Leberzirrhose, die wiederum zu einem Leberkarzinom führen kann.

Um eine Hepatitis B beim Neugeborenen zu verhindern, wird es unmittelbar nach der Geburt aktiv und passiv geimpft (Simultanimpfung, ☞ 12.4.1).

HIV

Risiken

Übertragungswege und -wahrscheinlichkeit

Indikation für Schwangerschaftsabbruch

❺ Bisher ist ungeklärt, ob das Human-Immunodeficiency-Virus (HIV) teratogene Eigenschaften hat, ob es also Embryopathien bzw. Fetopathien verursacht. Gesichert ist, dass unbehandelt ca. 30% der HIV-positiven Mütter das Virus

- diaplazentar
- meistens bei der Geburt durch Blut- und Schleimhautkontakt
- oder durch die Muttermilch

auf das Kind übertragen und dass durch die Schwangerschaft bedingt die Frauen selber schneller am Vollbild AIDS erkranken.

Wegen der Gefahren für Mutter und Kind ist die HIV-Infektion eine Indikation für einen Schwangerschaftsabbruch.

Prophylaxe:
- antiretrovirale Therapie mit Retrovir (AZT)
- Kaiserschnittentbindung
- Stillverzicht

Diagnostik: Antigennachweis

Symptomatik: Unterschied zum Krankheitsbild Erwachsener

Therapie: Behandlung in spezialisierten Zentren

Prophylaxe

Wenn die Schwangerschaft ausgetragen wird, können
- eine antiretrovirale Therapie mit Retrovir (AZT) in den letzten Wochen der Schwangerschaft
- eine Kaiserschnittentbindung und
- ein Stillverzicht

das Ansteckungsrisiko des Kindes auf ca. 2% minimieren.

Diagnostik

Die Infektion des Kindes lässt sich durch Virusnachweis (Antigennachweis) im Blut sichern. Ein Antikörpernachweis spricht zunächst nur dafür, dass mütterliche Antikörper über die Plazenta auf das Kind übertragen wurden (Leihimmunität), nicht aber für eine aktive Infektion.

Symptome

Die kindliche HIV-Infektion unterscheidet sich von der des Erwachsenen dadurch, dass
- rascher Krankheitszeichen auftreten
- Infektionen mit „banalen" Erregern häufiger sind als „opportunistische" Infektionen.

Ein HIV-positives Kind fällt oft schon bei der Geburt durch ein niedriges Geburtsgewicht und einen Mikrozephalus auf. In den ersten Lebensmonaten zeigen sich weitere Symptome:
- Gedeihstörung
- Lymphknoten, Leber, Milz sowie Ohrspeicheldrüse (Parotis) sind vergrößert
- Durchfälle
- neurologische Auffälligkeiten wie
  - verzögerte oder rückläufige sensomotorische Entwicklung
  - muskuläre Hypotonie
  - pathologische Reflexe
- gehäuftes Auftreten von Infektionskrankheiten.

Therapie und Prognose

Die Behandlung HIV-positiver Kinder sollte in spezialisierten Zentren erfolgen und neben der medizinischen auch die psychosoziale Betreuung umfassen.

Bisher ist keine kausale Therapie bekannt. Infizierte Kinder profitieren von einer antiretroviralen Therapie, da sie dadurch erst später symptomatisch werden und sich die Lebenserwartung, die unbehandelt durchschnittlich 5 Jahre beträgt, erhöht.

Impfungen stellen eine wichtige infektionsvorbeugende Maßnahme dar. Zur symptomatischen Therapie zählt v. a. die Antibiose und die Gabe von Gammaglobulinen bei Infektionskrankheiten.

Diabetes mellitus der Mutter

0,1 % präexistenter Diabetes,
3 % Gestationsdiabetes

Perinatale Komplikationen:
- diabetische Embyopathie
- diabetische Fetopathie
- Makrosomie
- postnatales Atemnotsyndrom
- postnatale Hypoglykämie

Komplikationen durch Polyhydramnion:
- vorzeitiger Blasensprung
- Wehenschwäche
- Lageanomalien
- Nabelschnurkomplikationen

Diagnostik und Therapie:
- engmaschige Kontrolle der Schwangerschaft
- Entbindung spätestens in der 38. SSW

Der Diabetes mellitus (Diabetes mellitus, ☞ 11.2.3) ist die häufigste Stoffwechselerkrankung in der Schwangerschaft:
- Jede 1000. Schwangere hat einen vorbestehenden Typ I-Diabetes.
- 3 % aller Schwangeren entwickeln einen Schwangerschaftsdiabetes, den sog. Gestationsdiabetes, der sich in den meisten Fällen nach der Entbindung zurückbildet, aber als möglicher Vorbote eines späteren Typ II-Diabetes gilt.

❻ Der mütterliche Diabetes mellitus stellt auch heute noch ein wesentliches Risiko für Schwangerschaft, Geburt und Neugeborenenperiode dar, das durch optimale Einstellung des Blutzuckerspiegels der werdenen Mutter gemindert werden kann.

Kindliche Komplikationen

- **Embryopathia diabetica:** Aus ungeklärter Ursache treten bei Kindern diabetischer Mütter dreimal mehr Fehlbildungen innerer Organe, z.B. angeborene Herzfehler, auf als in der Durchschnittsbevölkerung.
- **Fetopathia diabetica:** Die Hyperglykämie (hoher Blutzuckerspiegel) ist ein Gefäßrisikofaktor und kann zu einer Plazentainsuffizienz führen mit der Gefahr einer
  - Fehl- oder Frühgeburt (☞ 5)
  - Asphyxie (☞ 4.4)
  - Dystrophie (☞ 4.5).
- Wenn der Blutzuckerspiegel der Schwangeren schlecht eingestellt ist, passiert Glukose die Plazenta ungehindert und das intrauterine Zuckerangebot ist hoch. Das Kind wird groß und schwer, die resultierende **Makrosomie** birgt geburtshilfliche Komplikationen.

Auch postnatal können Komplikationen auftreten:
- Infolge der intrauterinen Hyperglykämie produziert das Kind vermehrt Insulin. Dieses aber hemmt die Surfactant-Bildung in den kindlichen Alveolen, sodass es beim Neugeborenen zum Atemnotsyndrom kommen kann.
- Da das Zuckerangebote postnatal reduziert ist, neigen Neugeborene zu Hypogykämien (niedriger Blutzuckerspiegel), auf die das Gehirn empfindlich reagiert.

Diese Faktoren tragen zu einer erhöhten perinatalen Mortalität bei Kindern diabetischer Mütter bei, die in Abhängigkeit von Blutzuckereinstellung während der Schwangerschaft mit 4–30 % beziffert wird.

Geburtshilfliche Komplikationen

Eine Hyperglykämie beim Feten führt zu einer gesteigerten Urinproduktion und damit zu einer gesteigerten Fruchtwassermenge (Polyhydramnion), die die Gefahr eines vorzeitigen Blasensprungs mit nachfolgend aufsteigender Infektion bedingt.

Außerdem wird durch das Polyhydramnion und das makrosome Kind der Uterus überdehnt, sodass es zu Wehenschwäche, Lageanomalien und Nabelschnurkomplikationen kommen kann.

Diagnostik und Therapie

- Die Blutzuckerwerte der Schwangeren werden mehrmals täglich kontrolliert und mittels Insulin und Diät streng unter 100 mg/dl gehalten.
- Die Schwangerschaft wird engmaschig mittels CTG, Ultraschalluntersuchungen, Östriolwert-Kontrollen sowie ggf. Amnioskopie überwacht und bei Hinweisen auf eine kindliche Gefährdung vorzeitig beendet.
- Auch ohne Hinweise auf eine kindliche Gefährdung sollte die Geburt spätestens in der 38. SSW eingeleitet werden.
- Das Neugeborene muss aufmerksam untersucht und überwacht werden; evtl. werden Glukoseinfusionen und andere symptomatische Maßnahmen erforderlich.

Rhesusunverträglichkeit

Pathophysiologische Grundlagen

7 Die Blutgruppeneigenschaften sind an der Erythrozytenoberfläche verankert. Es gibt viele **Blutgruppeneigenschaften**, zu den bekanntesten zählen das **AB0-System** und der **Rhesusfaktor** (kurz: Rh-Faktor oder D). Lässt sich letzterer nachweisen, so ist jemand rhesuspositiv (Rh+), Menschen ohne Rhesusfaktor sind rhesusnegativ (Rh-).

Neben den **Blutgruppenantigenen A oder B** lassen sich im Serum **Antikörper** gegen die fremde Blutgruppeneigenschaft nachweisen, beispielsweise hat jemand mit der Blutgruppe A Antikörper gegen B. Die Antikörper gegen A und B (kurz: Anti-A und Anti-B) gehören zu den Immunglobulinen der Klasse M (IgM) und sind auch ohne vorherigen Kontakt zu Fremdblut im Serum vorhanden.

Das Rhesussystem weist folgende Unterschiede zum AB0-System auf:

- Ein rhesusnegativer Mensch produziert erst dann Antikörper gegen den Rhesusfaktor (Anti-D), wenn er mit diesem Kontakt hatte.
- Anti-D gehören zu den Immunglobulinen der Klasse G (IgG). IgG sind deutlich kleiner als IgM und damit plazentagängig, sodass bei den Blutgruppenunverträglichkeiten der Rhesusunverträglichkeit eine viel größere Bedeutung zukommt als der AB0-Unverträglichkeit.

Da der Rh-Faktor dominant vererbt wird, kann eine Rh-negative Frau ein Rh-positives Kind von einem Rh-positiven Mann erwarten. In der ersten Schwangerschaft sind keine Komplikationen zu erwarten. Bei der Geburt gelangen kindliche

Besonderheiten des Rh-Faktors:
- Antikörperproduktion erst nach Antigenkontakt
- plazentagängige Antikörper

Rhesusinkompatibilität:
- Blutgruppenkonstellation: Mutter Rh-, Kind Rh+

- 1. (Fehl-)Geburt: Bildung mütterlicher Antikörper
- 2. Schwangerschaft: Plazentagängige Antikörper zerstören kindliche Eythrozyten (Hämolyse)

M. haemolyticus neonatorum:
- Anämie
- generalisierte Ödeme
- Ikterus

Phototherapie, Austauschtransfusion

Rh-negative Frauen erhalten Anti-D-Prophylaxe

Erythrozyten ins mütterliche Blut und veranlassen die Anti-D-Produktion.

Bei einer weiteren Schwangerschaft mit einem Rh-positivem Kind gelangen die nach der ersten Geburt gebildeten Antikörper über die Plazenta ins kindliche Blut und zerstören die Erythrozyten (Hämolyse, ☞ 14.1.1). Es kommt zum **M. haemolyticus fetalis,** der zum intrauterinen Fruchttod führen kann. Wenn das Kind überlebt, ist es schwer geschädigt und leidet an eimen **M. haemolyticus neonatorum**.

Symptome

Durch die Hämolyse kommte es zu einer schweren Anämie mit Leber- und Milzvergrößerung sowie ausgeprägten generalisierten Ödemen (Hydrops, ☞ Abb. 4.3). Massenhaft anfallendes Bilirubin führt in den ersten Lebensstunden zu einem rasch zunehmenden Ikterus mit den daraus resultierenden Komplikationen, z. B. Kernikterus (Neugeborenenikterus, ☞ 2.2).

Therapie

In Abhängigkeit von den Bilirubinwerten entscheidet man sich zu einer
- Phototherapie: Bestrahlung des Neugeborenen mit blauem Licht, um das wasserunlösliche Bilirubin in eine wasserlösliche Verbindung umzuwandeln, die über die Nieren ausgeschieden werden kann.
- postnatale Austauschtransfusion.

Prophylaxe

❽ Da die Rhesusunverträglichkeit katastrophale Auswirkungen haben kann, kommt der **Anti-D-Prophylaxe** eine wichtige Bedeutung zu. In Situationen, in denen Rh-negative Frauen Kontakt zu Rh-positiven Erythrozyten gehabt haben könnten, werden ihnen Anti-D-Immunglobuline gespritzt. Dadurch werden die „fremden" Erythrozyten eliminiert und das Immunsystem wird nicht angeregt, selber Anti-D und Gedächtniszellen zu bilden (physiologische Grundlagen, ☞ 12.4.1).
Die Anti-D-Prophylaxe bei Rh-negativen Frauen erfolgt
- prophylaktisch in der 28. SSW
- nach der Geburt eines Rh-positiven Kindes
- nach Eingriffen in der Schwangerschaft wie Amniozentese
- nach Fehlgeburt bzw. Schwangerschaftsabbruch
- bei Blutungen in der Schwangerschaft.

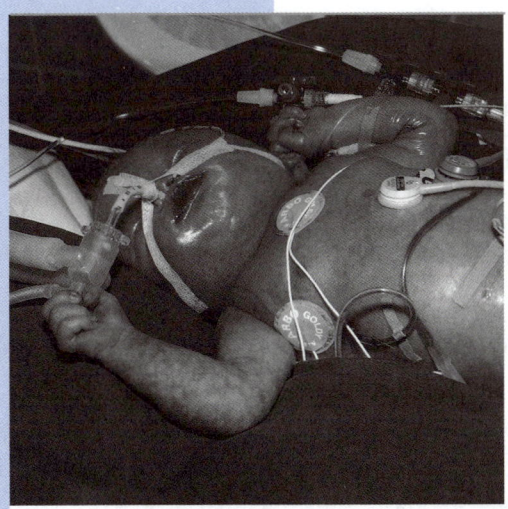

Abb. 4.3 Ausgeprägter Hydrops infolge einer Rhesusunverträglichkeit [O 125]

Die verabreichten Immunglobuline werden bis zur nächsten Schwangerschaft abgebaut und können keinen Schaden anrichten.

4.3.3 Fehlbildungsmuster

Einzelfehlbildungen

- **Agenesie:** Ein Organ fehlt, da es in der Embryonalphase (☞ 1.2) nie angelegt wurde, z.B. Nierenagenesie.
- **Aplasie:** Ein Organ fehlt, da sich die Organanlage, die noch rudimentär zu erkennen ist, nicht weiterentwickelte, z.B. Gonadenaplasie bei Turner-Syndrom (☞ 4.1.1), hier sind an Stelle der Ovarien nur bindegewebige Stränge zu erkennen.
- **Atresie:** Sonderform einer Aplasie, bei der Eingänge, Lichtungen bzw. Mündungen von Hohlorganen fehlen, z.B. Ösophagusatresie (☞ 10.2.1).
- **Hypoplasie:** Ein Organ oder Körperteil ist wegen eines vorzeitigen Wachstumsstillstandes abnorm klein, z.B. Nierenhypoplasie.
- **Stenose:** Sonderform einer Hypoplasie, bei der Eingänge, Lichtungen bzw. Mündungen von Hohlorganen abnorm eng sind, z.B. Aortenisthmusstenose (☞ 9.2.4), Pylorusstenose (☞ 10.2.3).
- **Dysplasie:** Gewebe oder Organ sind fehlentwickelt und unzureichend differenziert, z.B. angeborene Hüftdysplasie (☞ 6.4).
- **Dysrhaphie:** Spaltbildung infolge gestörter Vereinigung embryonaler Verwachsungslinien, wichtigstes Beispiel sind die Neuralrohrdefekte, zu denen die Spina bifida zählt (☞ 7.1).

Mehrfachfehlbildungen

- **Syndrom:** Fehlbildungsmuster, das auf eine gemeinsame Störung zurückzuführen ist, z.B. Down-Syndrom (☞ 4.1.1), Gregg-Syndrom (auch: Röteln-Embryopathie ☞ 12.2.2).
- **Sequenz:** Fehlbildungsmuster, das als Kettenreaktion infolge einer einzigen Entwicklungsstörung entstanden ist, z.B. Meningomyelozelensequenz (neurologische Ausfälle → muskuläre Dysbalance → Klumpfüße; Spina bifida, ☞ 7.1).
- **Assoziation:** Überzufällig häufiges Zusammentreffen von Fehlbildungen, das nach heutigem Wissensstand nicht als Syndrom oder Sequenz klassifizierbar ist, z.B. VATER-Assoziation mit vertebralen Defekten, Analatresie, Trachealatresie, Ösophagusdysplasie und renaler Dysplasie.

4.4 ▬ Asphyxie

Unter Asphyxie versteht man eine perinatale Hypoxie, also einen Sauerstoffmangel vor, während oder nach der Geburt.

Ursachen

❾ Ursachen der **intrauterinen Asphyxie** können auf Seiten der Mutter, des Feten oder der Plazenta liegen.

- ▪ mütterliche Ursachen:
  - – Hypoventilation, z. B. Narkose
  - – Hypotonie, z. B. Herzinsuffizienz
- ▪ kindliche Ursachen, z. B. Nabelschnurkomplikationen
- ▪ Plazentainsuffizienz:
  - – akute Plazentainsuffizienz bei vorzeitiger Plazentalösung
  - – chronische Plazentainsuffizienz bei Nikotinabusus, Diabetes mellitus, EPH-Gestose bzw. Übertragung.

Jeder Geburtsstillstand kann zu einer Hypoxie während der Geburt führen.

Folgende Ursachen können eine **postnatale Asphyxie** bedingen:

- ▪ Verlegung der Atemwege
- ▪ direkte Schädigung des Atemzentrums, z. B. durch intrauterine Asphyxie oder Geburtstrauma (☞ 4.6)
- ▪ schwere Anämie, z. B. bei Rhesusunverträglichkeit (s. o.)
- ▪ intrauterin erworbene Pneumonie (s. o.)
- ▪ Fehlbildungen, z. B. angeborene Herzfehler
- ▪ Atemnotsyndrom, insbesondere bei Frühgeborenen (☞ 5).

Warnhinweise

Warnhinweise für einen intrauterinen Sauerstoffmangel sind

- ▪ abnehmende Kindsbewegungen
- ▪ abnehmende Herzfrequenz im Cardiotokogramm (CTG) und
- ▪ durch vorzeitigen Mekoniumabgang hervorgerufene Grünfärbung des Fruchtwassers, die bei der Fruchtwasserspiegelung (Amnioskopie) sichtbar wird.

Warnhinweise für einen Sauerstoffmangel während der Geburt gehen wiederum aus dem CTG und der Farbe des Fruchtwassers sowie der Blutgasanalyse des kindlichen Skalpblutes hervor.

Nach der Geburt ergeben sich Zeichen der kindlichen Gefährdung aus dem APGAR-Index und der Blutgasanalyse des Nabelschnurblutes (☞ 2.3.1).

Folgen

Auf den perinatalen Sauerstoffmangel reagiert das kindliche Gehirn besonders empfindlich. Es kommt zu einer Depression des Atemzentrums. Durch den abgeschwächten oder fehlenden Atemantrieb verstärkt sich der Sauerstoffmangel, das Kind gerät in einen Teufelskreis. Wenn das Kind überlebt, wird sich infolge der frühkindlichen hypoxischen Hirnschädigung eine infantile Zerebralparese entwickeln (ICP, ☞ 7.2).

Ursachen eines O₂-Mangels
- ▪ vor
- ▪ während
- ▪ nach der Geburt

Warnhinweise:
- ▪ CTG
- ▪ Amnioskopie
- ▪ Blutgasanalyse
- ▪ APGAR-Index

Folgen: ICP

Therapie

Die schwerwiegenden Folgen einer Asphyxie zwingen zu sofortigem Eingreifen. Bei Hinweisen auf eine intrauterine Asphyxie ist die Schwangerschaft sofort durch Schnittentbindung zu beenden. Das Vorgehen beim Neugeborenen ist abhängig vom APGAR-Index (☞ 2.3.1):

- APGAR ≤ 5: Das Neugeborene ist intensivpflichtig.
- APGAR ≤ 3: Das Neugeborene ist reanimations- und intubationspflichtig.

4.5 ▬ Dystrophe Neugeborene

Dystrophe Neugeborene werden auch als Mangelgeborene oder als small-for-date-babies bezeichnet. Bei den betroffenen Kindern liegt das Geburtsgewicht unter der 3. Perzentile (☞ 3.1.2).

Ursachen

❿ Viele der bisher besprochenen pränatalen Störungen beeinflussen das intrauterine Wachstum:

- Chromosomenaberrationen
- Infektionskrankheiten in der Schwangerschaft
- Suchterkrankungen der Mutter
- **Plazentainsuffizienz**, z. B. bei
  - Nikotinabusus
  - arterieller Hypertonie, z.B. im Rahmen einer EPH-Gestose
  - Diabetes mellitus der Mutter
  - Übertragung, d. h. über die 41. SSW hinaus verlängerte Tragzeit
- Mehrlingsschwangerschaften.

Folgen und Prognose

Dystrophe Neugeborene fallen durch einen Mangel an subkutanem Fettgewebe, geringe Körperlänge und Kopfumfang auf. Wegen spärlicher Gykogenvorräte neigt es zu Hypoglykämien, die Symptome wie übermäßige Reizbarkeit bis hin zu zerebralen Krampfanfällen und muskulären Dystonien bedingen. Selten resultieren zerebrale Spätschäden und Atemnotsyndrome.

Die Prognose ist abhängig von der Ursache. Die perinatale Mortalität (Sterblichkeit) ist erhöht. Bei komplikationslosem Verlauf holen Mangelgeborene ihren Wachtumsrückstand im ersten Lebensjahr auf.

Mangelgeborene oder small-for-date-babies

Ursachen: unterschiedliche pränatale Störungen

Folgen: Gefahr der Hypoglykämie

Prognose: abhängig von Ursache

4.6 Geburtstraumatische Schäden

4.6.1 Übersicht

Auch bei einer unkomplizierten Geburt ist das Kind beträchtlichen Druckeinwirkungen, Zerrungs- und Abscherkräften ausgesetzt, die geburtstraumatische Schäden hervorrufen können. Diese reichen von harmlosen Befunden, die sich innerhalb weniger Tage spontan zurückbilden, bis hin zu bedrohlichen, teilweise mit Folgeschäden einhergehenden Verletzungen:

- Verletzungen von Haut und Muskulatur
- Verletzungen des Skeletts
- Verletzungen des Nervensystems.

Verletzungen von Haut und Muskulatur

- **Caput succedaneum =** Geburtsgeschwulst = Ödem der Kopfhaut
- **Kephalhämatom =** Hämatom zwischen Periost und Schädelknochen

- **Caput succedaneum:** Dieses harmlose Geburtstrauma wird auch als Geburtsgeschwulst bezeichnet. Es handelt sich um ein livide verfärbtes Ödem der Kopfhauf, das keiner Therapie bedarf, weil es innerhalb der ersten Lebenstage resorbiert wird (☞ Abb. 4.4).
- **Kephalhämatom:** Ein Kephalhämatom wird verursacht durch eine Verletzung der subperiostalen Blutgefäße (☞ Abb. 4.4). Die Blutung zwischen Periost und Schädelknochen bedingt eine Schwellung, die in der ersten Lebenswoche noch zunehmen kann. Das subperiostale Hämatom ist auf einen Schädelknochen begrenzt und kann so vom Caput succedaneum unterschieden werden. Diagnostisch muss eine begleitende Hirnblutung ausgeschlossen werden. Innerhalb von 16 Wochen wird das Hämatom resorbiert, so das eine besondere Therapie nicht erforderlich ist. Wegen der Infek-

Periost

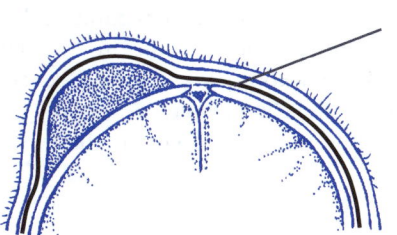 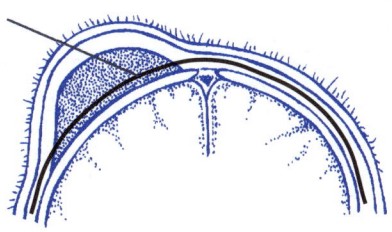

Kephalhämatom
Hämatombildung mit Abhebung des Periosts (= subperiostales Hämatom). Häufigkeit ca. 0,5 % aller Geburten. Schädelnähte sind immer Begrenzung des Kephalhämatoms. Entwicklung innerhalb der ersten Lebenstage, Rückbildung innerhalb von 8–16 Wochen.

Geburtsgeschwulst (caput succedaneum)
Teigige Anschwellung des lockeren Bindegewebes zwischen Kopfhaut und Periost unter der Geburt (= supraperiostales Ödem bzw. Sero-Hämatom), reicht über die Schädelnähte hinaus. Bildet sich innerhalb von 1–2 Tagen zurück.

Abb. 4.4 Caput succedaneum und Kephalhämatom [L 190]

tionsgefahr ist eine Punktion des Hämatoms sogar kontraindiziert.

- Ein **Hämatom des M. sternocleidomastoideus** bedingt einen angeborenen muskulären Schiefhals (Torticollis muscularis, ☞ 4.6.3).

Verletzungen des Skeletts

Klavikulafraktur, meist Zufallsbefund

- **Klavikulafrakturen:** Klavikulafrakturen, die bei schätzungsweise 3% aller Neugeborenen auftreten, werden bei der Erstuntersuchung häufig übersehen. Mögliche Hinweise auf eine Klavikulafraktur sind eine druckschmerzhafte Schwellung der Bruchstelle, Knochenreiben (Crepitation) sowie eine Schonhaltung mit Innenrotation des entsprechenden Armes. Häufig fällt jedoch erst die ab dem 8. Tag tastbare Kallusbildung auf. Die Behandlung der frischen Klavikulafraktur besteht in schonender Pflege, spezielle Maßnahmen sind nicht erforderlich.
- Seltenere geburtstraumatische Schäden des Skeletts mit guter Prognose sind die Epiphysenlösung des Humerus, Rippenfrakturen sowie Frakturen der langen Röhrenknochen.

Verletzungen des Nervensystems

Fazialisparese nach Zangengeburt

- **Verletzungen des zentralen Nervensystems** wie Hirnblutungen und Hirnkontusionen sind verhältnismäßig selten.
- Bei den **Verletzungen peripherer Nerven** stehen Armplexusparesen (☞ 4.6.2) und Fazialisparesen im Vordergrund. Letztere sind meistens Komplikation einer Zangengeburt und bilden sich auch ohne Therapie zurück.

Organverletzungen

Mögliche Organverletzungen

- Im Rahmen eines schweren Geburtstraumas kann es zu Leber- bzw. Milzrupturen kommen, die durch innere Blutungen zum Schock führen können. Die Prognose ist von einer frühzeitigen sonographischen Diagnose abhängig.
- Nebennierenrindenblutungen verlaufen häufig asymptomatisch.

4.6.2 Armplexusparesen

Ursachen

Bei 0,5–1% aller Neugeborenen wird der Plexus brachialis durch Zerrung, Quetschung bzw. Ödeme oder Hämatome, selten auch Nervenabrisse oder Wurzelausrisse geschädigt, wenn es zu übermäßiger Traktion und Lateralflexion der HWS unter der Geburt kommt.

Risikofaktoren:
- Lageanomalien
- hohes Geburtsgewicht

Symptome:
- Folgen der Paresen
- Wahrnehmungsstörungen
- Wachstumsrückstand
- evtl. Phrenikusparese/ Horner-Syndrom

Diagnostik: körperliche Untersuchung

Prognose: meist gut mit frühzeitiger PT

Als **Risikofaktoren** gelten Lageanomalien, die die Schulterentwicklung erschweren (Schulterdystokie), und ein hohes Geburtsgewicht. Bei einem Geburtsgewicht über 4500 g verzehnfacht sich das Risiko einer Armplexusparese.

Obere und untere Armplexusparese

Die **obere Armplexusparese** (Typ Erb-Duchenne), bei der die Segmente C 5 und C 6, selten auch C 4 betroffen sind, tritt 10mal so häufig auf wie die **untere Armplexusparese** (Typ Klumpke) . Bei dieser liegt eine Läsion der Segmente C 7 bis Th 1 vor. Bei einer kompletten Armplexusparese treten beide Formen kombiniert auf. Die bei der oberen und unteren Armplexusparese betroffenen Nerven, Muskeln und die aus den Paresen resultierenden diagnostischen Hinweise sind in Tabelle 4.10 gegenübergestellt.

Symptome

Folgen der Innervationsstörung sind Paresen, die zu einer charakteristischen Haltung des Armes (☞ Tab. 4.10, Abb. 4.5), asymmetrischen sensomotorischen Entwicklung, Muskelatrophien sowie zu Kontrakturen führen.

⓫ Tab. 4.10: Gegenüberstellung der oberen und unteren Armplexusparese

	Obere Armplexusparese (Typ Erb-Duchenne)	Untere Armplexusparese (Typ Klumpke)
Häufigkeit	ca. 90%	ca. 10%
Betroffene Segmente	C 5 und C 6, selten C 4	C 7 bis Th 1
Betroffene Nerven	- N. axillaris - N. musculocutaneus - N. suprascapularis - evtl. N. radialis - evtl. N. phrenicus	- N. radialis - N. ulnaris - N. medianus - evtl. Sympathikus
Betroffene Muskeln	- M. deltoideus - M. biceps brachii - M. supraspinatus - M. infraspinatus - M. supinator etc. - evtl. Diaphragma	- Unterarmmuskulatur - Handmuskulatur - evtl. M. triceps
Diagnostische Hinweise	- Haltung des betroffenen Arms in SG-Adduktion/Innenrotation und EG-Extension /Pronation (☞ Abb. 4.5) - aufgehobener Moro-Reflex - aufgehobener Bizepssehnenreflex - evtl. Dyspnoe bei Beteiligung des N. phrenicus	- Haltung des Armes in EG-Flexion bei halboffener Fallhand - aufgehobener Greifreflex - evtl. Horner-Syndrom bei Beteiligung des Sympathikus

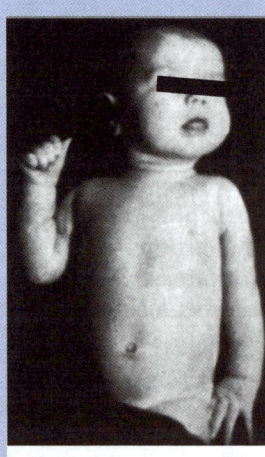

Abb. 4.5 Geburtstrauma-tisch bedingte, linksseitige Armplexusparese, Typ Erb-Duchenne [S 001]

Sensibilitätsstörungen können ein Neglect-Syndrom begünstigen und der Wachstumsrückstand des betroffenen Armes ist Ausdruck einer gestörten vegetativen Innervation.

Ist das Segment C 4 und damit der N. phrenicus betroffen, kann es bei der oberen Plexusparese infolge einer Zwechfell-lähmung zu Dyspnoe kommen.

Ein Horner-Syndrom ist Ausdruck einer zusätzlichen Sympathikusschädigung bei einer unteren Plexusparese. Typisch sind ein hängendes Oberlid (Ptosis), eine enggestellte Pupille (Miosis) sowie ein eingesunkener Augapfel (Enophthalmus) auf der betroffenen Seite.

Diagnostik

Diagnostisch wegweisend sind die Geburtsanamnese sowie die körperliche Untersuchung des Neugeborenen. Dabei fallen typische Lähmungsmuster sowie fehlende Muskeleigenrefexe auf. Zusätzlich ist bei der oberen Armplexusparese der Moro-Reflex und bei der unteren Armplexusparese der Hangreif-reflex aufgehoben (Neugeborenenreflexe, ☞ 2.3.2).

Therapie und Prognose

Bei der Lagerung des Neugeborenen und bei allen pflegerischen Maßnahmen darf der Plexus brachialis nicht gedehnt werden. Verboten sind also

- Zug am betroffenen Arm
- Lateralflexion der Halswirbelsäule zur gesunden Seite
- Extension im Schultergelenk
- Flexion im Schultergelenk über die Horizontale
- Abduktion im Schultergelenk über 30 Grad.

! Merke

Dehnung des Plexus brachialis vermeiden!

 Physiotherapie

In den ersten 10 Tagen wird der im Ellenbogengelenk gebeugte Arm am Thorax fixiert und so ruhiggestellt. Die dann einsetzende Physiotherapie beinhaltet

- Handling nach Bobath
- Vojtatherapie.

Wenn sich nach 3–6 Monaten die Symptomatik noch nicht gebessert hat, muss in seltenen Fällen über eine operative Nervenplastik nachgedacht werden.

Unter konsequenter Behandlung ist die Prognose gut, nach 4 Monaten sind etwa 80% der Kinder asymptomatisch.

4.6.3 Muskulärer Schiefhals

Ursachen: ischämische Kontraktur des M. sternocleidomastoideus

Folgen:
- typische Zwangs-haltung des Kopfes
- Beeinträchtigung der sensomotorischen Entwicklung
- Beeinträchtigung des Knochenwachstums

Diagnose: Ausschluss von Differential-diagnosen

Therapie: PT, ggf. Tenotomie

Der muskuläre Schiefhals wird auch als Torticollis muscularis bezeichnet. In den ersten Lebenstagen kommt es zu der typischen Zwangshaltung des Kopfes, die durch eine einseitigen irreversiblen Verkürzung des M. sternocleidomastoideus bedingt ist. Die Ursache dieser Kontraktur ist letztenendes unklar. Angenommen wird, dass der Muskel infolge intrauteriner Zwangslage oder geburtstraumatischer Einblutung minderdurchblutet und bindegewebig umgebaut wird.

Folgen

⑫ In den ersten Lebenstagen stellt sich entsprechend der Funktion des M. sternocleidomastoideus die charakteristische Kopfhaltung ein (☞ Abb. 4.6):
- Der Kopf wird zur betroffenen Seite geneigt.
- Das Gesicht wird zur Gegenseite gedreht.
- Die Halswirbelsäule ist leicht überstreckt.

Die Beweglichkeit der Halswirbelsäule ist folglich eingeschränkt und der M. sternocleidomastoideus kann als verkürzter, verdickter Strang palpiert werden.

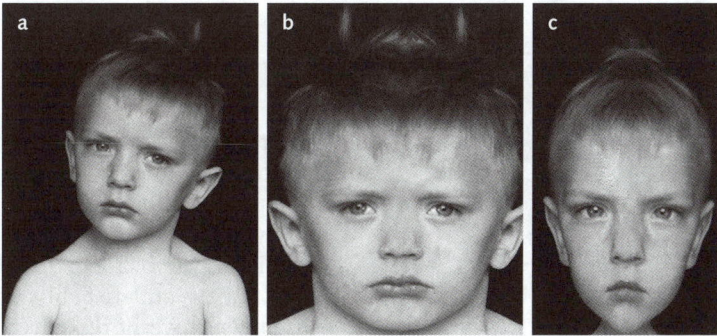

Abb. 4.6 a) Linkssseitiger muskulärer Schiefhals mit Gesichtsskoliose [S 001]
b) Spiegelung der rechten Gesichtsseite
c) Spiegelung der linken Gesichtsseite

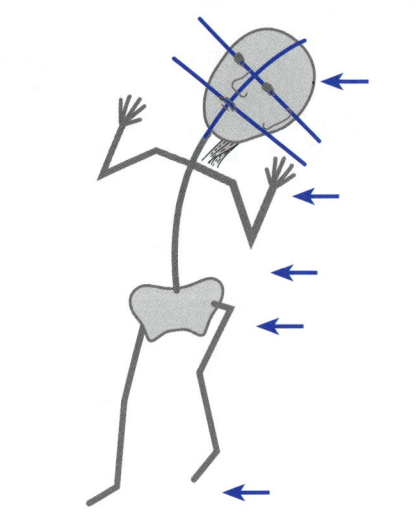

Abb. 4.7 Sekundäre Folgen des Torticollis muscularis [L 106]

Unbehandelt beeinträchtigt der muskuläre Schiefhals die motorische Entwicklung des Kindes, dessen Wahrnehmungsmöglichkeiten und das Knochenwachstum. Sekundär entwickeln sich innerhalb weniger Wochen (☞ Abb. 4.7)

- eine Gesichtsskoliose, bei der sich die permanent aufliegende Schädelseite nach ventral vorschiebt
- eine HWS-Skoliose, deren Konvexität sich in einer großbogigen C-förmigen Skoliose der gesamten Wirbelsäule mit dem Scheitelpunkt etwa in Höhe des 9. Brustwirbels fortsetzt
- ein Beckenschiefstand, der die Reifung der gleichseitigen Hüfte beeinträchtigt
- asymmetrische Beinbewegungen mit primitiver Strampelmotorik auf der betroffenen Seite
- verzögerte Entwicklung der Greiffunktion, da die Henkelstellung der Arme länger bestehen bleibt und die Hand-Hand-Koordination erst später möglich wird (sensomotorische Entwicklung, ☞ 3.2).

Diagnostik

Die Symptomatik ist in der Regel eindeutig. Dennoch müssen einige Differentialdiagnosen ausgeschlossen werden:

- knöcherne Fehlbildungen der Halswirbelsäule, z. B. Klippel-Feil-Syndrom
- Blockierungen in einem der oberen Kopfgelenke
- Schielen bzw. andere Sehbeeinträchtigungen
- einseitige Schwerhörigkeit.

Therapie und Prognose

Durch eine sofort einsetzende und konsequent durchgeführte **Physiotherapie** wird die volle HWS-Beweglichkeit wieder hergestellt und den sekundären Folgen vorgebeugt. Schwerpunkte der Behandlung sind

- Vojta-Therapie
- gegensinnige Lagerung, die auch beinhaltet, dass dem Kind verlockende Reize von der betroffenen Seite angeboten werden.

Bei etwa 10% der Kinder, bei denen die konservative Therapie erfolglos bleibt, ist die operative Behandlung angezeigt. Bei der offenen sternoclaviculären Tenotomie des M. sternocleidomastoideus werden dessen Ursprungssehnen am Brust- und Schlüsselbein durchtrennt.

? Übungsfragen

1. Worin unterscheiden sich Embryopathien und Fetopathien?

2. Welche Infektionskrankheiten können in der Schwangerschaft oder bei der Geburt von der Mutter auf das Kind übertragen werden?

3. Welche Folgen kann eine CMV-Infektion in der Schwangerschaft haben?

4. Welche Folgen kann eine Toxoplasmose in der Schwangerschaft haben?

5. Wie kann eine HIV-Infektion von der Mutter auf das Kind übertragen werden? Welche Folgen ergeben sich für das Kind?

6. Zu welchen Komplikationen kann es kommen, wenn eine Schwangere einen Diabetes mellitus hat?

7. Wie kommt es zum M. haemolyticus neonatorum?

8. Erklären Sie bitte das Prinzip der Anti-D-Prophylaxe.

9. Wodurch kann eine Asphyxie bedingt sein?

10. Nennen Sie bitte Ursachen und Folgen einer Dystrophie.

11. Wie unterscheidet sich die obere Armplexusparese von der unteren Armplexusparese?

12. Welche Folgen hat eine Kontraktur des M. sternocleidomastoideus?

5 Das Frühgeborene

Definition: Geburt vor
Ende der 37. SSW

❶ Ein Frühgeborenes (kurz: FG) ist ein Kind, das vor der vollendeten 37. SSW geboren wurde. In Europa beträgt die Frühgeborenenrate etwa 6%.

Ursachen

Mütterliche, kindliche bzw. schwangerschaftsbedingte Ursachen; meist idiopathisch

❷ Nur bei einem Teil der Patienten ist die Ursache der Frühgeburtlichkeit bekannt:
- mütterliche Ursachen:
  - generalisierte oder lokale Infektionen, z.B. Amnionitis (Entzündung des Fruchtwassers)
  - Uterusfehlbildungen oder Myome
  - Zervixinsuffizienz
  - Alter der Mutter unter 18 Jahre oder über 40 Jahre
- fetale Ursachen:
  - Fehlbildungen
  - pränatale Infektionen (☞ 4.3.2)
  - M. hämolyticus fetalis (Rhesusunverträglichkeit, ☞ 4.3.2)
- schwangerschaftsbedingte Störungen:
  - Mehrlingsschwangerschaften
  - Plazentainsuffizienz (☞ 4.5)
  - EPH-Gestose
  - vorzeitiger Blasensprung.

Symptome

Symptome:
- Geburtsgewicht unter 2500 g
- fehlende Reifezeichen
- muskuläre Hypotonie
- evtl. Leistenhernie

❸ Die Reife des Frühgeborenen ist abhängig vom **Gestationsalter**. Mit verkürzter Tragzeit verringern sich Körpergewicht, Körperlänge und Kopfumfang (☞ Tab. 5.1). Bei einem Geburtsgewicht unter 1500 g spricht man von einem „very low birth weight infant".

Außerdem fehlen körperliche Reifezeichen (☞ 2.3.1), sodass sich folgende Befunde ergeben:

Tab. 5.1: Geburtsgewicht und Prognose in Abhängigkeit von der Schwangerschaftsdauer

Schwangerschaftsdauer	Geburtsgewicht	Letalität	Behinderung
Ende 37. SSW	2500 g	< 5%	2%
Ende 30. SSW	1500 g	10–20%	10%
Ende 26. SSW	1000 g	30%	15%

- dünne Haut mit reichlich Lanugobehaarung und spärlichem oder fehlendem subkutanen Fettgewebe
- Brustwarzen im Hautniveau, Warzenhof noch nicht pigmentiert
- kurze oder fehlende Fingernägel
- fehlendes Fußlinienmuster
- mangelnde Knorpeleinlagerung der Ohrmuscheln
- Genitale:
  - männliches Frühgeborenes: Fehlender Hodendeszensus, d.h. Hoden liegen noch nicht im Skrotum
  - weibliches Frühgeborenes: Klaffende Vulva, d.h. große Schamlippen überdecken noch nicht die kleinen.

Insbesondere bei geringem Gestationsalter fällt eine muskuläre Hypotonie auf. Abbildung 5.1 zeigt die bevorzugte Haltung des Frühgeborenen in Abhängigkeit vom Gestationsalter. Schlaffe Bauchdecken und offene Leistenkanäle begünstigen die Entstehung von Leistenhernien, die bei jedem zweiten männlichen und bei jedem zwanzigsten weiblichen Frühgeborenen unter 1000 g diagnostiziert werden.

Komplikationen

Bei den Komplikationen ist zwischen Frühkomplikationen, die aus der funktionellen Unreife des Frühgeborenen resultieren, und Spätkomplikationen zu unterscheiden. Bei letzteren handelt es sich um Beatmungsfolgen.

Frühkomplikationen

Frühkomplikationen:
- Atemnotsyndrom
- PDA
- Hypoglykämie, Hyperbilirubinämie, Blutungsneigung durch Leberunreife
- Hirnblutungen
- Thermoregulationsstörungen
- Infektionsneigung, z. B. NEC

- ❹ Die funktionelle Unreife des Atemzentrums und des Lungengewebes sowie ein Surfactantmangel bedingen das **Atemnotsyndrom** Frühgeborener (auch: hyalines Membransyndrom oder respiratory distress syndrome, RDS). Surfactant, der erst ab der 35. SSW in ausreichendem Maße produziert wird, kleidet die Alveolen aus und verhindert, dass diese kollabieren.
- Ein **persistierender Ductus arteriosus** (PDA, ☞ 9.2.2) stellt das häufigste kardiovakuläre Problem Frühgeborener dar. Es kommt zu einem Links-Rechts-Shunt, die Lunge wird vermehrt durchblutet, sodass sich ein Lungenödem entwickelt und sich die Beatmungssituation akut verschlechtert.
  - Die Glykogenreserve der **unreifen Leber** ist unzureichend, sodass die Kinder durch Hypoglykämien bedroht sind. Weitere Folgen der Leberinsuffizienz sind die Blutungsneigung und die hohe Bilirubinkonzentration (Hyperbilirubinämie) mit der Gefahr des Kernikterus (☞ 2.2).

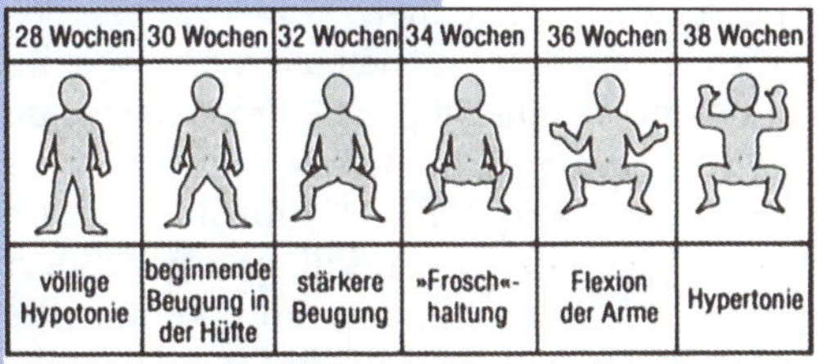

28 Wochen	30 Wochen	32 Wochen	34 Wochen	36 Wochen	38 Wochen
völlige Hypotonie	beginnende Beugung in der Hüfte	stärkere Beugung	»Frosch«-haltung	Flexion der Arme	Hypertonie

Abb. 5.1 Bevorzugte Haltung des Frühgeborenen
[S 011]

- **Hirnblutungen** werden begünstigt durch die weiche Konsistenz des Hirngewebes, die fragilen Blutgefäße und die Blutungsneigung des Frühgeborenen. Bevorzugt handelt es sich um Ventrikeleinblutungen, die zu einem Hydrozephalus (☞ 7.3) und durch Kompression des benachbarten Gewebes zu Minderdurchblutung sowie Hirnatrophie führen können. Die Diagnose erfolgt mittels transfontaneller Sonographie.
- Da das subkutane Fettgewebe nicht oder nur spärlich ausgebildet ist, neigen Frühgeborene zur Unterkühlung (**Hypothermie**, ☞ 2.2), die außerdem durch die im Verhältnis zum Körpergewicht große Körperoberfläche begünstigt wird. Umgekehrt droht jedoch bei übermäßiger Wärmezufuhr wegen der noch geringen Schweißproduktion eine Überwärmung.
- Das **unreife Immunsystem** leistet v. a. bakteriellen Infekten bis hin zur Sepsis Vorschub.
- Die gefürchtetste gastroenterologische Komplikation ist die **nekrotisierende Enterokolitis** (NEC), deren genaue Ursache unbekannt ist. Primär handelt es sich um eine meist im Dickdarm und distalen Ileum auftretende nekrotisierende Entzündung, sekundär wandern anaerobe Bakterien ein. Die Bildung von Gasen kann zur Darmperforation führen.

Spätkomplikationen

Spätkomplikationen:
- Retinopathie
- bronchopulmonale Dysplasie

- ❺ Die **Frühgeborenen-Retinopathie** ist eine bedrohliche Erkrankung, die zur Erblindung führen kann. Ursächlich sind Unreife und Sauerstofftherapie, die die Entwicklung der Blutgefäße der Netzhaut beeinträchtigen.
- Bei der **bronchopulmonalen Dysplasie** (BPD) entwickelt sich eine Lungenfibrose infolge Lungenunreife, Beatmungstrauma und Sauerstofftoxizität.

Therapie

Betamethason → Lungenreifung

❻ Risikoschwangere und Frühgeborene sollten nur in personell und technisch optimal ausgestatteten **Perinatalzentren** betreut werden. Bei einer drohenden Geburt vor der 34. SSW kann unter tokolytischer (wehenhemmender) Therapie die Lungenreifung durch die Gabe von Betamethason (Kortisonpräparat) beschleunigt werden. Bei Zeichen der kindlichen Gefährdung im CTG wird die Schwangerschaft in der Regel durch eine Sectio caesarea (Kaiserschnitt) beendet.

Behandlung auf neonatologischer Intensivstation:
- Inkubator
- Beatmung, Surfactant-Substitution
- Ernährung über Magensonde
- Körperkontakt zu Eltern
- Therapie der Komplikationen

Die Erstversorgung des Frühgeborenen erfolgt noch im Kreißsaal, bevor es auf eine **neonatologische Intensivstation** verlegt wird. Hier wird es unter permanenter Kontrolle der Vitalparameter und Laborwerte wie Blutbild, Bilirubin, BZ im Inkubator („Brutkasten") gepflegt. Der Inkubator garantiert eine optimale Temperatur, Luftfeuchtigkeit und keimarmes Milieu und ermöglicht die Beobachtung des Kindes.

In Abhängigkeit vom O_2- und CO_2-Partialdruck des Blutes wird die Indikation zur maschinellen Beatmung gestellt. Mittlerweile ist es möglich, Surfactant über den Tubus zu substituieren.

Initial werden Glukose-Infusionen verabreicht, um eine Hypoglykämie zu vermeiden. Bis der Saug- und Schluckreflex in der 34. Gestationswoche einsetzt, wird das Kind parenteral bzw. mit Hilfe einer Magensonde ernährt. Als Sondennahrung wird bevorzugt abgepumpte Muttermilch gegeben.

So früh wie möglich soll durch engen Körperkontakt die psychische Bindung zwischen dem Kind und den Eltern gefördert werden. Weitere therapeutische Maßnahmen richten sich nach den auftretenden Komplikationen.

Nach Entlassung aus dem Krankenhaus sind regelmäßige Nachuntersuchungen notwendig, bei denen insbesondere auf die psychomotorische Entwicklung geachtet wird.

Prognose

Die Prognose ist abhängig vom Gestationsalter und vom Geburtsgewicht (☞ Tab. 5.1) sowie von der Qualität der perinatalen Versorgung. Durch Einsatz sämtlicher intensivmedizinischer Maßnahmen überleben derzeit Kinder, die in der 22.–23. SSW geboren wurden, wobei die Spätfolgen noch nicht abzusehen sind. Schon jetzt sind 30% der Zerebralparesen (☞ 7.2) durch die Folgen der Frühgeburtlichkeit bedingt.

? Übungsfragen

❶ Wie ist Frühgeburtlichkeit definiert?

❷ Nennen Sie bitte mögliche Ursachen einer Frühgeburt.

❸ Nennen Sie bitte Zeichen der anatomischen Unreife des Frühgeborenen.

❹ Zu welchen Frühkomplikationen kann es bei Frühgeborenen kommen?

❺ Zu welchen Spätkomplikationen kann es bei Frühgeborenen kommen?

❻ Wie werden Frühgeborene auf einer neonatologischen Intensivstation behandelt?

6 Erkrankungen des Bewegungsapparates

6.1 Angeborene Entwicklungsstörungen von Skelett und Bindegewebe

6.1.1 Anlagebedingte Dysplasien

Bei den anlagebedingten Dysplasien des Skeletts (auch: Osteochondrodysplasien) entwickelt sich das Knochen-Knorpelgewebe nicht regelrecht und es liegt ein systemischer Gewebedefekt vor, der sämtliche Knochen betrifft (Knochenwachstum, ☞ 3.1.3). Die systemischen Skelettdysplasien werden nach der Lokalisation der Ossifikationsstörung unterteilt.

- Wenn die enchondrale Ossifikation gestört ist, ist das Längenwachstum des Knochens beeinträchtigt und es resultiert ein dysproportionaler Minderwuchs. Eines der häufigsten Krankheitsbilder ist die Achondroplasie (s. u.).
- Über die perichondrale bzw. periostale Ossifikation erfolgt das Dickenwachstum des Knochens und die Entwicklung der Knochendichte. Verläuft sie nicht regelrecht, so kommt es zu Krankheitsbildern mit vermehrter oder verminderter Knochendichte wie der Osteogenesis imperfecta (s. u.).

Systemische Skelettdysplasien:
- Störung der enchondralen Ossifikation → dysproportionaler Minderwuchs
- Störung der perichondralen bzw. periostalen Ossifikation → veränderte Knochendichte

Achondroplasie

Die Achondroplasie (auch: Chondrodysplasie) ist eine relativ häufige Skelettdysplasie. 3 von 100000 Kindern leiden an der autosomal-dominant vererbten enchondralen Ossifikationsstörung (Genmutationen, ☞ 4.2.1), die auch Folge einer Neumutation sein kann. In schweren Fällen fallen die Betroffenen schon bei der Geburt durch stark reduziertes Längenwachstum auf („Liliputaner", ☞ Abb. 6.1).

Chondrodysplasie:
- enchondrale Ossifikationsstörung
- autosomaldominanter Erbgang oder Neumutation

Symptome und Komplikationen

Leitsymptom ist der dysproportionale Minderwuchs:
- Bei fast normaler Rumpflänge sind besonders die rumpfnahen Gliedmaßen verkürzt.
- Ohne Behandlung beträgt die Erwachsenengröße 120–130 cm.

Komplikationen:
- Hydrozephalus wegen gestörter Liquorzirkulation
- Lähmungen infolge engen Spinalkanals

Diagnostik: Röntgen.

Therapie: symptomatisch

Weitere Charakteristika sind bei regelrechter mentaler Entwicklung
- im Bereich der Metaphysen verbreiterte Röhrenknochen
- Genua vara
- tatzenförmige Hände
- Hyperlordose
- evtl. Lähmungen durch einen engen Spinalkanal und degenerative Veränderungen der Wirbelsäule
- vergrößerter Hirnschädel mit Balkonstirn und Sattelnase; infolge einer gestörten Liquorzirkulation kann es zu einem Hydrozephalus kommen (☞ 7.3).

Diagnostik und Therapie

Die Verdachtsdiagnose wird durch charakteristische Röntgenbefunde der langen Röhrenknochen, der Hand, der Wirbelsäule und des Beckens gesichert.

Die Therapie ist symptomatisch und orientiert sich an den funktionellen Behinderungen durch die Beinachsendeformität und durch die Hyperlordose. Durch moderne Methoden der operativen Beinverlängerung können Längengewinne bis zu 20 cm erzielt werden. Bei Lähmungen sind dekomprimierende und stabilisierende Eingriffe an der Wirbelsäule erforderlich.

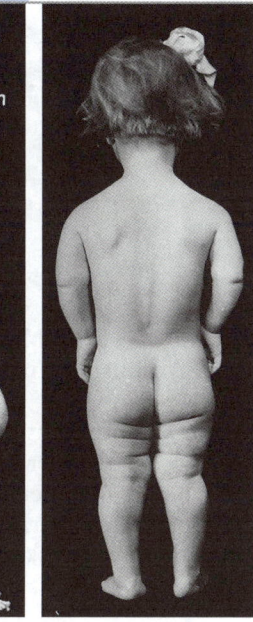
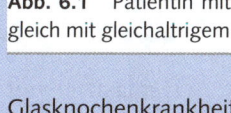

Abb. 6.1 Patientin mit Achondroplasie (Größenvergleich mit gleichaltrigem gesunden Mädchen [S 001]

Osteogenesis imperfecta

Bei der Osteogenesis imperfecta, die auch als Glasknochenkrankheit bezeichnet wird, ist die Kollagensynthese sowie die perichondrale bzw. periostale Ossifikation beeinträchtigt, sodass es zu einer herabgesetzten Knochendichte kommt. Es werden 4 Typen des Erbleidens unterschieden, von denen insgesamt bis zu 7 von 100000 Neugeborenen betroffen sind.

Glasknochenkrankheit

Symptome

Tabelle 6.1 fasst die 4 Typen nach Sillence zusammen, die sich in Erbmodus, Verlauf und Symptomatik unterscheiden. Gemeinsame Symptome sind:
- Osteoporose
- erhöhte Knochenbrüchigkeit, die z.T. schon intrauterin zu Frakturen führt
- zunehmende Deformierungen
- sekundäre Verkürzungen langer Röhrenknochen bei initial ungestörtem Längenwachstum
- eine Beteiligung der Sehnen, Bänder sowie des Zahnschmelzes.

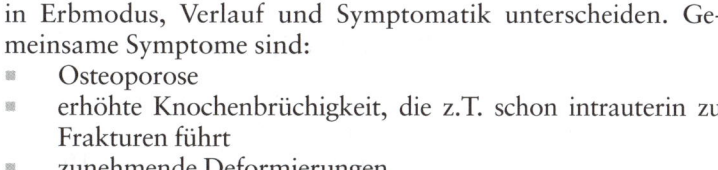

81

Tab. 6.1: Klassifikation der Osteogenesis imperfecta nach Sillence

	Typ I	Typ II	Typ III	Typ IV
Vererbung	AD	▪ AD ▪ Neumutationen häufig	AR	AD
Beginn	Kindheit	pränatal	Geburt	Geburt oder später
Verlauf	Besserung in der Pubertät	▪ versterben meist im 1. Lj. ▪ evtl. Totgeburt	▪ fortschreitende Deformierung ▪ versterben meist in der Pubertät	Besserung in der Pubertät
Typische Symptome	▪ blaue Skleren (Lederhaut des Auges) ▪ Taubheit im Alter	▪ weicher Schädel ▪ blaue Skleren	erst blaue, dann weiße Skleren	evtl. Taubheit im Alter

AD = autosomal-dominant, AR = autosomal-rezessiv

Diagnostik und Therapie

Beim Typ II kann man die Erkrankung bereits pränatal sonographisch erkennen. Ansonsten wird die Diagnose mittels Röntgenbild gestellt.

Symptomatische Therapie: Vertikalisierung, Frakturbehandlung, evtl. OP

Die Therapie ist rein symptomatisch. In der Behandlung wird die Vertikalisierung der Kinder mit Hilfe von Gehapparaten angestrebt. Bei zunehmenden Deformierungen werden möglicherweise operative Eingriffe notwendig. So können beispielsweise eingebrachte Teleskopnägel den Knochen begradigen und stabilisieren.

6.1.2 Anlagebedingte Dysostosen

Entwicklungsstörung einzelner Knochen

Im Gegensatz zu den anlagebedingten Dysplasien mit systemischem Befall des Skeletts (s. o.) sind die anlagebedingten Dysostosen angeborene Entwicklungsstörungen einzelner Knochen. Sie werden nach ihrer Lokalisation an Schädel, Wirbelsäule und an den Extremitäten unterteilt.

Gliedmaßendefekte

Endogene und exogene Faktoren → Dysmelien

Gliedmaßenfehlbildungen (auch: Dysmelien) sind die Folge endogener, d. h. genetischer, oder exogener Faktoren. Zwischen dem 29. und 38. Tag der Schwangerschaft können äußere Einflüsse wie Infektionskrankheiten, Medikamente (Contergan®) und Strahlen die Anlage der Extremitäten stören und zu Dysmelien führen.

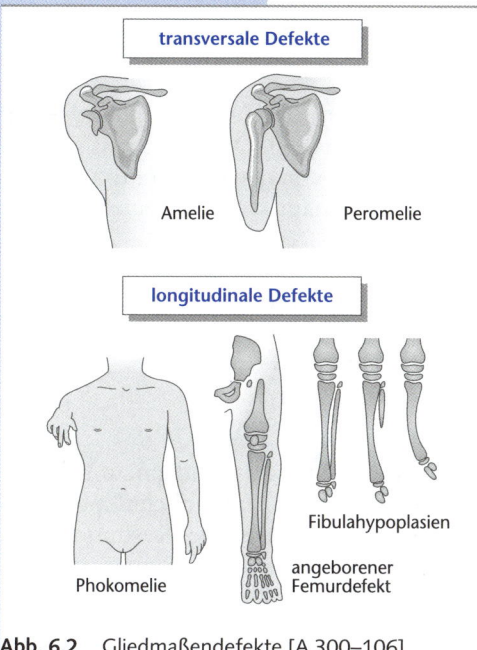

Abb. 6.2 Gliedmaßendefekte [A 300–106]

Transversale Gliedmaßendefekte

Transversale Gliedmaßendefekte sind Fehlbildungen, bei denen in der Transversalebene Teile der Extremität nicht angelegt oder abgeschnürt sind (☞ Abb. 6.2). Je nach Höhe des Defektes unterscheidet man zwischen

- **Perodaktylie:** Stumpfbildung im Bereich der Finger oder Zehen
- **Peromelie:** Stumpfbildung im Bereich der Extremitäten
- **Amelie:** Fehlen einer Extremität.

Longitudinale Gliedmaßendefekte

Bei longitudinalen Gliedmaßendefekten sind einzelne proximale bzw. distale Extremitätenabschnitte minderentwickelt oder fehlen völlig.

- **Hypoplasie:** Minderentwicklung eines Extremitätenabschnitts (☞ Abb. 6.2)
- **Aplasie:** Fehlen eines Extremitätenabschnitts
- **Phokomelie:** Fehlen der langen Röhrenknochen, sodass Hand bzw. Fuß direkt am Rumpf ansetzen („Robbengliedmaße", ☞ Abb. 6.2)
- **Syndaktylie:** Häutige oder knöcherne Verbindung von Finger- oder Zehengliedern, Maximalvariante ist die Löffelhand, bei der alle Finger verschmolzen sind
- **Spalthand:** Defekt des zentralen Hand- bzw. Fußstrahls.

6.2 Rachitis

Mineralisationsstörung:
- Rachitis des Kindes
- Osteomalazie des Erwachsenen

Die Mineralisation des Knochens erfolgt, indem unter Einfluss von Vitamin D Kalzium und Phosphat eingelagert werden. Von einer unzureichenden Mineralisation ist beim Kind v. a. die metaphysäre Wachstumszone betroffen und es kommt zu einer Rachitis. Tritt die Erkrankung nach Abschluss des Knochenwachstums auf, wird sie als Osteomalazie bezeichnet.
Ursächlich für die Rachitis bzw. Osteomalazie sind:
- Vitamin-D-Mangel
- Phosphatmangel:
  - Phosphatdiabetes: Phosphat wird in der Niere nicht rückresorbiert und daher vermehrt ausgeschieden
  - Phosphat wird nur unzureichend zugeführt.

Vitamin-D-Mangelrachitis

Physiologische Grundlagen

Vitamin D wird mit der Nahrung aufgenommen und kann außerdem vom Körper gebildet werden. Die Haut synthetisiert bei UV-Bestrahlung Vorstufen, die von der Leber und der Niere zum wirksamen Vitamin D umgebaut werden. Unter Einfluss von Vitamin D wird

- Kalzium im Darm resorbiert
- Kalzium in der Niere rückresorbiert, d. h. vermindert ausgeschieden
- Kalzium in den Knochen eingebaut.

Vitamin D:
- Herkunft und Wirkung
- Ursachen von Mangel

Ursachen eines Vitamin-D-Mangels

Hauptursachen eines Vitamin-D-Mangels sind unzureichende Zufuhr mit der Nahrung sowie geringe Sonnenlichtexposition. Seltener führen Darmerkrankungen, die die Resoption von Nahrungsbestandteilen beeinträchtigen (Maldigestion und Malabsorption, ☞ 10.3.1), oder eine chronische Leber- bzw. Niereninsuffizienz zu einer Rachitis.

Symptome

Frührachitis:
- Allgemeinsymptome
- Kraniotabes, Caput quadratum
- Harrison-Furche
- Marfan-Zeichen, rachitischer Rosenkranz
- Grünholzfrakturen
- Wachstumsstörungen

❶ Wegen des ausgeprägten Knochenwachstums sind Kinder in den ersten beiden Lebensjahren besonders rachitisgefährdet. Die Symptomatik der **Frührachitis** bleibt nicht auf das Skelett beschränkt, sondern es treten schwerwiegende Allgemeinsymptome auf:

- Unruhe, Reizbarkeit
- Appetitlosigkeit
- vermehrtes Schwitzen
- Blässe
- muskuläre Hypotonie, Bewegungsarmut, verzögerte motorische Entwicklung
- Infektanfälligkeit
- evtl. hypokalzämischer Krampfanfall (zerebrale Krampfanfälle, ☞ 7.4).

Auffälligkeiten im Bereich des Stützapparates folgen in der Regel erst nach einigen Wochen den Allgemeinsymptomen:

- Die weichen Knochen deformieren. Beim Säugling imponiert der weiche Schädelknochen, der Kraniotabes. Das Hinterhaupt flacht ab und die Kopfform wird quadratisch (Caput quadratum). Außerdem lassen sich bei der Untersuchung der Okzipital- und der Parietalknochen durch festen Druck eindellen („Tischtennisballgefühl").
- Die seitlichen horizontalen Thoraxeinziehungen werden als Harrison-Furche bezeichnet.
- Die Epiphysen an Malleolen und Handgelenken sowie die Knochen-Knorpel-Grenze der Rippen sind aufgetrieben (Marfan-Zeichen und rachitischer Rosenkranz).

- Bei den symptomarmen Grünholzfrakturen ist das Periost intakt.
- Wachstumsstörungen äußern sich durch
  - verzögerten Fontanellenschluss
  - verspäteten Zahndurchbruch und Schmelzdefekte der bleibenden Zähne
  - Minderwuchs bei schwerem Krankheitsverlauf.

Knochendeformitäten bei Spätrachitis

Die **Spätrachitis** im Kindesalter imponiert durch ausgeprägte Knochendeformitäten. Es kommt zu einem abgeflachten Becken, Coxa vara, Genu varum, Knick-Senkfüße, Kiel- bzw. Hühnerbrust, Skoliosen und lumbalen Sitzkyphosen.

Therapie

Therapie: Vitamin D, Kalzium

Zur Behandlung der Vitamin-D-Mangelrachitis verabreicht man für die Dauer von 3 Wochen Vitamin D oral. Da in dieser Zeit vermehrt Kalzium in den Knochen eingelagert wird, ist eine erhöhte Kalziumzufuhr notwendig. Anderenfalls kann es zu hypokalzämischen Krampfanfällen kommen.

Prophylaxe

Vitamin-D-Prophylaxe

Um einer Vitamin D-Mangelrachitis vorzubeugen, sollten alle Säuglinge bis zum zweiten erlebten Frühjahr, d.h. für ein bis eineinhalb Jahre, täglich 500 I.E. Vitamin D per os erhalten. Die Gabe von Vitamin D wird üblicherweise mit der Fluorprophylaxe (Prophylaxen, ☞ 2.4) kombiniert.

6.3 ▬ Osteomyelitis

Entstehung und Häufigkeit

Staphylokokken → Entzündung von Markhöhle, Knochengewebe, Gelenke

Häufigkeit: 1:5000

Befall mehrerer Knochen möglich

Bei der Osteomyelitis handelt es sich um eine meist bakteriell bedingte Entzündung des Knochenmarks, die erst sekundär auf das Knochengewebe übergreift. Häufigste Erreger der Osteomyelitis sind Staphylokokken, die folgendermaßen den Markraum erreichen:

- meistens hämatogene Infektion, d.h. auf dem Blutweg gelangen Keime von einem primären Eiterherd, z.B. in der Haut oder im Nasen-Rachen-Raum, in die Knochenmarkhöhle
- direkte Infektion bei offenen Frakturen
- selten fortgeleitete Infektion.

Insbesondere im Säuglingsalter können wegen besonderer Gefäßverbindungen benachbarte Gelenke in den entzündlichen Prozess einbezogen werden.
Anders als beim Erwachsenen ist die Osteomyelitis im Kindesalter ein relativ häufiges Krankheitsbild, von dem etwa eines von 5000 Kindern unter 13 Jahren betroffen ist.

Bevorzugte Knochen sind die proximale Tibia, die distale Fibula, der Humerus und beim Säugling der Unterkiefer. Bei 40% der Säuglinge und 10% der älteren Kinder sind mehrere Knochen befallen.

Symptome

Systemische und lokale Entzündungszeichen

Je jünger das Kind ist, umso mehr imponieren zu Beginn die Symptome einer schweren septischen Allgemeinerkrankung wie hohes Fieber und Schüttelfrost. Innerhalb weniger Stunden folgen lokale Entzündungszeichen:

- massive Schmerzen
- Pseudoparalyse durch Schonhaltung der betroffenen Extremität
- ödematöse Schwellung
- Rötung bzw. blaurote Verfärbung
- lokale Überwärmung
- regionale Lymphknotenschwellung.

Diagnostik

Früherkennung: Knochenszintigraphie bzw. MRT!

- Labor:
  - Entzündungszeichen wie erhöhte Leukozytenzahlen, Blutsenkung und C-reaktives Protein (CRP)
  - Erregernachweis im Blut (Blutkultur) oder Punktat
- Bildgebende Verfahren:
  - Erst nach 10–14 Tagen wird der entzündliche Prozess im Röntgenbild sichtbar!
  - Die Knochenszintigraphie oder Magnetresonanztomographie (MRT) ermöglicht die Diagnose in der „röntgennegativen Phase".

Therapie und Prognose

Der möglichst frühzeitige Beginn der Behandlung ist entscheidend für den weiteren Verlauf. Therapeutische Maßnahmen sind

Antibiose

- hochdosierte Antibiotikatherapie über 6–8 Wochen, die in den ersten beiden Wochen intravenös erfolgt
- Ruhigstellung der betroffenen Extremität
- evtl. bestehende Eiterherde werden chirurgisch saniert, Saugspüldrainagen werden eingelegt.

Folgeschäden sind selten.

Die Antibiotikatherapie hat der Osteomyelitis den Schrecken genommen. Wird sie frühzeitig und konsequent durchgeführt, ist die Prognose günstig. Dennoch kann es in einzelnen Fällen zu Folgeschäden wie Fehlstellungen bzw. Fehlwachstum kommen.

6.4 Angeborene Hüftgelenksdysplasie und Hüftgelenksluxation

Definition und Häufigkeit

Hüftdysplasie → Hüftluxation

Bei der angeborenen Hüftgelenksdysplasie (auch: Hüftdysplasie) ist infolge einer gestörten Ossifikation die Hüftpfanne zu steil, abgeflacht und nach kranial ausgezogen. Die Erkrankung tritt bei ca. 3% der Neugeborenen auf und ist damit die häufigste kongenitale Skelettfehlentwicklung. Mädchen sind 5mal häufiger betroffen als Jungen und bei 40% der Patienten liegt eine beidseitige Hüftdysplasie vor.

Wird eine angeborene Dysplasie in den ersten Lebenstagen erkannt und konsequent behandelt, entwickelt sich die Hüfte in über 90% der Fälle vollkommen normal. Unbehandelt dezentriert der Hüftkopf zwangsläufig, die resultierende Hüftgelenksluxation (auch: Hüftluxation) wird bei ca. 0,5% aller Kinder diagnostiziert.

Ursachen

Ursachen:
- multifaktorielle Vererbung
- Risikofaktoren

❷ Die Hüftdysplasie tritt familiär gehäuft auf, sodass von einer genetischen Disposition ausgegangen wird. Die Erkrankung wird multifaktoriell vererbt (☞ 4.2.2). Außerdem wird sie bei folgenden Risikogruppen vermehrt beobachtet:
- Frühgeborene
- Beckenendlage
- neuromuskuläre Grunderkrankungen, bei denen durch eine muskuläre Dysbalance der Hüftkopf dezentriert wird, z.B. Myelomeningozele (Spina bifida, ☞ 7.1), Zerebralparese (☞ 7.2).

Symptome

Symptome:
- Bewegungsarmut
- Abduktionsbehinderung
- Beinlängenverkürzung
- Oberschenkel- und Gesäßfaltenasymmetrie
- pos. Trendelenburg-Zeichen
- Hinken bzw. Watschelgang

❸ Die angeborene Hüftdysplasie kann erstaunlich symptomarm sein. Folgende Krankheitszeichen manifestieren sich häufig erst, wenn der Hüftkopf luxiert ist:
- Das betroffene Bein wird nur spärlich bewegt.
- Der Tonus der Adduktoren erhöht sich reaktiv, sodass die Abduktion der Hüfte behindert ist. Normalerweise beträgt die Abduktion beim Neugeborenen 80–90° und mit 2 Monaten 65°. Sicher pathologisch sind Werte unter 45°!
- Außerdem fällt eine Beinlängenverkürzung und eine Asymmetrie der Oberschenkel- und Gesäßfalten auf.
- Da der M. gluteus medius insuffizient ist, kann das Becken beim Einbeinstand nicht waagerecht gehalten werden, es sinkt zur Gegenseite ab (positives Trendelenburg-Zeichen). Weitere Folge ist ein hinkender Gang bzw. ein Watschelgang bei beidseitiger Hüftluxation.

Tab. 6.2: Klassifikation der Hüftdysplasie nach Graf

Hüfttyp	Beschreibung
I	Ausgereiftes, gesundes Hüftgelenk
IIa	Variante der physiologischen Entwicklung, bei der die Hüftpfanne bis zum 3. Monat verknöchert
IIb	Pathologische Verknöcherungsverzögerung über den 3. Monat hinaus
III	Dezentriertes Hüftgelenk, d.h. der Hüftkopf kann nicht mehr in der Pfanne gehalten werden und steht lateral
IV	Dezentriertes Hüftgelenk mit lateral, kranial stehendem Hüftkopf

! Merke

Bei beidseitiger Hüftdysplasie bzw. -luxation können Asymmetriezeichen fehlen!

Diagnostik

Diagnostik:
- sonographisches Hüftscreening
- Ortolanizeichen

Die Ultraschalluntersuchung der kindlichen Hüfte ist der klinischen Untersuchung deutlich überlegen, sodass in Deutschland seit 1996 im Rahmen der U3 ein sonographisches Hüftscreening durchgeführt wird. Die erhobenen Befunde werden nach Graf in vier Hüfttypen eingeteilt (☞ Tab. 6.2). Die Röntgenuntersuchung ist erst ab dem 4. Lebensmonat möglich und dient der Therapiekontrolle.

Bei der klinischen Untersuchung nach Ortolani werden beide Hüftgelenke 90 Grad flektiert und adduziert. Durch Druck in Oberschenkellängsachse werden die Hüften subluxiert, bei der folgenden Abduktion wieder reponiert. Dabei entsteht ein spürbares, evtl. hörbares Schnappen (positives Ortolanizeichen).

Therapie

❹ Je früher mit der Behandlung begonnen wird, desto geringer ist der therapeutische Aufwand und desto besser ist die

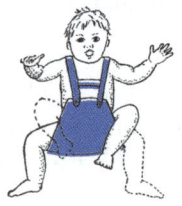 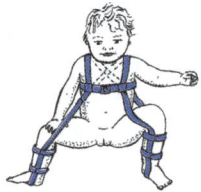 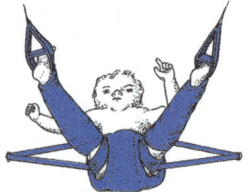 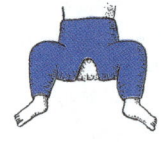

Spreizhöschen Pavlik Bandage Extensions-Repositions-Behandlung Gipsretention im modifizierten Fettweis-Gips

Abb. 6.3 Behandlungsformen bei Hüftdysplasie und -luxation [L 190]

Hüftdysplasie:
Abduktion mittels
Spreizhose oder Pavlik
Bandage

Hüftluxation:
- Reposition durch Overhead-Extension
- Retention durch Gipsverband bzw. Schienen
- ggf. Beckenosteotomie

Prognose. Therapeutisches Ziel ist es, den Hüftkopf in der Pfanne zu zentrieren, sodass die Pfanne nachreifen und sich normal ausbilden kann. Dies gelingt durch eine Abduktion im Hüftgelenk.

Bei der Hüftdysplasie wird die Abduktion mittels Spreizhose oder Pavlik Bandage eingestellt (☞ Abb. 6.3). In leichten Fällen kann breites Wickeln ausreichend sein. Die Behandlungsdauer ist abhängig vom Therapiebeginn sowie vom Schweregrad der Dysplasie und beträgt ca. 2–6 Monate. Als Faustregel gilt, dass die Behandlungsdauer dem doppelten Alter des Kindes zu Beginn der Therapie entspricht. Während dieser Zeit werden regelmäßig, anfangs täglich, klinische und sonographische Kontrollen durchgeführt. 2% der Kinder erleiden infolge übermäßiger Abduktion eine Hüftkopfnekrose.

Die bereits luxierte Hüfte wird durch die Overhead-Extension reponiert (☞ Abb. 6.3). Eine operative Reposition wird nur selten notwendig. Anschließend wird die ausreichend stabile Hüfte mit Schienen und die instabile Hüfte mit einem Gipsverband ruhiggestellt. Bei Restdysplasie soll durch operative Maßnahmen die Überdachung des Hüftkopfes verbessert und so einer sekundären Coxarthrose vorgebeugt werden. Dabei haben sich u. a. Beckenosteotomien nach Salter oder Chiari bewährt (☞ Abb. 6.4).

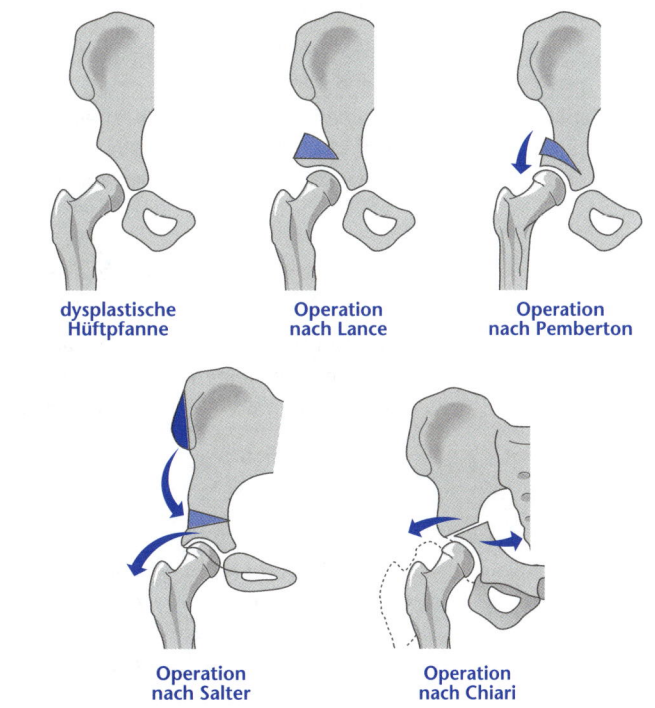

dysplastische Hüftpfanne Operation nach Lance Operation nach Pemberton

Operation nach Salter Operation nach Chiari

Abb. 6.4   Häufige operative Verfahren bei Restdysplasien [A 300–106]

6.5 Fußdeformitäten

6.5.1 Übersicht

Tabelle 6.3 und Abbildung 6.5 bieten eine Übersicht über Ursache und Therapie der wichtigsten Fußdeformitäten.

Tab. 6.3: Übersicht über die wichtigsten Fußdeformitäten

Deformität (Synonym)	Ursachen	Beschreibung	Therapie und Verlauf
Klumpfuß	☞ 6.5.2		
Spitzfuß (Pes equinus)	meist erworben, z.B • Zerebralparese • Posttraumatisch • Bettlägerigkeit	• Plantarflexion • Fersenhochstand • typisches Gangbild	• Physiotherapie • ggf. Operation
Hackenfuß (Pes calcaneus)	a) angeboren infolge intrauteriner Zwangsstellung b) selten erworben bei Ausfall der Wadenmuskulatur	• Dorsalextension • Fußrücken kann Unterschenkel berühren • Plantarflexion eingeschränkt	a) Spontankorrektur innerhalb weniger Wochen b) orthopädischer Schuh, ggf. Operation
Angeborener Plattfuß (Talus verticalis, Tintenlöscherfuß)	seltene angeborene Fußdeformität; schwer zu erkennen, da Längsgewölbe bei allen NG abgeflacht ist	• konvexe Fußsohle • Fersenhochstand	• redressierende Gipsverbände • Operation
Knick-Senkfuß (Pes valgus et planus)	statische Deformität durch insuffizienten Halteapparat	• abgeflachtes Fußlängsgewölbe • evtl. abgeflachtes Quergewölbe (Spreizfuß) • Valgisierung des Rückfußes	• Physiotherapie • ggf. Einlagen • Operation nur in schwersten Fällen
Hohlfuß (Pes cavus)	• konstitutionell • Paresen der kleinen Fußmuskeln	• verstärktes Fußlängsgewölbe • Steilstellung der Mittelfußknochen • Krallenzehen • Varisierung des Rückfußes	• wenn möglich kausale Therapie • orthopädische Maßschuhe • operative Korrektur
Sichelfuß (Pes adductus)	• selten angeboren • Folge bevorzugter Bauchlage des Säuglings	• Vorfußadduktion • Valgisierung des Rückfußes • abgeflachtes Fußlängsgewölbe • später Einwärtsgang	• manuelle Redression • ggf. redressierende Gipsverbände • nur selten operative Korrektur notwendig

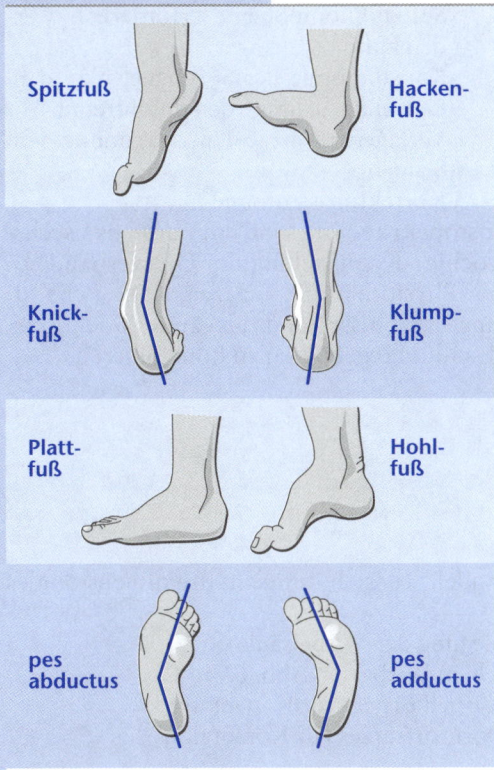

Spitzfuß

Hacken-fuß

Knick-fuß

Klump-fuß

Platt-fuß

Hohl-fuß

pes abductus

pes adductus

Abb. 6.5 Fußdeformitäten [A 300–106]

Häufigkeit:
- 2 ‰
- Jungen doppelt so häufig wie Mädchen
- 50% beidseits

Ursachen:
- multifaktorielle Vererbung
- muskuläre Dysbalance

Symptome:
- Pes equinovarus adductus et excavatus
- natürlicher Verlauf

Therapie: konservativ, ggf. OP

6.5.2 Kongenitaler Klumpfuß

Der kongenitale Klumpfuß, der bei etwa 2 von 1000 Neugeborenen auftritt, ist die häufigste angeborene Fußdeformität. Jungen sind doppelt so häufig betroffen wie Mädchen und in 50% der Fälle sind beide Füße deformiert.

Der Klumpfuß kann als eigenständiges Krankheitsbild, das wahrscheinlich multifaktoriell vererbt wird (4.2.2), oder als sekundäre Erkrankung auftreten. So können Grunderkrankungen mit muskulärer Dysbalance wie die Spina bifida (7.1) oder die Zerebralparese (7.2) zu der Fußdeformität führen.

Symptome

❺ Bereits bei der Geburt fällt die komplexe Fußdeformität auf, die passiv nicht korrigierbar ist und sich aus 4 Komponenten zusammensetzt:
- Spitzfuß
- Varisierung des Rückfußes, weiterlaufend Supination des Vorfußes
- Sichelfuß mit Adduktion des Vorfußes
- Hohlfuß.

Wegen der Einzelkomponenten wird der Klumpfuß auch als Pes equinovarus adductus et excavatus bezeichnet (Abb. 6.6). Schon beim Neugeborenen ist die Wadenmuskulatur atrophiert und nach proximal verlagert (Klumpfußwade).

Unbehandelt subluxieren und deformieren im weiteren Verlauf die Fußwurzelknochen. Das Kind entwickelt einen bizarren Gang, bei dem es den Fußaußenrand, in Extremfällen sogar den Fußrücken, aufsetzt. Durch diese unphysiologischen Belastungen ist eine frühzeitige Arthrose vorprogrammiert.

Therapie

Entscheidend für den Erfolg der konservativen Therapie ist der frühe Behandlungsbeginn! Bereits am Tag der Geburt wird nach behutsamer manueller Korrektur der erste redressierende Gipsverband angelegt. Dieser muss zunächst täglich, dann alle zwei Tage und später bis zum Ende des 3. Lebensmonats wöchentlich gewechselt werden. An die Gipsbehandlung schließt sich eine Schienenversorgung an.

Bei ungenügenden Korrekturergebnissen, Rezidiven oder alten, unbehandelten Klumpfüßen werden operative Eingriffe unterschiedlichen Ausmaßes notwendig:
- Z-förmige Achillessehnenverlängerung, die auch im Anschluss an eine optimale konservative Therapie zur Korrektur der

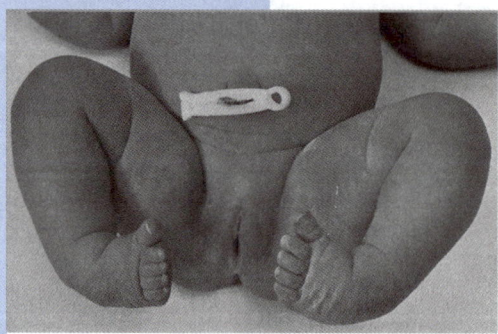

Abb. 6.6 Beidseitige Klumpfüße [C 109]

Spitzfußkomponente erforderlich werden kann

- Kapsulotomie der Sprunggelenke, d. h. Gelenkkapseln werden durchtrennt
- Verlagerung bzw. Durchtrennung von Sehnen
- Korrekturosteotomie.

Postoperativ ist eine mindestens sechswöchige Ruhigstellung im Gipsverband sowie Physiotherapie angezeigt. Die Behandlungsergebnisse sind bis zum Wachtumsabschluss regelmäßig zu kontrollieren.

6.6 ▬ Skoliose

Definition und Häufigkeit

Definition: dreidimensionale Wachstumsdeformität der Wirbelsäule

Ursache:
- **90% idiopathisch**
- **selten sekundäre Skoliosen**

Bei der Skoliose handelt es sich um ein dreidimensionales Geschehen mit

- fixierter Seitverbiegung der Wirbelsäule
- Torsion der einzelnen Wirbel (☞ Abb. 6.7)
  - Torsion des Wirbelkörpers zur Konvexität
  - Torsion des Dornfortsatzes zur Konkavität
- Rotation und
- Lordosierung des betroffenen Wirbelsäulenabschnitts.

Es ist wichtig, die Skoliose als Wachtumsdeformität der Wirbelsäule zu verstehen, bei der die Wirbelkörper in der Konkavität immer langsamer wachsen als in der Konvexität. Durch dieses Fehlwachstum einzelner oder mehrerer Wirbel kommt es zur beschriebenen Verdrehung und Steilstellung der Wirbelsäule. Da die Erkrankung in Zeiten starken Wirbelsäulenwachstums, insbesondere in der Pubertät, rasch fortschreitet, sollte sie rechtzeitig erkannt und behandelt werden.

Da es keine einheitliche Aussage darüber gibt, ab welchem Winkel der Seitverbiegung eine Skoliose vorliegt, schwanken die Häufigkeitsangaben zwischen 0,13% und 13,6%. Mädchen erkranken 10mal häufiger als Jungen.

Klassifikation

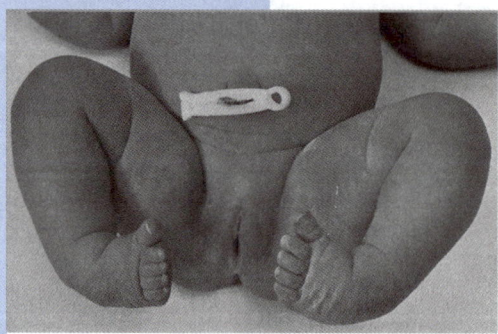

Abb. 6.7 Skoliose: Veränderungen in der Transversalebene [S 011]

Bei ca. 90% der Skoliosen ist die Ursache unbekannt. Diese idiopathischen Skoliosen werden nach Erkrankungsbeginn eingeteilt in

- infantile Skoliosen (bis 4 Jahre)
- juvenile Skoliosen (bis 10 Jahre)
- adoleszente Skoliosen.

❻ In seltenen Fällen ist eine Ursache nachzuweisen, z.B.

- **kongenitale Fehlbildungsskoliose** mit Blockwirbeln, Halbwirbeln, Schmetterlingswirbeln o.ä., nicht zu verwechseln mit der prognostisch günstigen Säuglingsskoliose (s. u.)

- **neuropathische Skoliose**, z.B. bei Zerebralparese (☞ 7.2), Spina bifida (☞ 7.1) oder Poliomyelitis (☞ 12.2.6)
- **myopathische Skoliose** bei Muskelerkrankungen wie der Muskeldystrophie (☞ 7.5.5) oder der spinalen Muskelatrophie (☞ 7.5.2)
- **osteopathische Skoliose**, z.B. bei Frakturen, Tumoren, Entzündungen, Rachitis (☞ 6.2) oder Osteogenesis imperfecta (☞ 6.1.1).

Funktionelle oder statische Skoliosen wie beim Beckenschiefstand sind reversibel, zeigen keine Rotationskomponente und keine Progession. Sie zählen damit definitionsgemäß nicht zu den Skoliosen.

Komplikationen

Komplikationen:
- Degeneration der Wirbelsäule
- eingeschränkte kardiopulmonale Leistungsfähigkeit
- evtl. eingeschränkte Funktion anderer Organe

- ❼ Durch die Fehlstatik werden degenerative Prozesse der Wirbelsäule begünstigt. Sekundäre Gefügestörungen können bis zur Invalidität führen.
- Wenn der Thorax deformiert, kann die kardiopulmonale Leistungsfähigkeit eingeschränkt werden. Da die Dehnfähigkeit des Lungen-Thorax-Zwerchfellsystems herabgesetzt ist, liegt eine restriktive Ventilationsstörung vor, die zu einer zunehmenden Rechtsherzbelastung führen kann (Cor pulmonale, ☞ 8.1.1).
- In Extremfällen kann sogar die Funktion des Magen-Darmtraktes bzw. der Nieren beeinträchtigt sein.

Diagnostik

Körperliche Untersuchung

❽ Entscheidend für die Diagnostik ist die körperliche Untersuchung des entkleideten Patienten. Dabei zeigt der Verlauf der Dornfortsätze die Skolioseform, die C- bzw. S-förmig und
- thorakal
- thorakolumbal
- lumbal oder
- thorakal und lumbal

lokalisiert sein kann. Die Seitverbiegung wird nach der Konvexität benannt. 80% der idiopathischen Skoliosen verlaufen thorakal rechtskonvex.

❗ **Merke**

Benennung der Seitverbiegung nach der Konvexität!

Befund:
- Schulterhochstand
- unterschiedliche Taillendreiecke
- Beckenschiefstand
- Rippenbuckel
- Lendenwulst

Folgende Auffälligkeiten sind auf die Veränderungen in der Frontalebene zurückzuführen:
- Schulterhochstand
- unterschiedliche Taillendreiecke bei lumbalen und thorakolumbalen Skoliosen
- Beckenschiefstand.

Bei thorakalen Skoliosen imponiert auf der Seite der Konvexität ein Rippenbuckel, der infolge der Wirbeltorsion entsteht und im Vorbeugetest besonders deutlich zu sehen ist (☞ Abb. 6.7). Der Rippenbuckel kann eine Kyphosierung vortäuschen, obwohl die meisten Skoliosen mit einer Lordosierung einhergehen. Der Lendenwulst bei lumbalen Skoliosen lässt sich ebenfalls durch die Torsionskomponente erklären.

Durch Seitneigung und Traktion am Kopf kann beurteilt werden, ob die Skoliose korrigierbar oder fixiert ist.

Röntgen

Krümmungswinkel nach Cobb

Im Stand wird die gesamte Wirbelsäule im posterior-anterioren Strahlengang geröntgt, wobei eine Beinlängendifferenz durch untergelegte Brettchen auszugleichen ist. Durch das Röntenbild lassen sich Form und Ausmaß der Skoliose beurteilen. Wegen der therapeutischen Relevanz wird der Krümmungswinkel nach dem Cobb-Verfahren gemessen (☞ Abb. 6.8): Dazu werden die Neutralwirbel bestimmt, d.h. die Wirbel an denen die Krümmung einen Richtungswechsel hat. Zu den Grund- bzw. Deckplatten der Neutralwirbel wird jeweils die Senkrechte errichtet, an deren Schnittpunkt der Krümmungswinkel abgelesen werden kann.

Therapie

Stufenplan

❾ Das dreistufige Behandlungskonzept richtet sich insbesondere nach dem Ausmaß der Skoliose:

- Krümmungswinkel bis 20° nach Cobb: Physiotherapie
- Krümmungnswinkel zwischen 20° und 50° nach Cobb: Physiotherapie und Korsettbehandlung
- Krümmungswinkel über 50° nach Cobb: Operative Therapie.

Physiotherapie

In der Physiotherapie kommen unterschiedliche Methoden mit dem Ziel der aktiven Aufrichtung, Kräftigung und Stabilisierung sowie atemtherapeutische Maßnahmen zum Einsatz.

Seit einigen Jahren werden bevorzugt auch neurophysiologische Verfahren wie die Vojta-Therapie angewandt, da sie eine segmentale Korrektur ermöglichen.

Korsettbehandlung

Die Korsettbehandlung verhindert oder verzögert die Progression der Skoliose, eine Verbesserung des Ausgangsbefundes wird jedoch in der Regel nicht erreicht. Dabei kann

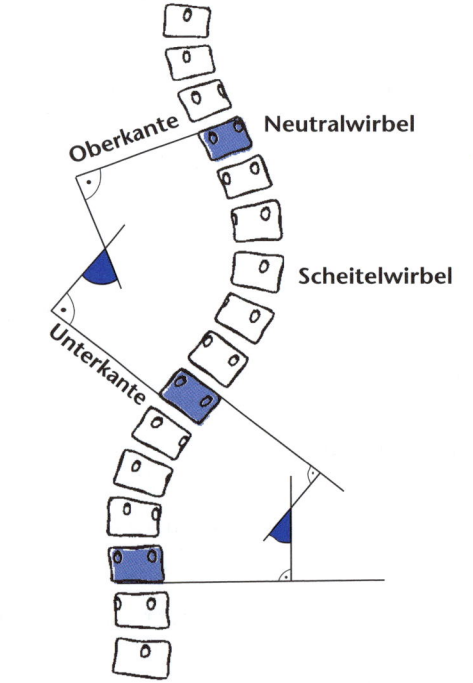

Abb. 6.8 Ermittlung der Skoliosewinkel nach Cobb [A 300–190]

nur durch konsequentes, d.h. 23–24stündiges Tragen des Korsetts die gewünschte Wuchslenkung erzielt werden.

Orthesen kommen heute insbesondere bei neuropathischen und myopathischen Skoliosen sowie postoperativ zum Einsatz.

- Das Milwaukee-Korsett ist das bekannteste **Aktiv-Korsett.** Es besteht aus einem Beckenkorb, von dem ventral ein und dorsal zwei Metallstäbe nach oben geführt werden. Der ventrale Stab endet unter dem Kinn in einer Mahnpelotte, durch die das Kind aufgefordert wird, aktiv eine aufrechte Position einzunehmen.
- Das Boston-Korsett ist das bekannteste **Passiv-Korsett.** Es liegt sehr eng an und fixiert die Wirbelsäule.

! Merke

Das Tragen eines Korsetts ersetzt die physiotherapeutische Behandlung nicht!

Operative Therapie

Präoperativ werden bis zu 4 Wochen Traktionsverfahren wie die Halo-Schwerkraft-Traktion eingesetzt, um die Weichteile zu lockern und intraoperativ eine gute Korrigierbarkeit der Skoliose zu ermöglichen.

In der Skoliosechirurgie werden zahlreiche Eingriffe mit dorsalem bzw. ventralen Zugang durchgeführt, mit denen die Wirbelsäule korrigiert und stabilisiert wird. Obligater Bestandteil jeder Skolioseoperation ist eine Spondylodese, bei der bestimmte Wirbelsäulenabschnitte versteift werden. Zwar wird das Operationsergebnis durch Metallimplantate gesichert, jedoch erlaubt erst der knöcherne Durchbau die volle Belastungsfähigkeit, die erst nach 9–12 Monaten erreicht ist. Je nach OP-Technik ist solange ein Korsett zu tragen. Bei 50–60% der operierten Patienten gelingt eine zufriedenstellende Korrektur.

Säuglingsskoliose

Keine echte Skoliose!

Schräglagesyndrom

Mit PT und Lagerung → 95% Rückbildung

Die meist C-förmige, großbogige Säuglingsskoliose ist keine echte Skoliose, da die Seitverbiegung der Wirbelsäule nicht fixiert ist und eine Torsions- bzw. Rotationskomponente sowie strukturelle Veränderungen der Wirbelkörper fehlen.

Die prognostisch günstige Säuglingsskoliose, die nicht mit der Fehlbildungsskoliose (s.o.) verwechselt werden darf, ist wahrscheinlich Folge einer intrauterinen Zwangslage oder einer gestörten neuromuskulären Entwicklung mit einseitiger Kontraktur der Rumpfmuskulatur. Der betroffene Säugling fällt durch das Schräglagesyndrom auf:

- schiefe Lage
- Schiefhals
- Adduktionsstellung eines Hüftgelenks.

Bauchlagerung und Krankengymnastik unterstützen die Rückbildung, die bei 95% der kleinen Patienten beobachtet wird. Die Lagerung sollte so erfolgen, dass der Säugling bei Zuwendung den Rumpf zur konvexen Seite aktiv korrigieren muss.

Im weiteren Verlauf sind regelmäßige Kontrolluntersuchungen notwendig, um eine infantile Skoliose nicht zu übersehen.

6.7 Aseptische Knochennekrosen

Synonym:
Osteochondrosen

Insbesondere im Bereich der Epiphysen und der Apophysen verschiedener Knochen kann die enchondrale Ossifikation gestört sein (☞ 3.1.3). Als Auslöser werden lokale Minderdurchblutungen unklarer Genese angenommen, aus denen aseptische Knochennekrosen resultieren. Diese werden auch als Osteochondrosen bezeichnet und treten v. a. an der unteren Extremität auf. Die folgenschwersten Krankheitsbilder sind

- M. Perthes
- Epiphysiolysis capitis femoris
- M. Scheuermann.

6.7.1 M. Perthes

Beim M. Legg-Calvé-Perthes (kurz: M. Perthes) handelt es sich um eine aseptische Knochennekrose des Hüftkopfes. Synonyme Bezeichnungen sind daher

Synonyme

- juvenile Hüftkopfnekrose
- Osteochondrosis deformans coxae juveniles.

Häufigkeit

Die Erkrankung tritt v. a. bei Jungen zwischen dem 4. und 8. Lebensjahr auf. Während 1 von 750 Jungen erkrankt, ist nur 1 von 3700 Mädchen betroffen. 15% leiden an einer beidseitigen Hüftkopfnekrose.

meist idiopathisch

Wie bei allen aseptischen Knochennekrosen ist die Ursache idiopathisch. Gelegentlich tritt der M. Perthes nach einem Trauma oder einer Entzündung auf.

Gefahr der Coxarthrose

Die Erkrankungsdauer unterliegt breiten Schwankungen und beträgt 2–5 Jahre. In dieser Zeit ist der Knochen vermindert belastungsbar und der Hüftkopf kann deformieren, sodass eine spätere Arthrose begünstigt wird.

Symptome

Symptome:
- rasche Ermüdbarkeit
- Hinken
- Schmerzen initial im Knie

Die Krankheit entwickelt sich langsam. Häufig beobachten die Eltern, dass ihr Kind rasch ermüdet und hinkt. Belastungsabhängige Schmerzen treten nur bei weniger als der Hälfte der Betroffenen auf und werden als projizierter Schmerz fast immer zunächst im Kniegelenk, dann im Bereich der Hüfte angegeben.

Diagnostik:
- körperliche Untersuchung
- Röntgen

Diagnostik und Stadien

Die körperliche Untersuchung kann initial völlig unauffällig sein, bevor folgende Befunde erhoben werden:

- Bewegungseinschränkung: Verringerte Abduktion und Rotation, in schweren Fällen auch Adduktion und Extension
- anatomische und funktionelle Beinlängendifferenz
- atrophie der Gesäß- und Oberschenkelmuskulatur.

Durch die Röntgenuntersuchung kann der M. Perthes diagnostiziert und den verschiedenen Erkrankungsstadien zugeordnet werden (☞ Tab. 6.4). Außerdem kann radiologisch das Ausmaß der Nekrose und so der Schweregrad nach Salter und Thompson bzw. Catteral ermittelt werden (☞ Abb. 6.9).

Therapie: Entlastung, ggf. Umstellungsosteotomie

Prognose: 70% vollständige Ausheilung

Therapie

🔟 Die Behandlung wird durch den Orthopäden durchgeführt und soll in der Phase der verminderten Belastbarkeit verhindern, dass der Hüftkopf deformiert. Dazu werden entlastende Apparate wie die Thomas-Schiene oder die Mainzer Orthese angepasst.

Falls sich der Hüftkopf dennoch verformt, muss die Gelenkkongruenz mittels Umstellungsosteotomie wiederhergestellt werden (☞ Abb. 6.4).

Prognose

Das Manifestationsalter ist ein wesentlicher prognostischer Faktor. Je älter das Kind bei Erkrankungsbeginn, umso schlechter ist die Chance für eine vollständige Ausheilung, die in etwa 70% aller Fälle erfolgt. Die Gefahr einer späteren Arthrose ist relativ groß.

Tab. 6.4: Typischer Verlauf des M. Perthes

Stadien	Röntgenbefund
Initialstadium: Wachstum der Knochenkerns sistiert	Scheinbare Gelenkspaltverbreiterung
Kondensationsstadium: Mikrofrakturen des nekrotischen Kopfkerns	Knochenverdichtung
Fragmentationsstadium: Abbau der nekrotischen Knochenbälkchen	Auflösung des Femurkopfkerns
Reparationsstadium: Bildung neuer Knochenbälkchen	Wiederaufbau des Femurkopfkerns
Ausheilungsstadium	Evtl. Deformität des Hüftkopfes: - Coxa plana (Abflachung) - Coxa magna (Vergrößerung) - Pilzform

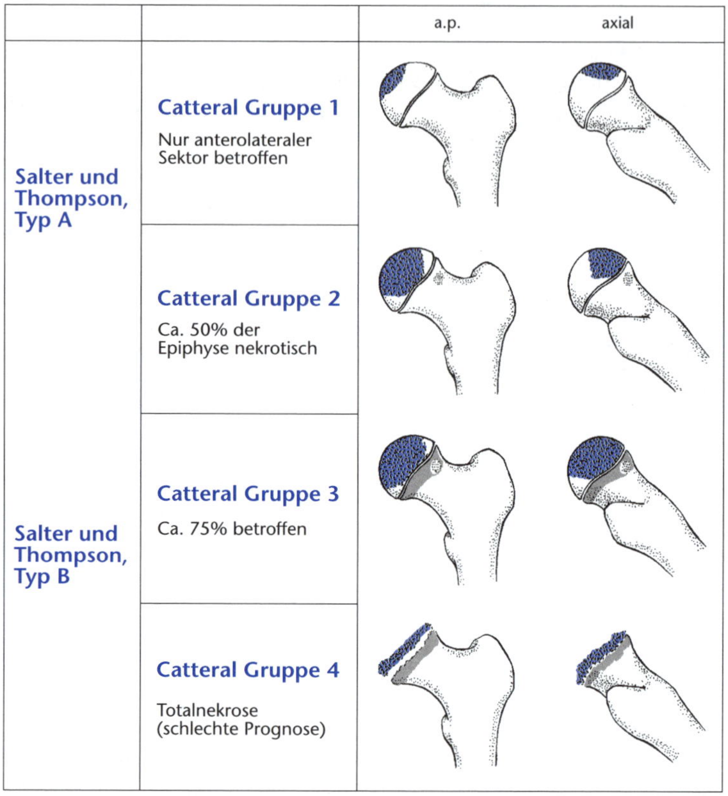

			a.p.	axial
Salter und Thompson, Typ A	**Catteral Gruppe 1** Nur anterolateraler Sektor betroffen			
	Catteral Gruppe 2 Ca. 50% der Epiphyse nekrotisch			
Salter und Thompson, Typ B	**Catteral Gruppe 3** Ca. 75% betroffen			
	Catteral Gruppe 4 Totalnekrose (schlechte Prognose)			

Abb. 6.9 Klassifikation des M. Perthes nach Salter und Thompson sowie Catteral [A 300–190]

6.7.2 ▬ Epiphysiolysis capitis femoris

Definition und Risikofaktoren

Schweregrade

Symptome:
- Lenta-Form: insbesondere Knieschmerzen und positives Drehmann-Zeichen
- akute Epiphysenlösung wie Schenkelhalsfraktur

Diagnostik: Röntgen

Therapie:
- operative Reposition
- operative Fixation
- ggf. Korrekturosteotomie

Bei der Epiphysiolysis capitis femoris handelt es sich um eine Dislokation der proximalen Femurepiphyse, die in 50% der Fälle doppelseitig auftritt. Die Erkrankung, von der bevorzugt Jungen sowie adipöse und hochwüchsige Kinder betroffen sind, manifestiert sich zwischen dem 9. Lebensjahr und Wachstumsabschluss.

▪ Die häufigste Form ist die **Epiphysiolysis capitis femoris lenta.** Die Epiphysenfuge ist aufgelockert, bleibt in der Hüftgelenkspfanne fixiert und der Schenkelhals gleitet langsam nach kranial-ventral. Die Lenta-Form kann in jedem Stadium zum Stillstand kommen, aber auch akut dislozieren.

▪ Bei der **Epiphysiolysis capitis femoris acuta** löst sich die Epiphysenfuge komplett. Es handelt sich um einen orthopädischen Notfall, da es bei 80% infolge einer Gefäßschädigung zur Hüftkopfnekrose kommt.

Symptome

⓫ Die Symptome der Lenta-Form sind initial häufig diskret und werden leider häufig verkannt:

- rasche Ermüdbarkeit
- Hinken
- Schmerzen in der Leiste, an der Oberschenkelvorderseite, v. a. aber Knieschmerzen
- Verkürzung des betroffenen Beines
- positives **Drehmann-Zeichen:** Außenrotationshaltung bei eingeschränkter Innenrotation.

Die Symptomatik der akuten Epiphysenlösung gleicht der einer Schenkelhalsfraktur mit plötzlicher Belastungsunfähigkeit, Beinlängenverkürzung und Außenrotationshaltung.

Diagnostik

Im Röntgenbild ist die Epiphysenfugenlösung zu erkennen und das Ausmaß der Dislokation kann bestimmt werden (☞ Abb. 6.10).

Therapie

Bei der Epiphysiolysis capitis femoris acuta muss die Epiphyse schnellstmöglich und schonend reponiert werden, das Repositionsergebnis wird beispielsweise durch Kirschnerdrähte fixiert und ein bestehendes Hämatom wird ausgeräumt.

Bei einer geringgradigen Epiphysiolysis capitis femoris lenta wird der Hüftkopf operativ fixiert. Bei Dislokationswinkeln über 30 Grad wird zusätzlich eine Korrekturosteotomie notwendig (☞ Abb. 6.10).

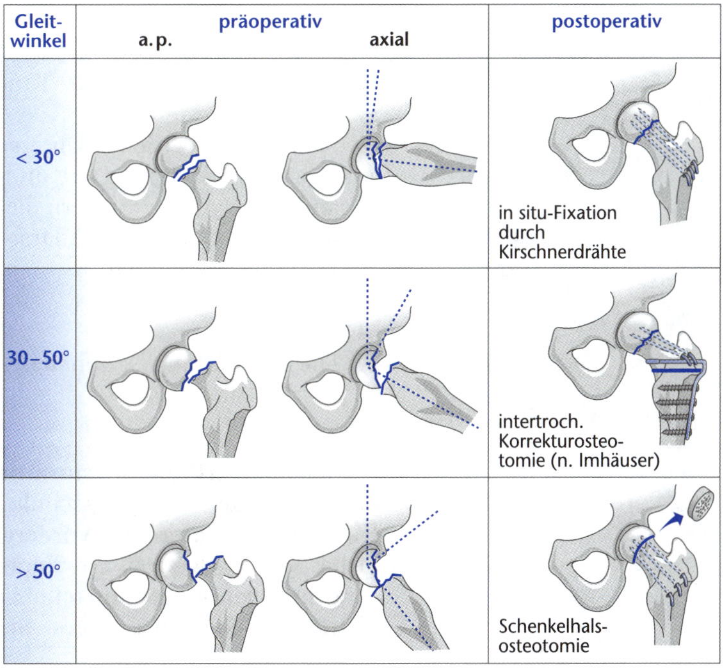

Abb. 6.10 Operative Therapie bei Epiphysiolysis capitis femoris in Abhängigkeit vom Gleitwinkel [A 300–106]

6.7.3 ▬ M. Scheuermann

Juvenile Kyphose:
häufigste Wirbelsäulen-
erkrankung

Ursachen:
- endogene Faktoren
- exogene Faktoren

Symptome:
nur in 30% Schmerzen

Röntgen: Schmorl-
Knötchen

Therapie:
- < 50°: PT und Sport
- > 50°: Korsett
- > 70°: OP

Beim M. Scheuermann, der auch als juvenile Kyphose bezeichnet wird, handelt es sich um eine wachstumsbedingte vermehrte Kyphosierung der Brustwirbelsäule oder des thorakolumbalen Übergangs. Lumbale Formen sind selten.

Die juvenile Kyphose ist die häufigste Wirbelsäulenerkrankung. Da sie jedoch schwer von der physiologischen Kyphose abzugrenzen ist, schwanken die Häufigkeitsangaben zwischen 1 und 30%. Die Erkrankung bevorzugt das männliche Geschlecht und manifestiert sich meistens zwischen dem 11. und 13. Lebensjahr.

Pathomechanismus

⑫ Bei genetischer Veranlagung kann ein Missverhältnis zwischen mechanischer Beanspruchung und mechanischer Belastbarkeit das Wachstum an den knorpeligen Grund- und Deckplatten der Wirbelkörper stören. Ventral bleibt das Wachstum zurück, sodass sich die Wirbelkörper keilförmig entwickeln und sich die Kyphose fixiert.

Zusätzlich bricht Bandscheibengewebe in die Deckplatte ein und der Zwischenwirbelraum flacht ab. Die resultierenden Schmorl-Knötchen sind für den M. Scheuermann charakteristisch und wie alle anderen Veränderungen lebenslang im Röntgenbild nachzuweisen.

Symptome und Diagnostik

Nur etwa 30% der betroffenen Kinder klagen über Schmerzen. In der Regel werden die Kinder wegen ihrer „schlechten Haltung" vorgestellt.

Bei der körperlichen Untersuchung fällt eine fixierte, nicht ausgleichbare Kyphose auf und die typischen radiologischen Veränderungen (s. o.) sichern die Diagnose. Mit dem Verfahren nach Cobb (☞ Abb. 6.8) lässt sich zudem das Ausmaß der Erkrankung bestimmen.

Therapie

⑬ Die Behandlung ist abhängig vom Kyphosewinkel.

Physiotherapie

Bei leichten Erkrankungsformen steht die Physiotherapie mit dem Ziel der Haltungsschulung und der Kräftigung der Rückenmuskulatur im Vordergrund. Sportliche Betätigung, insbesondere Rückenschwimmen wirkt sich günstig aus. Entgegen veralteter Vorstellungen sollten die Patienten also nicht vom Schulsport freigestellt werden.

Erst bei einem Kyphosewinkel über 50 Grad nach Cobb wird zusätzlich eine Korsettversorgung notwendig.

Die operative Therapie ist nur selten erforderlich. Kyphose-winkel über 70 Grad, therapieresistente Rückenschmerzen, neurologische sowie kosmetische Aspekte stellen OP-Indika-tionen dar.

6.8 Juvenile rheumatoide Arthritis

Autoimmunprozess → Synovitis, innere Organe, Auge

1:1000, 80% Heilung

Unter einer juvenilen rheumatoiden Arthritis (kurz: JRA) ver-steht man eine

- vor dem 16. Lebensjahr beginnende Gelenkentzündung
- von mehr als 6 Wochen Dauer
- für die keine andere Ursache gefunden werden kann.

Der zugrundeliegende Autoimmunprozess richtet sich haupt-sächlich gegen die Synovia großer und kleiner Gelenke, die mit entzündlichen Veränderungen reagiert. Neben einer Synovitis kommt es in unterschiedlichem Ausmaß zu einer Beteiligung innerer Organe und des Auges.

Die Häufigkeit der JRA beträgt 1:1000. Die Prognose ist viel besser als die der RA des Erwachsenenalters: Bei ca. 80% der betroffenen Kinder ist der Entzündungsprozess selbst-limitierend und die Erkrankung heilt nach 1–2 Jahren ohne bleibende Schäden spontan aus.

Subtypen

Je nach Alter und Geschlecht des Kindes, Anzahl und Muster der befallenen Gelenke, Augenbefall und Beteiligung innerer Organe werden 5 Subtypen unterschieden, die in Tabelle 6.5 gegenübergestellt sind.

Tab. 6.5: Subtypen der JRA

Subtyp (Häufigkeit)	Geschlecht und Alter	Betroffene Gelenke	Extraartikuläre Symptome	Labor-parameter	Bleibende Behinderung
sJRA = Still-Syndrom (15%)	▪ W = M ▪ 5 Jahre	alle	ausgeprägt	–	▪ 60% ▪ selten Todesfälle
Seronegative Polyarthritis (30%)	▪ W > M ▪ 3 Jahre	alle	▪ Fieber ▪ Anämie	25% ANA	10%
Seropositive Polyarthritis (10%)	▪ W ▪ 12 Jahre	alle	▪ Fieber ▪ Anämie ▪ Rheuma-knötchen	▪ 70% ANA ▪ Rheuma-faktor	50%
Oligoarthritis Typ I (30%)	▪ W ▪ 2 Jahre	wenige große, nicht Hüfte	50% Uveitis	70% ANA	▪ schwere Arthritis selten ▪ ca. 15% erblinden
Oligoarthritis Typ II (15%)	▪ M > W ▪ 10 Jahre	wenige große, Hüfte, ISG	10% Uveitis	HLA-B27	evtl. Übergang in M. Bechterew

sJRA = systemische JRA

Symptome

Arthritis

Entzündungszeichen

evtl. bleibende
Behinderung

⑭ Die Synovitis, die länger als 6 Wochen anhält, führt zu den typischen Entzündungszeichen der betroffenen Gelenke wie Schwellungen, Schmerzen, Rötung, Überwärmung und Bewegungseinschränkungen, insbesondere Morgensteifigkeit. Bei chronischen Verläufen sind Knorpel- und Knochendestruktion sowie Versteifungen (Ankylosen) möglich. Je nach Befallsmuster wird zwischen einer Oligo- und Polyarthritis unterschieden:

Unterscheide zwischen
Oligo- und Polyarthritis!

- **Oligoarthritis:**
  - 2–4 Gelenke betroffen
  - meist große Gelenke
  - asymmetrisch
- **Polyarthritis:**
  - 5 oder mehr Gelenke betroffen
  - symmetrisch.

Extraartikuläre Manifestationen

Still-Syndrom (sJRA):
Organbeteiligung

Das Auftreten extraartikulärer Manifestationen ist vom Subtyp der Erkrankung abhängig. Am ausgeprägtesten ist die Organbeteiligung beim Still-Syndrom, das daher auch als systemische juvenile rheumatoide Arthritis (sJRA) bezeichnet wird.

Die Augenbeteiligung stellt ein besonderes Problem der Oligoarthritis dar.

- Beteiligung innerer Organe, v. a. Herzbeteiligung im Sinne einer Perikarditis bzw. Myokarditis, Pleuritis sowie Hepatosplenomegalie (Vergrößerung von Leber und Milz)
- Lymphknotenvergrößerung
- Anämie
- Fieber
- Hautveränderungen im Fieberschub: stammbetontes, blasses, nicht juckendes Exanthem
- Rheumaknötchen: Harte, verschiebliche, nicht schmerzhafte, bis erbsgroße Knötchen an den Streckseiten der Extremitäten und im Verlauf der langen Sehnen
- Augenbeteiligung im Sinne einer Uveitis (Entzündung der Aderhaut und der Iris), die noch Jahre nach einer ausgeheilten Arthritis aufteten und zur Erblindung führen kann
- Wachstumsverzögerung.

! Merke

Auch wenn keine Symptome angegeben werden, sollte jedes Kind mit oder nach einer JRA, insbesondere mit einer Oligoarthritis, in halbjährlichen Abständen einem Augenarzt vorgestellt werden!

Diagnostik

Diagnose: klinisches Bild

Therapieziele:
- Entzündung hemmen
- Gelenkfunktion erhalten
- Entwicklung fördern
- Schäden verhindern

Therapie: PT, ET, Medikamente, selten OP

Medikamente:
- Antirheumatika
- evtl. Immunsuppressiva

Die Diagnose wird klinisch gestellt. Das Ausmaß des Gelenkschadens wird durch Röntgenuntersuchungen dokumentiert. Mit Hilfe von Laborparametern lassen sich die Subtypen differenzieren, allerdings kann durch keine Laboruntersuchung eine JRA bewiesen werden.

Laborparameter

- **Rheumafaktor:** Es handelt sich um einen IgM-Antikörper, der sich gegen IgG richtet. Diese lassen sich bei nur 10% der JRA-Patienten nachweisen (seropositiv), während 90% der Erwachsenen mit einer RA seropositiv sind. Seropositivität lässt eine ungünstige Prognose hinsichtlich der Gelenke erwarten. Rheumafaktoren sind nicht krankheitsspezifisch, denn sie können auch bei anderen entzündlichen oder bei malignen Erkrankungen auftreten.
- **Antinukleäre Antikörper (ANA):** Dies sind Autoantikörper, die gegen bestimmte Bestandteile von Zellkernen gerichtet sind. Der Nachweis gelingt bei ca. 30% der JRA-Patienten, aber auch bei anderen Autoimmunkrankheiten sowie einigen Infektionskrankheiten. Bei ANA-positiven Kindern tritt gehäuft eine Uveitis auf.
- **HLA-B27:** Leukozyten lassen sich durch verschiedene Membraneigenschaften, die humanen Leukozytenantigene (HLA) typisieren. Humane Leukozytenantigene der Klasse B27 (HLA-B27) treten besonders bei der Oligoarthritis Typ II auf und bedeuten ein gesteigertes Risiko einer Uveitis sowie eines späteren M. Bechterew.
- Die wichtigsten **Entzündungsparameter** sind die BSG (Blutkörperchensenkungsgeschwindigkeit) und das CRP (C-reaktives Protein).

Die diagnostischen Maßnahmen müssen extraartikuläre Manifestationen berücksichtigen, z. B. augenärztliche Untersuchung, EKG etc.

Therapie

⑮ Behandlungsziele sind,
- im akuten Schub die Entzündung möglichst rasch zu hemmen
- die Gelenkfunktion zu erhalten bzw. wiederherzustellen
- die physische und psychische Entwicklung trotz Behinderung durch die Krankheit zu fördern
- bleibende Schäden an Augen und inneren Organen zu verhindern.

Dabei kommt der Physiotherapie und der Ergotherapie der gleiche Stellenwert zu wie der medikamentösen Behandlung. Operative Maßnahmen werden bei der JRA nur selten durchgeführt:
- Synovektomie: Nur bei therapieresistenter Entzündung eines Gelenks wird ggf. die veränderte Synovialmembran entfernt.
- Umstellungsosteotomien und Sehnenverlängerungen werden

evtl. bei chronischen Verläufen mit sekundären Gelenkveränderungen notwendig.

Medikamentöse Therapie

- **Nichtsteroidale Antirheumatika (kurz: NSAR)** wirken antientzündlich, schmerzlindernd und fiebersenkend, z. B. Indometacin, Diclofenac, Naproxen und Ibuprofen; Azetylsalizylsäure hat wegen der zahlreichen Nebenwirkungen hier seine Bedeutung verloren.
- **Glukokortikoide** sind die wirksamsten antientzündlichen Substanzen. Sie kommen wegen folgenschwerer Nebenwirkungen systemisch nur zum Einsatz bei
  - Still-Syndrom
  - Uveitis
  - Peri- oder Myokarditis
  - evtl. bei schwerer Polyarthritis
- **Basistherapeutika** halten die Progression der Erkrankung auf ohne dass die genaue Wirkungsweise bekannt ist; z. B. Chloroquin (Antimalariamittel). Ihr Einsatz bei Kindern ist umstritten.

Bei schweren Verlaufsformen werden unter Aufsicht eines kinderrheumatischen Zentrums Immunsuppressiva wie Azathioprin und Methotrexat (MTX) verabreicht.

? Übungsfragen?

1. Zu welchen Symptomen kann es bei einer Frührachitis kommen?
2. Nennen Sie bitte Ursachen bzw. Risikofaktoren für eine Hüftdysplasie.
3. Zu welchen Symptomen kann es bei einer Hüftdysplasie kommen?
4. Wie wird eine Hüftdysplasie bzw. eine Hüftluxation behandelt?
5. Nennen Sie bitte die Komponenten eines Klumpfußes.
6. Nennen Sie bitte Grunderkrankungen, die sekundär zu einer Skoliose führen können.
7. Welche Komplikationen drohen bei einer (ausgedehnten) Skoliose?
8. Welchen körperlichen Untersuchungsbefund erwarten Sie bei einem Skoliosepatienten?
9. Wie wird eine Skoliose behandelt?
10. Wie wird ein M. Perthes behandelt?
11. Beschreiben Sie bitte die Symptome einer Epiphysiolysis capitis femoris.
12. Wie kommt es zu einem M. Scheuermann?
13. Wie wird ein M. Scheuermann behandelt?
14. Beschreiben Sie bitte die Symptomatik der juvenilen rheumatoiden Arthritis. Zu welchen Organmanifestationen kann es kommen?
15. Wie wird eine juvenile rheumatoide Arthritis behandelt?

7 Erkrankungen des Nervensystems

7.1 Spina bifida

Definition

Ursachen: endogen und exogen

Lokalisation: meist lumbosakral

Spina bifida occulta:
- etwa 10 % der Bevölkerung
- nur Wirbelbögen betroffen
- meist ohne Symptome
- selten neurologische Auffälligkeiten

Spina bifida cystica:
- Menigozele
- geschlossene oder offene Meningo-myelozele

Bei der Spina bifida handelt es sich um eine angeborene Spalt-bildung eines oder mehrerer aufeinander folgender Wirbel-bögen. Die Spaltbildung ist oft kombiniert mit einer Aus-stülpung der Rückenmarkshäute bzw. des Rückenmarks.

Zur Spaltbildung kommt es, wenn die Vereinigung embryonaler Verwachsungslinien zwischen der 3. und 4. Woche der Embryonalentwicklung gestört ist. Die Spina bifida zählt daher zu den Dysrhaphie-Syndromen (☞ 4.3.3).

Ursachen

Als Ursache für die Entstehung der Spina bifida kommen endogene und exogene Faktoren in Frage. Folgende Faktoren verhindern, dass sich in der 3. und 4. Woche der Embryo-nalperiode das Neuralrohr vollständig verschließt:
- genetische Disposition: Das Wiederholungsrisiko für nach-geborene Geschwister mit 5 % deutlich über dem Risiko der Durchschnittsbevölkerung.
- Chromosomenaberrationen
- Folsäuremangel
- bestimmte Medikamente wie das Antiepileptikum Valproin-säure.

Lokalisation

Der Neuralrohrdefekt tritt überwiegend im lumbosakralen Bereich auf. Grundsätzlich kann die Fehlbildung jedoch in jeder Höhe auftreten:
- 50 % lumbosakral
- 20 % lumbal
- 20 % thorakolumbal
- 10 % sakrokokzygeal
- <1 % zervikothorakal.

Formen und Häufigkeiten

❶ Grundsätzlich ist zwischen zwei verschiedenen Formen zu unterscheiden:

- Spina bifida occulta, die vermutlich bis zu 10% der Bevölkerung betrifft
- Spina bifida cystica, an der 1–2 ‰ leiden.

Die häufigste Form der Spina bifida bleibt entweder unbemerkt oder wird zufällig diagnostiziert und wird daher als **Spina bifida occulta** bezeichnet. Es handelt es sich um eine Minimalvariante des Neuralrohrdefektes, bei der nur die Wirbelbögen nicht aber die Rückenmarkshäute oder das Rückemmark bzw. die Spinalnerven betroffen sind (☞ Abb. 7.1). Neugeborene mit einer Spina bifida occulta sind in der Regel symptomlos. Manchmal weist ein Grübchen, ein subkutanes Lipom oder vermehrte Behaarung in dem betroffenen Bereich auf den Defekt hin. Bei diesen Hautveränderungen handelt es sich um subtile Hinweise auf eine Spina bifida occulta ohne eigenen Krankheitswert. Nur selten entwickeln sich neurologische Symptome wie Paresen der unteren Extremität, Blasenentleerungsstörungen oder ein Arnold-Chiari-Syndrom (s. u.).

Bei der **Spina bifida cystica** sind auch die Rückenmarkshäute betroffen, die sich durch die offenen Wirbelbögen blasenartig vorwölben. Der von außen sichtbare Bruchsack wird bei den folgenenden Formen als Zele bezeichnet (☞ Abb. 7.1):

- **Meningozele:** Zystische Vorwölbung der Rückenmarkshäute, die mit Liquor gefüllt ist. Da weder Rückenmark noch Spinalnerven betroffen sind, sind neurologische Ausfälle selten.
- **Meningomyelozele** (auch: Myelomeningozele, MMC): Rückenmark und Nervenwurzeln sind in die Zyste verlagert. Die MMC kommt überhäutet oder mit freiliegendem Rückenmark vor. Die offene MMC wird auch als **Myelozele** oder **Spina bifida aperta** bezeichnet (☞ Abb. 7.2).

Meningomyelozele (MMC)

Die häufigste Variante der zystischen Formen ist die Meningomyelozele (kurz: MMC).

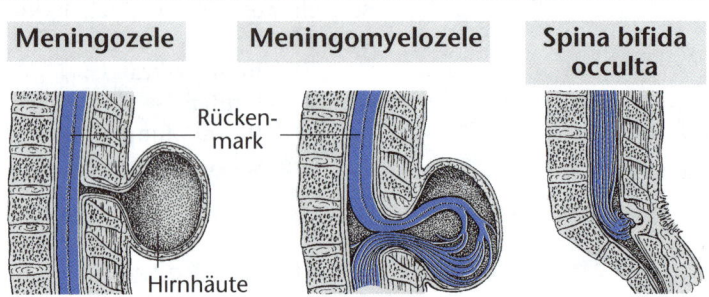

| Meningozele | Meningomyelozele | Spina bifida occulta |

Rücken-mark

Hirnhäute

Abb. 7.1   Formen der Spina bifida [A 300–190]

Folgen

- schlaffe Paresen
- Sensibilitätsstörungen
- trophische Störungen
- Blasen-, Mastdarm-störungen
- Hydrozephalus (85%)
- z.T. Meningitis
- z.T. Lernbehinderung, geistige Retardierung

❷ Kinder mit einer lumbalen oder lumbosakralen MMC zeigen meist distal betonte, **schlaffe Paresen** der unteren Extremität. Seltene zervikothorakale Defekte gehen mit Para- oder Tetraparesen einher. Die Paresen führen zu muskulären Dysbalancen, die Fehlstellungen wie Klumpfüße (☞ 6.5.2), Hüftgelenksluxationen (☞ 6.4) bzw. Skoliosen (☞ 6.7) verursachen können.

Infolge der **Sensibilitätstörung** kann es unbemerkt zu einem Dekubitus kommen, der auch durch **trophische Störungen** begünstigt wird. Da das Gewebe minderdurchblutet ist, heilen Druckulzera schlecht. Pathologische Frakturen können ebenfalls Folge trophischer Störungen sein und werden möglicherweise nicht erkannt, da kein Schmerz wahrgenommen wird.

! Merke

Kinder mit einer MMC haben Sensibilitätsstörungen, deshalb
- Druck durch Schuhe, Orthesen, Lagerung etc. vermeiden,
- auf Druckschädigungen achten!

Die vegetative Innervation von Harnblase und Mastdarm ist ebenfalls beeinträchtigt und **Inkontinenz bzw. Entleerungs-störungen** können die Folge sein. Bei Blasenentleerungs-störungen besteht die Gefahr einer chronischen Harnwegs-infektion sowie eines Harnaufstaus in die Nieren, wodurch die Nieren irreversibel geschädigt werden können und sich die Prognose der Patienten deutlich verschlechtert.

Das **Arnold-Chiari-Syndrom** beschreibt die Folgen einer Aszensionsstörung des Rückenmarks. Es ist physiologisch, dass der Spinalkanal schneller wächst als das Rückenmark. Folglich verlagert sich das Rückenmark in Relation zum Spinalkanal nach kranial, es aszendiert. Bei einer Spina bifida kann das Rückenmark im Spinalkanal verwachsen und an der Aszension gehindert werden. Man spricht auch vom **Tethered-Cord-Syndrom.** Die Aszension-störung bewirkt, dass sich Teile des Klein-hirns und der Medulla oblongata durch Zug in den Spinalkanal verlagern, wodurch die abführenden Liquorwege komprimiert wer-den (☞ Abb. 7.4). Es kommt zu einer Liquor-zirkulationsstörung, die bei etwa 85% der Kinder mit einer MMC zu einem produktiven Hydrocephalus internus führt (☞ 7.3). Dieser kann bei einigen Patienten bereits bei der Geburt nachgewiesen werden und kommt gelegentlich auch bei einer Spina bifida occulta bzw. einer Meningozele vor.

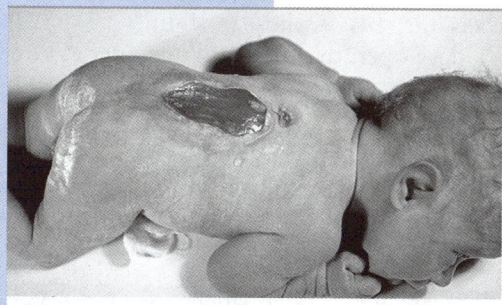

Abb. 7.2 Neugeborenes mit Meningomyelozele [T 112]

- Vor allem bei einer offenen MMC besteht die Gefahr einer aufsteigenden Meningitis (Hirnhautentzündung, ☞ 7.6).
- Die mentale Entwicklung der meisten Kinder mit einer MMC verläuft regelrecht. Etwa 30% der Kinder zeigen jedoch eine Lernbehinderung und 7% eine geistige Retardierung.

Diagnostik

Pränatal:
- Sonographie
- AFP

Postnatal:
bildgebende Verfahren

Pränatale Hinweise auf das Vorliegen einer Spina bifida ergeben sich aus sonographischen Befunden und bei den offenen Formen kann im Fruchtwasser bzw. im mütterlichen Serum Alpha-Fetoprotein (AFP) nachgewiesen werden.

Ergeben sich postnatal bei der körperlichen Untersuchung Hinweise auf eine Spina bifida, erkennt man den fehlenden Bogenschluss in der Röntgenaufnahme. Das genaue Ausmaß der Fehlbildung lässt sich myelographisch, d. h. durch eine Kontrastmitteldarstellung, computertomographisch oder kernspintomographisch bestimmen.

Therapie

- operative Behandlung der Zele
- lebenslange interdisziplinäre Therapie

Zur Infektionsprophylaxe sollten v. a. offene Zelen innerhalb der ersten 24 Stunden nach der Geburt verschlossen werden. Bei überhäuteten Zelen ist diese Dringlichkeit nicht geboten, ein Herauszögern der Operation bringt jedoch keine Vorteile. Bei der Operation wird das dünnwandige Hüllgewebe der Zele entfernt und das Nervengewebe wird in den Spinalkanal versenkt. Der Neuralrohrdefekt wird durch Faszienlappen von beiden Seiten türflügelförmig verschlossen, der Hautdefekt wird plastisch gedeckt.

Durch den operativen Eingriff werden die neurologischen Ausfälle nicht korrigiert. Diese machen eine lebenslage, interdisziplinäre Therapie notwendig, an der neben Pädiatern bzw. Neurologen und Physiotherapeuten folgende Berufsgruppen beteiligt sind:

- (Neuro-) Chirurgen: Shuntanlage bei Hydrozephalus (☞ 7.3)
- Orthopäden: Prophylaxe und Therapie von Kontrakturen, z. B.
  - konservative oder operative Behandlung von Deformitäten der Wirbelsäule, z. B. Skoliose (☞ 6.6)
  - konservative oder operative Behandlung der Hüftdysplasie bzw. Hüftluxation (☞ 6.4)
  - konservative oder operative Behandlung von Fußderformitäten (Fußdeformitäten, ☞ 6.5)
- Orthopädiemechaniker: Hilfsmittelversorgung, z. B. Gehhilfen, Rollstuhl
- Urologen: Behandlung der Blasenentleerungsstörung und deren Folgen
- außerdem: Ergotherapeuten, Logopäden, Sozialarbeiter, Psychologen.

Physiotherapie

Die physiotherapeutische Behandlung verfolgt das Ziel, das Kind trotz seiner Behinderung an ein selbstständiges Leben heranzuführen. Dazu

- wird die sensomotorische Entwicklung gefördert
- wird der Gebrauch von Orthesen und Rollstuhl geschult
- ist Kontrakturprophylaxe bzw. -behandlung notwendig
- ist Dekubitusprophylaxe bzw. -behandlung notwendig.

Prognose

Unbehandelt sterben 70–80% der Kinder mit einer MMC in den ersten Lebensmonaten meistens an den Folgen einer bakteriellen Meningitis (☞ 7.6). Trotz konsequenter Therapie sterben ca. 15% der Patienten bis zum 10. Lebensjahr an den Folgen der Komplikationen. 20% der betroffenen Kinder erlangen eine volle körperliche Leistungsfähigkeit.

7.2 Infantile Zerebralparese

Kinder mit einer infantilen Zerebralparese (kurz: ICP oder CP) weisen vor allem motorische Störungen unterschiedlicher Ausprägung auf. Ursächlich ist ein nichtprogredienter Hirnschaden, der pränatal, perinatal oder in der Neugeborenenperiode entstanden ist.

Die Häufigkeit ist in den letzten zwei Jahrzehnten wegen einer verbesserten Schwangerenvorsorge rückläufig und liegt bei 1 bis 2 pro 1000 Geburten.

Ursachen

Ursachen einer frühkindlichen Hirnschädigung, v. a. Asphyxie

Manifestation der Haltungs- und Bewegungsstörung im 1.–2. Jahr

Mögliche Begleitsymptomatik

❸ Wichtigste Ursache für die Entstehung einer ICP ist ein Sauerstoffmangel vor, während oder nach der Geburt. Neben der **Asphyxie** (☞ 4.4) führen folgende Faktoren zu einer frühkindlichen Hirnschädigung:

- pränatale Infektionskrankheiten wie Röteln, Toxoplasmose und Zytomegalie (☞ 4.3.2)
- Menigoenzephalitis (☞ 7.6)
- Kernikterus (☞ 2.2)
- Hirnblutungen
- Frühgeburtlichkeit: Vor der 32. SSW Geborene haben gegenüber Reifgeborenen ein mindestens 40fach erhöhtes Risiko. 30% aller ICP-Kinder sind ehemalige Frühgeborene (☞ 5).

Symptome

❹ Der Hirnschaden bei einer ICP entsteht durch zeitlich begrenzte Ursachen und ist nicht progredient. Dennoch entwickelt sich die Symptomatik erst im Laufe der beiden ersten Lebensjahre. Da die physiologische Reifung des ZNS ausbleibt, entwickelt sich die Willkürmotorik nicht regelrecht, primitive Neugeborenenreflexe persistieren und pathologische Reflexe treten auf. Ein zentrales Problem der Patienten ist der inadäquate Muskeltonus, der von der Form der ICP abhängig ist und erhöht, erniedrigt oder wechselnd sein kann (s. u.). Infolge der muskulären Dysbalance kommt es zu einer gestörten Grob- und Feinmotorik, Gleichgewichtsstörungen, Kontrakturen sowie Fehlstellungen.

Die ICP kann mit anderen Entwicklungsstörungen kombiniert sein, v. a.

- Wahrnehmungsstörungen
- Hör- und Sprachentwicklungsverzögerung
- Sehstörungen, Schielen
- Intelligenzminderung
- Verhaltensauffälligkeiten wie Apathie und Affektinkontinenz
- zerebrale Anfälle (☞ 7.4).

Einteilung

❺ Aufgrund der resultierenden Bewegungsstörungen ergibt sich die Einteilung in spastische, dyskinetische und ataktische Formen. Außerdem kommen Mischformen vor.

Spastische Formen

75% der ICP-Kinder entwickeln eine spastische Form. Die Spastik zeichnet sich durch einen erhöhten muskulären Grundtonus aus, von dem Rumpf und Extremitäten betroffen sind. An der unteren Extremität ist v. a. der Tonus der Strecker und Adduktoren erhöht, an der oberen Extremität der der der Beuger. Die muskuläre Hypertonie verstärkt sich bei körperlicher Anstrengung sowie emotionaler Erregung und birgt die Gefahr von Kontrakturen, gelegentlich auch von Luxationen.

Bei der Spastik unterscheidet man anhand der Lokalisation der motorischen Störung zwischen Hemiparese, Diparese und Tetraparese (☞ Abb. 7.3).

- **Spastische Hemiparese:** Die spastische Hemiparese ist die häufigste Form bei Reifgeborenen. Ischämische Läsionen befinden sich v. a. im Versorgungsgebiet der A. cerebri media und führen zu Paresen einer Körperhälfte, die arm- oder beinbetont sein können. Neben der motorischen Störung kommt es teilweise zur oben genannten Begleitsymptomatik.
- **Spastische Diparese:** Eine Schädigung des periventrikulären Marklagers führt v. a. bei Frühgeborenen zu einer spastischen Diparese oder beinbetonten Tetraparese. Klinisch fallen die Kinder vor allem durch beinbetonte Tonuserhöhung mit Spitzfußhaltung und Überkreuzungsphänomenen („Scissoring") auf.
- **Spastische Tetraparese:** Eine globale ischämische oder hämorrhagische Läsion des Gehirns führt zu der schwersten Form der Spastik, von der Arme, Beine und Rumpf

Tonus ↑ → Spastik:
- Hemiparese
- Diparese oder beinbetonte Tetraparese
- Tetraparese

gleichermaßen betroffen sind. Wegen der globalen Schädigung des Gehirns kommt es neben Bewegungsstörungen zu einer ausgeprägten Begleitsymptomatik.

Dyskinetische Formen

Tonuswechsel →
Dyskinesie:
- Athetose
- Chorea
- Dystonie

Einer Dyskinesie liegt eine Schädigung der Basalganglien zugrunde, sodass im Wachzustand ein ständiger Wechsel des Muskeltonus von Agonisten und Antagonisten auftritt. Da sich die Symptomatik bei Anstrengung verstärkt, ist gezielte Willkürmotorik erheblich erschwert.

Zeigen sich langsam ablaufende, wurmartige Bewegungen der Extremitäten, spricht man von einer **Athetose**, während eine ruckartige Bewegungsunruhe als **Chorea** bezeichnet wird. Betrifft der ständige Tonuswechsel vor allem die Rumpfmuskulatur liegt eine **Dystonie** vor. Patienten mit einer Dyskinesie zeigen häufig grimassierende Mimik.

Neben der Willkürmotorik ist die Sprachentwicklung erheblich beeinträchtigt. Die Intelligenz ist meistens normal.

Ataktische Formen

Tonus ↓ und gestörte
Tonusabstimmung →
Ataxie

Bei der Ataxie ist der Grundtonus der Muskulatur herabgesetzt und die Tonusabstimmung von Agonisten und Antagonisten ist gestört. Bei gleichzeitig gesteigerten Muskeleigenreflexen sind Bewegungsabläufe ausfahrend und überschießend. Ein Intentionstremor kann auftreten.

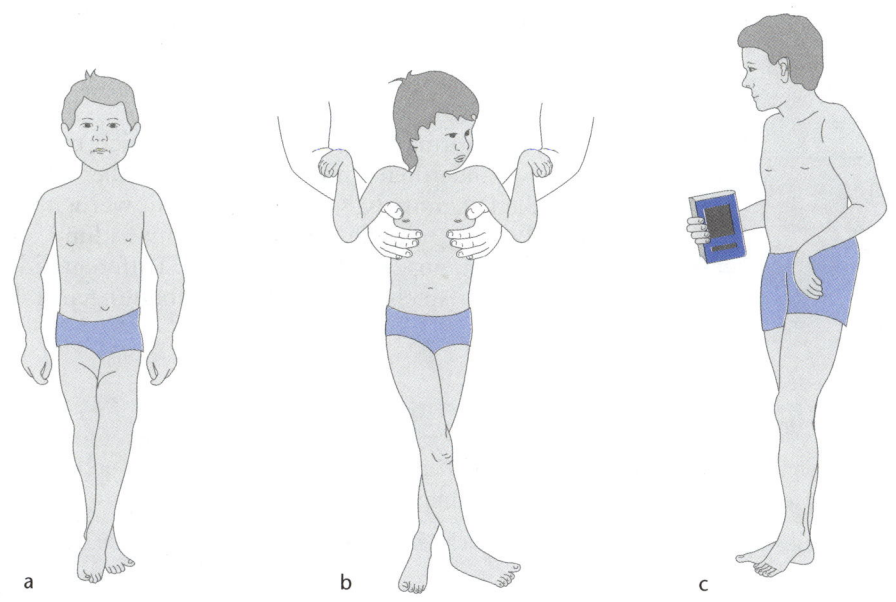

Abb. 7.3   Verschiedene Formen der ICP: a) spastische Diparese, b) spastische Tetraparese, c) spastische Hemiparese links [L 106]

Schweregrade

Die Einteilung in Schweregrade ist unabhängig von der Form der ICP und erfolgt in Abhängigkeit von den motorischen Möglichkeiten des Kindes (☞ Tab. 7.1).

Diagnostik

Diagnostik:
- Anamnese
- neuropädiatrische Untersuchung
- Differentialdiagnosen ausschließen

In der **Anamnese** werden mögliche Risikofaktoren erfasst:
- Schwangerschaftsanamnese: Infektionen, Rhesusunverträglichkeit, Hinweise auf Plazentainsuffizienz etc.
- Geburtsanamnese
- Hinweise auf Asphyxie, z. B. APGAR-Index (☞ 2.3.1).

Obwohl sich die Symptomatik erst im 1.–2. Lebensjahr entwickelt, sollte durch eine exakte **neuropädiatrische Untersuchung** die Diagnose bereits mit 6–12 Monaten gestellt werden. Dabei
- wird die motorische Entwicklung inkl. Muskeltonus beurteilt und mit der Altersnorm verglichen (☞ 3.2)
- werden die Neugeborenenreflexe untersucht (☞ Tab. 2.2)
- werden die 7 **Lagereaktionen** untersucht. Beim Traktionsversuch, der Landau-Reaktion, der Axillar-Hänge-Reaktion, der Seitkipp-Reaktion (Vojta), der horizontalen Seithängereaktion (Collis), der vertikalen Hängereaktion (Peiper und Isbert) und der vertikalen Hängereaktion (Collis) wird die Körperlage plötzlich verändert, die motorische Reaktion des Kindes beurteilt und mit definierten, altersspezifischen Reaktionen verglichen. Die Ergebnisse werden folgendermaßen interpretiert:
  - 1–3 abnorme Lagereaktionen: leichtester Befund
  - 4–5 abnorme Lagereaktionen: leichter Befund, der kontrollbedürftig und bei zusätzlicher Asymmetrie therapiebedürftig ist
  - 6–7 abnorme Lagereaktionen: mittelschwerer Befund, der therapiebedürftig ist
  - 7 abnorme Lagereaktionen kombiniert mit einer Tonusveränderung: schwerer Befund, der therapiebedürftig ist.

Bevor die Diagnose ICP endgültig gestellt werden kann müssen Erkrankungen, die die motorische Entwicklung ebenfalls beeinträchtigen, ausgeschlossen werden. Differentialdiagnostisch muss man beispielsweise an Hirnfehlbildungen, Hirntumoren

Tab. 7.1: Schweregrade der Zerebralparese

Grad	Definition
I	Leichte Zerebralparese, die besonders bei schnellen Bewegungen erkennbar wird; keine wesentlichen funktionellen Beeinträchtigungen
II	Freies Gehen möglich, jedoch deutliche funktionelle Beeinträchtigungen, z. B. der Handmotorik
III	Kein freies Gehen möglich, Fortbewegung durch Krabbeln, Robben, Rollen o. ä.
IV	Keine selbstständige Fortbewegung

(☞ 15.3), neurodegenerative und neuromuskuläre Erkrankungen denken (☞ 7.5) und diese durch bildgebende Verfahren, neurologische Zusatzdiagnostik, Genanalyse etc. ausschließen.

Therapie

Interdisziplinäre Therapie

In der Behandlung, die idealerweise als Frühförderung in interdisziplinären Einrichtungen erfolgt, nimmt die Physiotherapie eine zentrale Stellung ein. Neben Physiotherapeuten sind Pädiater, Orthopäden, Ergotherapeuten sowie Logopäden an der Therapie beteiligt. Gemeinsame Ziele sind es,

- den gestörten Muskeltonus zu regulieren
- abnorme Bewegungsmuster zu reduzieren
- die Grob- und Feinmotorik zu verbessern
- normale sensomotorische Erfahrungen zu fördern
- die gesamte körperliche und damit indirekt auch die mentale Mobilität und Aktivität zu stimulieren
- Sekundärschäden vorzubeugen bzw. zu behandeln.

7.3 Hydrozephalus

❻ Der Hydrozephalus ist definiert als eine Erweiterung der inneren und/oder äußeren Liquorräume des Gehirns. Die Erweiterung der Liquorräume ist mit einem intrakraniellen Druckanstieg verbunden. Es handelt sich nicht um ein eigenständiges Krankheitsbild, sondern um ein Symptom, das bei verschiedenen Erkrankungen auftreten kann. Der Hydrozephalus tritt mit einer Häufigkeit von 2:1000 Lebendgeborenen auf. Später kommt er deutlich seltener vor.

Anatomische Grundlagen

- Liquorproduktion
- Liquorräume
- Liquorresorption

120–180 ml Liquor cerebrospinalis befinden sich

- in den inneren Liquorräumen, d.h. dem Ventrikelsystem (☞ Abb. 7.4)
- im äußeren Liquorraum, d.h. dem Subarachnoidalraum.

Täglich werden etwa 500 ml Liquor im Plexus chorioideus der beiden Seitenventrikels neu gebildet. Von dort gelangt der Liquor über das Foramen interventriculare (Zwischenkammerloch) in den 3. Ventrikel, von hier über den Aquädukt in den 4. Ventrikel. Der 4. Ventrikel steht über zwei laterale Foraminae Luschkae und das Foramen Magendii mit dem Subarachnoidalraum in Verbindung.

Die Liquorresorption erfolgt im äußeren Liquorraum in den Arachnoidalzotten.

Einteilung

Unterscheide Hydrocephalus internus und externus!

Die unterschiedlichen Formen des Hydrozephalus lassen sich nach rein anatomischen Gesichtspunkten einteilen:

- Hydrozephalus internus, bei dem das Ventrikelsystem erweitert ist
- Hydrozephalus externus, bei dem der Subarachnoidalraum erweitert ist.

Anhand des Pathomechanismus unterscheidet man einen

- produktiven Hydrozephalus von einem
- Hydrocephalus e vacuo.

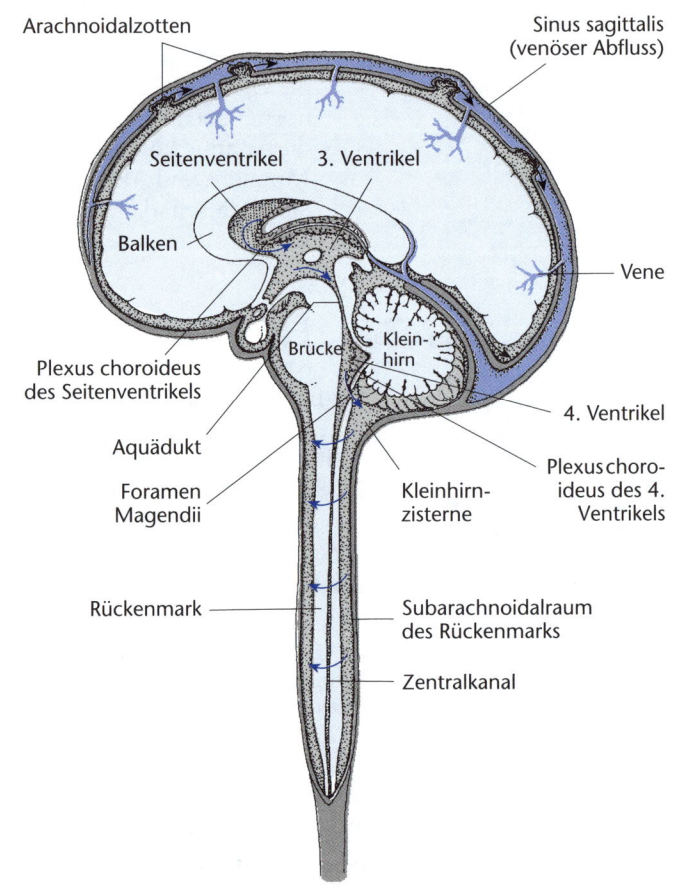

Abb. 7.4   Liquorräume [A 400–190]

7.3.1 ▬ Produktiver Hydrozephalus

Formen und Ursachen

Die Formen und Ursachen eines produktiven Hydrozephalus sind in Tabelle 7.2 aufgeführt.

❼ Tab. 7.2: Formen und Ursachen eines produktiven Hydrozephalus

Formen	Ursachen
Verschlusshydrozephalus (Hydrocephalus occlusivus)	Blockade des Liquorabflusses in den Subarachnoidalraum, z. B. durch ■ Fehlbildungen ■ Tumoren ■ Entzündungen (z. B. Toxoplasmose) ■ Blutgerinnsel (z. B. Ventrikelblutung bei Frühgeborenen) ■ Arnold-Chiari-Syndrom (Spina bifida, ☞ 7.1)
Kommunizierender Hydrozephalus (Hydrocephalus aresorptivus)	Liquorresorptionsstörung, Verklebung der Arachnoidalzotten z. B. nach ■ Meningitis (☞ 7.6) ■ Blutung
Hypersekretorischer Hydrozephalus	Seltene Form, bei der mehr Liquor gebildet als resorbiert wird, z. B. bei ■ liquorproduzierenden Plexuspapillomen

Symptome

■ Säugling: v. a. Kopfwachstum ↑
■ später: v. a. Hirndruckzeichen

❽ Die klinischen Zeichen sind abhängig vom Alter des Patienten. Beim Föten und Säugling sind die Schädelnähte und Fontanellen noch offen. Der intrakranielle Druckanstieg führt zu vermehrtem Kopfwachstum. Bei älteren Patienten stehen Hirndruckzeichen im Vordergrund.
Symptome beim Säugling sind
■ Allgemeinsymptome wie
– Trinkunlust
– Erbrechen
– Reizbarkeit
– schrilles Schreien
– Schielen (Strabismus)
■ auffällige Größenzunahme des Kopfes (☞ Abb. 7.5), insbesondere des Gehirnschädels mit
– Balkonstirn
– klaffenden Schädelnähten
– vergrößerten, vorgewölbten, pulsierenden Fontanellen
– „Sonnenuntergangsphänomen": Der Augapfel wird nach unten verdrängt, sodass die Bindehaut über der Iris sichtbar wird.
– tiefstehenden Ohren
■ neurologische Symptome wie Spastik oder Ataxie treten erst sehr spät auf.
Bei Kleinkindern und älteren Kindern kann der erhöhte intrakranielle Druck nicht mehr durch Schädelwachstum kompensiert werden, es kommt zu Hirndruckzeichen:
■ dumpfe Kopfschmerzen
■ Übelkeit, Erbrechen

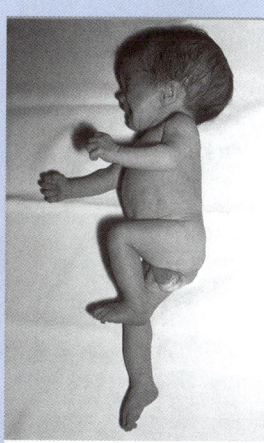

Abb. 7.5 Säugling mit Hydrozephalus [A 300–190]

- zunehmende Bewusstseinstrübung
- spastische Paresen insbesondere der unteren Extremität
- Ataxie.

Diagnostik

Bildgebende Verfahren

Die erweiterten Liquorräume werden computertomographisch nachgewiesen. Beim Säugling ist durch die offene Fontanelle eine sonographische Darstellung möglich, sog. transfontanelle Sonographie.

Therapie

Liquordrainagen:
- ventrikuloperitonealer Shunt
- ventrikulokardialer Shunt

❾ Eine kausale Therapie, indem z.B. ein Zirkulationshindernis neurochirurgisch entfernt wird, ist nur selten möglich. In der Regel erfolgt eine operative Shuntanlage zur Liquordrainage (☞ Abb. 7.6). Der Liquor wird dabei über ein druckgesteuertes Ventil in die Bauchhöhle (ventrikuloperitonealer Shunt) oder in den rechten Vorhof (ventrikulokardialer Shunt) abgeleitet. Wegen der geringeren Komplikationsrate wird der ventrikuloperitoneale Shunt bevorzugt.

Komplikationen wie Unterbrechung, Verlegung oder bakterielle Besiedlung machen Shuntrevisionen notwendig.

Durch die Shuntanlage wird bei 70–80% der Kinder eine anhaltende Besserung erzielt.

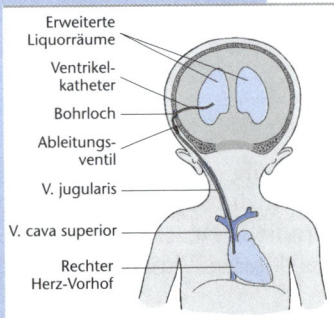

Erweiterte Liquorräume
Ventrikel-katheter
Bohrloch
Ableitungs-ventil
V. jugularis
V. cava superior
Rechter Herz-Vorhof

Abb. 7.6 Schematische Darstellung einer Shunt-Anlage: Die Drainage verbindet den Seitenventrikel durch einen unter der Haut platzierten Silikon-Katheter mit dem rechten Vorhof [K 183]

7.3.2 Hydrocephalus e vacuo

Beim Hydrocephalus e vacuo sind die Liquorräume infolge gestörter Hirnentwicklung oder Hirnatrophie nur kompensatorisch erweitert. Wegen des fehlenden Wachstumsdrucks auf die Schädelknochen kommt es zur Mikrozephalie.

? Übungsfragen

❶ Beschreiben Sie bitte die unterschiedlichen Formen der Spina bifida.

❷ Zu welchen Symptomen und Komplikationen kann es v.a. bei der MMC kommen?

❸ Welche Ursachen können zu einer ICP führen?

❹ Welche Symptome können bei einer ICP auftreten?

❺ Beschreiben Sie bitte die unterschiedlichen Formen einer ICP.

❻ Wie ist ein Hydrozephalus definiert?

❼ Nennen Sie bitte die unterschiedlichen Formen eines produktiven Hydrozephalus mit den entsprechenden Ursachen.

❽ Wie äußert sich ein Hydrozephalus beim Säugling bzw. beim ältern Kind?

❾ Wie wird ein Hydrozephalus behandelt?

7.4 Zerebrale Krampfanfälle

Definition und Häufigkeit

Zerebraler Anfall:
- Gelegenheitsanfall
- Epilepsie

- **Zerebrale Krampfanfälle** (auch: zerebrale Anfälle) sind Ausdruck einer Hirnfunktionsstörung, bei der sich zentrale Nervenzellen synchron entladen. Tritt ein Krampfereignis nur ein- oder zweimal auf, so handelt es sich um einen **Gelegenheitsanfall**. 4–5% aller Kinder haben mindestens einen zerebralen Anfall.
- Von einer **Epilepsie** spricht man nur bei chronisch-rezidivierend auftretenden Anfällen. 0,5–1% der Bevölkerung leiden an einer Epilepsie, die in über der Hälfte aller Fälle bereits in der Kindheit beginnt. In Deutschland leben zur Zeit etwa 700 000 Epileptiker, von denen Dank medikamentöser Therapie gut 70% anfallsfrei sind.

Anfallsformen

Eine Übersicht über die wichtigsten Anfallsformen bietet Tabelle 7.3.

Primär generalisierte Anfälle

Es kommt zu einem primär generalisierten Anfall, wenn sich sämtliche Neurone der Hirnrinde synchron entladen. Die bekannten primär generalisierten Anfälle unterscheiden sich hinsichtlich des Manifestationsalters, der Symptomatik und der Prognose.

Grand mal

Kleinkinder, Pubertierende, Erwachsene

Große generalisierte Anfälle manifestieren sich meistens im Kleinkindesalter sowie in der Pubertät und sind gekennzeichnet durch
- plötzlichen Beginn, fehlende Aura
- Bewusstlosigkeit

Tab. 7.3: Anfallsformen

Primär generalisierte Anfälle	Generalisierte Anfälle fokaler Genese	Fokale Anfälle
Grand mal Petit mal: - myoklonisch-astatischer Anfall - Absencen - Impulsiv-Petit mal	- Grand mal fokaler Genese - BNS-Anfall (West-Syndrom) - myoklonisch-astatischer Anfall fokaler Genese (Lennox-Syndrom)	- motorischer Herdanfall (Jackson-Anfall) - sensibler Herdanfall - sensorischer Herdanfall - Adversivkrampf - psychomotorischer Anfall (komplexer Partialanfall)

- Hinstürzen
- tonisch-klonischer Anfall, d.h. dass einer Phase der generalisierten Muskelanspannung eine Phase der rhythmischen Muskelzuckungen folgt
- Atemstillstand mit Zyanose
- Schaum vor dem Mund durch vermehrten Speichelfluss und Zungenschlag
- evtl. Stuhl- und Urinabgang
- evtl. Verletzungen wie Zungenbiss.

Ein Grand mal dauert wenige Minuten und mündet in einen terminalen Schlaf. Treten große Anfälle in kurzen Abständen gehäuft auf, spricht man von einem Grand-mal-Status.

Petit mal

❶ Das Bild der kleinen generalisierten Anfälle unterscheidet sich grundlegend von einem großen generalisierten Anfall. Im weiteren Verlauf der Erkrankung können Petit-mal-Anfälle in Grand-mal-Anfälle übergehen.

- myoklonisch-astatischer Anfall
- Absencen
- Impulsiv-Petit mal

- Bei **myoklonisch-astatischen Anfällen** handelt es sich um eine relativ seltene Anfallsform, die sich mit 3–5 Jahren manifestiert und vorzugsweise Jungen betrifft. Hauptsymptome sind ein plötzlicher Tonusverlust mit blitzartigem Hinstürzen und Muskelzuckungen im Bereich des Schultergürtels und Gesichtes. Die Prognose ist ungünstig, da sie häufig in eine Grand mal-Epilepsie übergehen und die mentale Entwicklung der Patienten beeinträchtigt ist.
- **Absencen** treten v.a. bei Mädchen zwischen dem 5. und 8. Lebensjahr auf. Leitsymptom ist die unvermittelt einsetzende Bewusstseinspause für 5–30 Sekunden. In dieser Zeit behalten die Kinder die aufrechte Körperhaltung bei, unterbrechen ihre Tätigkeit und bekommen einen starren Blick. Außerdem können rhythmische Zuckungen der Arme, Automatismen wie Schlucken, Schmecken oder Nesteln mit den Händen sowie vegetative Symptome, z.B. Erröten oder Erblassen, auffallen. Absencen können in Serien bis zu 200mal am Tag auftreten. Etwa 30% der Betroffenen werden in der Pubertät, weitere 30% im Erwachsenenalter asymptomatisch. Bei den übrigen Patienten entwickelt sich eine Grand mal-Epilepsie.
- Ein **Impulsiv-Petit-mal** manifestiert sich zwischen dem 12. und 20. Lebensjahr. Insbesondere nach dem Aufwachen kommt es zu blitzartigen, symmetrischen Zuckungen im Bereich des Schultergürtels und der Arme. Die Prognose ist gut, Rezidive sind nach Schlafentzug möglich.

Generalisierte Anfälle fokaler Genese

- Grand mal fokaler Genese
- BNS-Anfall

Bei einem generalisieren Anfall fokaler Genese entsteht das Krampfpotential in einem umschriebenen Hirnbezirk. Das Gehirn des Säuglings bzw. des Kleinkindes ist jedoch noch nicht in der Lage, die fokal beginnende Erregung zentraler Neurone

- myoklonisch-astatischer Anfall fokaler Genese

örtlich zu begrenzen. Sie breitet sich folglich auf benachbarte Regionen und oft auf die gesamte Hirnrinde aus, sodass Anfälle fokaler Genese häufig unter dem Bild eines generalisierten Krampfes verlaufen.

- So kann es zu einem **Grand mal fokaler Genese** kommen.
- ❷ Die typische Anfallsform des unreifen Gehirns ist der **BNS-Anfall** (Blitz-, Nick-, Salaam-Krampf; auch: West-Syndrom), der überwiegend bei Säuglingen zwischen dem 2. und 8. Lebensmonat beobachtet wird. Jungen sind etwas häufiger betroffen als Mädchen und zeigen isoliert oder nebeneinander
  - Blitz-Krämpfe: Bei gleichzeitiger Rumpfbeugung werden die Extremitäten blitzartig nach vorne geworfen.
  - Nick-Krämpfe: Die Beugebewegung beschränkt sich auf den Kopf.
  - Salaam-Krämpfe: Das beschriebene Krampfmuster kann auch tonisch ablaufen, die langsam ablaufenden Bewegungen erwecken den Eindruck, dass sich das Kind zum Gruß verneigt.

  In der Regel dauern die Krämpfe nur 1–4 Sekunden und treten in Serien auf, das Kind weint anschließend. Ursächlich ist meistens eine frühkindliche Hirnläsion, z.B. nach pränatalen Infektionen, nach Sauerstoffmangel oder bei Fehlbildungen, sodass die Prognose bei BNS-Anfällen ungünstig ist. Nur 10% der betroffenen Kinder entwickeln sich normal.
- Die **myoklonisch-astatischen Anfälle fokaler Genese** (auch: Lennox-Syndrom) manifestieren sich meistens im Kleinkindesalter. Ihnen geht oft ein BNS-Anfall voraus, sodass auch beim Lennox-Syndrom die Prognose ungünstig ist. Hauptsymptome sind Sturzanfälle, Blitzkrämpfe sowie tonische oder tonisch-klonische Anfälle, bei denen auch fokale Zeichen wie Kopfwendung oder Streckung eines Armes auffallen können.

Fokale Anfälle

- motorischer Herdanfall
- sensibler Herdanfall
- sensorischer Herdanfall
- Adversivkrampf
- psychomotorischer Anfall

Ursache der Herdanfälle ist eine Funktionsstörung in einem umschriebenen Hirnbezirk, deren Lokalisation die Symptomatik bestimmt. Im Kindesalter sind fokale Anfälle selten, da sie meistens generalisieren (s.o.).

- Beim **Jackson-Anfall** handelt es sich um einen **motorischen Herdanfall,** bei dem es durch Erregung der entsprechenden Hirnregion (Gyrus praecentralis) zu motorischen Phänomenen wie Zuckungen eines Armes kommt.
- **Sensible Herdanfälle** sind sehr selten und äußern sich beispielsweise durch Kribbeln, Taubheitsgefühl oder Schmerzen im Bereich einer Extremität bzw. des Gesichtes.
- **Sensorische Herdanfälle** gehen mit optischen oder akustischen Eindrücken bzw. Geruchs- oder Geschmacksemp-

findungen einher. Die Symptome treten häufig als Begleitphänomen bei psychomotorischen Anfällen auf.

- **Adversivkrämpfe** sind eine im Kindesalter relativ häufige Anfallsform. Bei erhaltenem Bewusstsein kommt es zu einer tonischen Blick-, Kopf- und oft auch Rumpfwendung.
- **Psychomotorische Anfälle** werden auch als **komplexe Partialanfälle** bezeichnet und sind meistens Ausdruck einer Funktionsstörung im Bereich des Temporallappens. Komplexe Partialanfälle treten v. a. bei älteren Kindern mit zusätzlichen Verhaltensauffälligkeiten bzw. Intelligenzminderung auf und sind relativ häufig. Sie beginnen oft mit einer Aura, d. h. die Patienten äußern ein „komisches" Gefühl, Schwindel bzw. Angst und gelegentlich auch sensorische Empfindungen. Der Aura folgt der eigentliche Anfall mit Bewusstseinseintrübungen, oralen Automatismen wie Schmatzen, Lautäußerungen sowie uniformen Bewegungen der Hände und Beine, z. B. Nesteln, Zupfen, Treten oder Scharren. Manchmal werden komplexe, scheinbar geordnete Handlungsabläufe, z. B. Umherlaufen, gezeigt oder vegetative Symptome fallen auf. Psychomotorische Anfälle sind therapeutisch nur schwer zu beeinflussen.

Ursachen und Auslöser

Krampfauslösende Momente meiden!

In Tabelle 7.4 sind die häufigsten Ursachen von Gelegenheitskrämpfen und Epilepsien im Kindesalter zusammengetragen. Dabei ist zu beachten, dass nicht nur Störungen im Bereich des Gehirns sondern auch Allgemeinerkrankungen die Krampfschwelle senken können.

Ein Epileptiker und seine Angehörigen sollten krampfauslösende Momente kennen und diese möglichst meiden. Als Auslöser kommen im Kindesalter infrage

- Fieber
- körperliche Anstrengung
- psychische Erregung
- Hyperventilation
- Schlafentzug
- Aufwachen
- bestimmte Sinnesreize wie Flackerlicht (fotosensible Epilepsie).

Diagnostik

- Anamnese
- Ursachenforschung
- EEG

In der Anamnese wird nach Krampfanfällen in der Familie und nach möglichen Ursachen gefahndet.

Die Ursachenforschung beinhaltet eine körperliche Untersuchung sowie eine Laboruntersuchung von Blut und Urin. Besteht der Verdacht auf einen entzündlichen Prozess im Bereich des ZNS wird eine Liquoruntersuchung durchgeführt und bei Hinweisen auf Raumforderungen bzw. Fehlbildungen wird eine Schädel-CT oder MRT notwendig.

Tab. 7.4: Wichtige Ursachen zerebraler Anfälle im Kindesalter

Gelegenheitskrämpfe	Epilepsien
a) extrazerebrale fieberhafte Infektionen (Infekt- oder Fieberkrämpfe, s. u.)	a) idiopathische oder genuine Form:
	▪ ca. 50 % aller Epileptiker
b) akute Schädigung des ZNS, z. B. durch	▪ genetisch bedingte Krampfbereitschaft
▪ Meningitis (☞ 7.6), Enzephalitis, Hirnabszess	▪ keine organische Ursache nachweisbar
	b) angeborene Hirnfehlbildungen bzw. Fehlbildungen der hirnversorgenden Blutgefäße
▪ Hirntumor (☞ 15.3)	
▪ Schädelhirntrauma	c) angeborene Stoffwechselerkrankungen wie
▪ Hirnblutung	▪ Galaktosämie (☞ 11.2.1)
c) akute Stoffwechselentgleisungen wie	▪ Phenylketonurie (☞ 11.2.2)
▪ Elektrolytstörungen	d) irreversible Hirnschädigung, z. B. durch
▪ Hypoglykämie (Unterzuckerung)	▪ Asphyxie (☞ 4.4), Hypoxie
d) Intoxikationen	▪ Meningitis (☞ 7.6), Enzephalitis, Hirnabszess
	▪ Hirnblutung
	▪ Schädelhirntrauma
	▪ selten Hydrozephalus (☞ 7.3)

Das EEG (Elektroenzephalogramm) ist ein diagnostisches Hilfsmittel und kann eine Epilepsie weder ausschließen noch beweisen. Es kann nur bei wiederholten Untersuchungen, als Langzeit-EEG bzw. bei Provokation durch Hyperventilation, Lichtreize oder Schlafentzug brauchbare Informationen liefern.

Therapie

Medikamentöse Therapie

Antikonvulsivum

Ein Grand mal oder ein Anfallstatus sollte medikamentös durch die intravenöse bzw. rektale Gabe von Diazepam unterbrochen werden. Für die rektale Gabe wird Diazepam als Mikroklistier, sog. Rektiole, angeboten.

Ziel der medikamentösen Langzeittherapie mit einem Antikonvulsivum (auch: Antiepileptikum) ist die Anfallsfreiheit, die in 70–80 % der Fälle erreicht wird. Je früher mit der Behandlung begonnen wird und je konsequenter sie durchgeführt wird, umso besser sind die Erfolgsaussichten. Die Patienten müssen engmaschig überwacht werden, um den Therapieerfolg zu kontrollieren und mögliche Nebenwirkungen der Medikamente wie Blut-, Leber- bzw. Nierenschäden rechtzeitig zu erfassen. Nach 3–5jähriger Anfallsfreiheit und bei entsprechendem EEG-Befund kann die Dosis zunächst reduziert und das Antikonvulsivum dann abgesetzt werden.

- auslösende Faktoren meiden
- sozialmedizinische Beratung

Allgemeinmaßnahmen

Auslösende Momente sollten möglichst gemieden werden, das bedeutet beispielsweise

- geregelter Schlaf-Wach-Rhythmus mit ausreichend Schlaf
- keine Drogen inkl. Alkohol
- bei fotosensibler Epilepsie Vorsicht beim Fernsehen und Computerspielen.

Die sozialmedizinische Beratung beinhaltet u. a. Fragen der Schul- und Berufswahl:

- Die adäquate Schule sollte das Kind nicht unter- bzw. überfordern, die Lehrer müssen über die Erkrankung informiert sein.
- Gegen eine sportliche Betätigung bestehen keine grundsätzlichen Bedenken. Vorsicht ist geboten in Phasen großer Anfallsgefährdung und bei besonders gefährlichen Sportarten, z. B. Schwimmen und Klettern.
- Vorsicht ist geboten bei Berufen mit besonderer Unfallgefährdung sowie im Schichtdienst, da dieser keinen geregelten Schlaf-Wach-Rhythmus gewährleistet.
- Voraussetzung für den Erwerb eines Führerscheins ist eine mindestens 2jährige Anfallsfreiheit bei unbedenklichem EEG-Befund.

Fieberkrämpfe

Gelegenheitskrampf

Fieber als Trigger

Ausschlussdiagnose

Akuttherapie und Prophylaxe

Bei den Infekt- oder Fieberkrämpfen handelt es sich um die häufigste Form der Gelegenheitskrämpfe im Kindesalter. Etwa 3% aller Kinder erleiden zwischen dem 1. und 4. Lebensjahr mindestens einen Fieberkrampf, ca. ein Drittel von ihnen wiederholt. Die Prognose ist relativ gut, denn nur 3% der betroffenen Patienten entwickeln eine Epilepsie.

Fieberhafte Infektionskrankheiten, von denen das Gehirn nicht unmittelbar betroffen ist, können insbesondere bei familiärer Disposition die Krampfschwelle senken und zu einem meist generalisierten tonisch-klonischen Anfall führen. Dieser dauert mit 5–10 Minuten relativ lang und lässt sich so von sonstigen Anfallsformen abgrenzen. Diagnostisch sind andere Ursachen für den zerebralen Anfall auszuschließen und die Ursache für das Fieber zu suchen.

Die Ersttherapie des Fieberkrampfes besteht, falls rechtzeitig möglich, in der Anfallsunterbrechung durch eine Diazepam-Rektiole (s. o.) und in fiebersenkenden (antipyretischen) Maßnahmen wie Wadenwickel und Gabe von Paracetamol. Erneuten Fieberkrämpfen wird folgendermaßen vorgebeugt:

- Paracetamol immer bei Fieber ≥ 38,5 °C
- evtl. Diazepam bei Fieber ≥ 38,5 °C
- antikonvulsive Dauerprophylaxe nur in Ausnahmefällen.

7.5 Neuromuskuläre Erkrankungen

7.5.1 Übersicht

Unterscheide primäre und sekundäre Muskelerkrankungen!

Die wichtigsten Erkrankungen, bei denen es zu einer Funktionsstörung der neuromuskulären Einheit kommt, sind in Tabelle 7.5 zusammengefasst. Ferner können primäre Muskelerkrankungen wie die Muskeldystrophie von den Erkrankungen unterschieden werden, bei denen die Muskulatur sekundär betroffen ist, z. B. spinale Muskelatrophie bzw. Neuropathie.

Gemeinsame Symptome

Gemeinsame Symptome aller neuromuskulären Erkrankungen sind

- Muskelschwäche
- muskuläre Hypotonie
- veränderte Muskeltrophik
- Muskelschmerzen
- Muskelzittern
- abgeschwächte oder erloschene Muskeleigenreflexe (MER).

7.5.2 Spinale Muskelatrophien

Degeneration der motorischen Vorderhornzellen

Eine spinale Muskelatrophie (kurz: SMA) ist eine meist autosomal-rezessiv vererbte Erkrankung (☞ 4.2.1) und beruht auf einem degenerativen Prozess der motorischen Vorderhornzellen. Für die Pädiatrie sind drei bekannte Varianten der Erkrankung relevant, die sich insbesondere hinsichtlich des Manifestationsalters, der Progredienz und der damit verbundenen Prognose unterscheiden (☞ Tab. 7.6). Insgesamt leiden etwa 2 von 100 000 Einwohnern an einer SMA.

Symptome

Folgen des Untergangs der motorischen Vorderhornzellen sind

- Muskelfaszikulieren (Muskelwogen, Kontraktion einzelner Muskelfaserbündel) als Frühsymptom
- schlaffe beinbetonte Paresen, die unterschiedlich schnell fortschreiten (☞ Tab. 7.6)
- Muskelatrophien
- keine Sensibilitätsstörungen, da nur die motorischen Vorderhornzellen betroffen sind!

Tab. 7.5: Klassifikation neuromuskulärer Erkrankungen

Lokalisation der Störung	Resultierende Erkrankung
Motorische Vorderhornzelle	Spinale Muskelatrophie
Motorischer peripherer Nerv	Neuropathie
Motorische Endplatte	Myasthenia gravis
Muskulatur	Muskeldystrophie

Diagnostik

Genanalyse

- Bei der körperlichen Untersuchung fallen die genannten Symptome sowie abgeschwächte oder fehlende Muskeleigenreflexe auf.
- Im Elektromyogramm (kurz: EMG) lässt sich ein typisches neurogenes Schädigungsmuster nachweisen.
- Differentialdiagnostisch kommt eine Muskeldystrophie (☞ 7.5.5) infrage, die aber durch eine normwertige CK (Muskelenzym Kreatinkinase) ausgeschlossen werden kann.
- Bei entsprechendem Verdacht, z.B. bei positiver Familienanamnese, kann die Diagnose bereits pränatal durch den Nachweis der Genveränderungen gesichert werden.
- Eine Muskelbiopsie ist nach positiver Genanalyse nicht mehr erforderlich.

Therapie

Kausal nicht möglich

Eine kausale Behandlung gibt es nicht. Die symptomatischen Maßnahmen dienen insbesondere der Prophylaxe und Therapie lebensbedrohlicher Pneumonien.

7.5.3 ▬ Hereditäre motorische und sensorische Neuropathien

HMSN oder neurale Muskelatrophie

Häufigste Variante: Charcot-Marie-Tooth-Erkrankung

Den 7 verschiedenen Verlaufsformen der hereditären (erblichen) motorischen und sensorischen Neuropathien (kurz: HMSN) liegt eine Degeneration der peripheren Nerven zugrunde, die sekundär zu einer Muskelatrophie führt. Die HMSN wird daher auch als neurale Muskelatrophie bezeichnet.

Die häufigste Variante ist die HMSN Typ I, die nach den Neurologen Charcot, Marie und Tooth benannt ist und meistens autosomal-dominant vererbt wird.

Tab. 7.6: Gegenüberstellung der verschiedenen Formen der SMA

SMA	Typ I	Typ II	Typ III
Synonyme	• Werdnig-Hoffmann • infantile Form	Intermediärform	• Kugelberg-Welander • juvenile Form
Manifestationsalter	pränatal	> 3. Lebensmonat	> 2. Lebensjahr
Verlauf	rasch progredient	allmählich progredient	allmählich progredient
Folgen	• Froschhaltung • „floppy infant" • paradoxe Atmung • Trinkschwäche	• kein Stehen bzw. Gehen • Kontrakturen • Skoliose	• Watschelgang • Probleme beim Rennen und Treppensteigen • evtl. Skoliose
Prognose	Tod meist im 1. Lebensjahr	Tod meist im 2. Lebensjahrzehnt	abhängig von respiratorischen Problemen

Symptome

5 Charakteristisch für die HMSN Typ I ist zunächst die progrediente symmetrische Atrophie der Fuß- und Wadenmuskulatur, aus der im Kleinkind- oder Schulalter folgende Symptome resultieren:

- unbeholfenes Gangbild, Steppergang
- Wadenatrophie („Storchenbeine")
- Hohlfüße und Hammerzehen.

Erst nach langjährigem Verlauf greift die Erkrankung auf die Hand- und Unterarmmuskulatur über. Außerdem kommt es zu Sensibilitätsstörungen und vegetativen Symptomen. Die betroffenen Extremitätenabschnitte sind kühl und livide verfärbt.

Diagnostik

- Der Achillessehnenreflex ist abgeschwächt oder erloschen.
- Die motorische Nervenleitgeschwindigkeit (NLG) ist möglicherweise auch beim klinisch unauffälligen Elternteil deutlich reduziert.
- In der Nervenbiopsie fällt die typische zwiebelschalenartige Verdickung der Markscheiden auf.
- In den meisten Fällen ist eine Genanalyse möglich.

Therapie

Bei den rein symptomatischen Maßnahmen stehen Physiotherapie und Hilfsmittelversorgung im Vordergrund.

7.5.4 ▬ Myasthenia gravis

Bei der Myasthenia gravis handelt es sich um eine Autoimmunerkrankung, die sich gegen die Azetylcholinrezeptoren im Bereich der motorischen Endplatte richtet. So wird die neuromuskuläre Übertragung reversibel beeinträchtigt und die Skelettmuskulatur ermüdet abnorm schnell.

Die Erkrankung tritt mit einer Häufigkeit von 4 : 100 000 auf und bevorzugt das weibliche Geschlecht. Nach Manifestationsalter wird unterschieden zwischen einer juvenilen und einer adulten Form.

Die transiente (vorübergehende) neonatale Myasthenie wird durch übergetretene Antikörper betroffener Mütter hervorgerufen und das Neugeborene wird asymptomatisch, sobald die in der Schwangerschaft übergetretenen Antikörper abgebaut sind.

Physiologische Grundlagen

Die fortgeleitete Erregung einer Nervenfaser wird über die motorische Endplatte, die auch als neuromuskuläre Synapse bezeichnet wird, auf die Skelettmuskelfaser übertragen. Er-

---

Marginalien:

Symptome der HMSN Typ I

Diagnostik: NLG ↓↓, Nervenbiopsie, z. T. Genanalyse

Therapie: symptomatisch

Autoimmunerkrankung: Autoantikörper gegen Azetylcholinrezeptoren

Neuromuskuläre Übertragung

reicht die Erregung die kolbenartige Nervenendigung, so schüttet diese den Neurotransmitter Azetylcholin in den synaptischen Spalt aus. Dieser Botenstoff gelangt an den Azetylcholinrezeptor der Muskelzellmembran und erhöht deren Natriumleitfähigkeit. Der Natriumeinstrom führt zur Depolarisation und so zur Kontraktion der Muskelzelle. Azetylcholin wirkt nur kurz, da es durch das im synaptischen Spalt vorkommende Enzym Azetylcholinesterase gespalten und inaktiviert wird.

Symptome und Komplikationen

Frühsymptome:
- Ptosis, Doppelbilder
- Sprach- u. Schluckstörungen
- allgemeine Muskelschwäche → myasthenische Krise

Die Erkrankung kann schleichend oder plötzlich beginnen und betrifft häufig zunächst die Gesichts- insbesondere die Augenmuskulatur. Daher sind hängende Oberlider (Ptosis), Schielen und das Wahrnehmen von Doppelbildern frühe Krankheitszeichen.

Später treten zudem Sprach- und Schluckstörungen sowie allgemeine Muskelschwächen, auf, die im Tagesverlauf zunehmen. Eine akute Verschlechterung kann zu einer Insuffizienz der Atemmuskulatur und so zu einer myasthenischen Krise führen.

Diagnostik

- Tensilon-Test
- EMG
- Antikörper-Nachweis

- Beim Tensilon-Test wird ein kurzzeitig wirksamer Azetylcholinesterase-Hemmer verabreicht. Azetylcholin wird folglich nicht mehr gespalten, flutet im synaptischen Spalt an und verdrängt die Autoantikörper vom Azetylcholinrezeptor. So wird die Depolarisation der Muskelzelle wieder möglich und die Symptomatik bessert sich vorübergehend.
- Die rasche Ermüdbarkeit der Skelettmuskulatur wird im Elektromyogramm (EMG) sichtbar.
- Bei ca. 80% der Patienten gelingt der Nachweis von Antikörpern im Plasma.

Therapie

- Azetylcholinesterase-Hemmer und Immunsuppressiva
- evtl. Thymektomie bzw. Plasmapherese

❻ Medikamentöse Behandlung mit
- Azetylcholinesterase-Hemmern, deren Wirkmechanismus beim Tensilon-Test beschrieben ist
- Immunsuppressiva wie Azathioprin und Kortison.

In einigen Fällen konnten durch die operative Entfernung des Thymus (Thymektomie) gute Ergebnisse erzielt werden. Bei einer myasthenischen Krise werden mittels Plasmapherese die Autoantikörper entfernt.

7.5.5 Progressive Muskeldystrophien

Bei den progressiven Muskeldystrophien handelt es sich um eine Gruppe genetisch bedingter, degenerativer Erkrankungen der Skelettmuskulatur, die unterschiedlich rasch zur Körperbehinderung führen. Dabei sind das zentrale und periphere Nervensystem intakt. Die häufigsten Formen sind die

- maligne Muskeldystrophie (Typ Duchenne)
- benigne Muskeldystrophie (Typ Becker-Kiener).

Muskeldystrophie Typ Duchenne

Häufigkeit und Pathogenese

Die Duchenne-Muskeldystrophie (kurz: DMD) ist die häufigste primäre Myopathie (1:3500 Jungen). Da sie X-chromosomal-rezessiv vererbt wird (☞ 4.2.1) oder infolge einer Neumutation auf dem X-Chromosom auftritt, erkranken nur Jungen.

Aufgrund des Gendefektes fehlt das Protein Dystrophin in der Membran der quergestreiften Muskelzelle. Die Muskulatur atrophiert und das interstitielle Binde- und Fettgewebe nimmt zu. Daraus resultiert eine scheinbare Größenzunahme des Muskels, die als Pseudohypertrophie bezeichnet wird. Initial spielen sich diese Prozesse symmetrisch an der Beckengürtelmuskulatur, später an der Schultergürtel- sowie Oberarmmuskulatur und dann generalisiert ab. Wegen ihrer schlechten Prognose wird die DMD auch als maligne Muskeldystrophie bezeichnet. Da keine kausale Therapie bekannt ist und im Verlauf die Atemmuskulatur und das Herz insuffizient werden, ist die durchschnittliche Lebenserwartung auf etwa 20 Jahre herabgesetzt.

Symptome und Komplikationen

❼ Die Symptomatik entwickelt sich schleichend. Betroffene Neugeborene fallen möglicherweise durch eine muskuläre Hypotonie und eine verzögerte motorische Entwicklung auf. Auch die Sprachentwicklung kann verlangsamt sein. Die zunehmende Kraftlosigkeit der Beine führt zu folgenden Symptomen:

- Watschelgang, rasches Ermüden, häufiges Hinstürzen
- kompensatorische Hyperlordose und Genum recurvatum
- Kontrakturen und Skoliose infolge muskulärer Dysbalance
- Gowers-Zeichen: Kinder können nicht frei aus der Hocke aufstehen, sondern klettern an sich selbst empor
- Gnomenwaden aufgrund der Pseudohypertrophie (s. o.)
- Die meisten Jungen werden mit ca. 13 Jahren rollstuhlpflichtig.

Verzögert greift der Prozess auch auf die Arme und den Rumpf über. Hier treten beispielsweise die Schulterblätter flügelartig hervor (Scapulae alatae). Im Spätstadium können sich die

Maligne Muskeldystrophie

Ursache: X-chromosomal-rezessive Vererbung

Symptome: zunehmende Kraftlosigkeit

Komplikationen:
- Ventilation ↓
- Myokardbeteiligung

Lebenserwartung: 20 Jahre

Patienten kaum noch bewegen, die Lungen werden kaum noch belüftet und Pneumonien häufen sich. Da es sich beim Myokard auch um quergestreifte Muskulatur handelt, ist dieses ebenfalls betroffen, sodass eine Herzinsuffizienz resultieren kann.

Diagnostik

Diagnostik:
- MER ↓ oder fehlen
- CK ↑
- EMG pathologisch
- NLG normal
- Muskelbiopsie

Bei der körperlichen Untersuchung fallen neben den beschriebenen Symptomen herabgesetzte oder fehlende Muskeleigenreflexe (MER) auf.

Wegen des Membrandefektes treten spezifische Enzyme aus der Muskelzelle aus und lassen sich im Blut nachweisen. Schon bei der Geburt ist die Serumkreatinkinase (CK) stark erhöht, erst im ausgebrannten Stadium wird sie wieder normwertig.

Eine Muskelbiopsie und neurologische Zusatzuntersuchungen erhärten die Verdachtsdiagnose: Bei normaler Nervenleitgeschwindigkeit (NLG) ist das Elektromyogramm (EMG) pathologisch.

Therapie

Kausal nicht möglich

Eine kausale Therapie ist derzeit nicht bekannt. Insbesondere mit physiotherapeutischen Maßnahmen sollen Kontrakturen, Skoliose sowie Pneumonien verhindert und der Zeitpunkt des Gehverlustes hinausgezögert werden.

Muskeldystrophie Typ Becker-Kiener

Benigne Muskeldystrophie

Unterschiede zur Muskeldystrophie Typ Duchenne:
- Die Muskeldystrophie Typ Becker-Kiener ist mit einer Häufigkeit von 1:20000 Jungen deutlich seltener.
- Die Erkrankung manifestiert sich meistens erst im 2. Lebensjahrzehnt und damit später als die DMD.
- Die benigne Muskeldystrophie schreitet langsamer fort, sodass die Gehfähigkeit bis in das 3. Lebensjahrzehnt erhalten bleibt. Die Patienten versterben meist im 4. oder 5. Lebensjahrzehnt an den Folgen der Ateminsuffizienz.

7.6 Meningitis

Ursachen: meist viral

Infektionswege:
- meist hämatogen
- selten fortgeleitet oder direkt

Symptome:
- uncharakteristisch bei NG
- typisch bei älteren Kindern und Erwachsenen

Komplikationen:
- Meningoenzephalitis
- Waterhouse-Friedrichsen-Syndrom
- Folgeschäden

Therapie:
- bakterielle Meningitis: Antibiose, ggf. Kortison
- virale Meningitis: symptomatisch

Prognose: bei bakterieller Meningitis ernst

Bei einer Meningitis handelt es sich um eine durch Mikroorganismen hervorgerufene Entzündung der Hirn- und Rückenmarkshäute, an der in Deutschland jährlich etwa 15 von 100 000 Einwohnern erkranken. Bis zu 80% der Patienten sind Kinder, v.a. Säuglinge und Kleinkinder. Insbesondere die bakterielle Meningitis ist ein bedrohliches Krankheitsbild, das häufig Folgeschäden hinterlässt bzw. tödlich endet.

Ursachen

Hirnhautentzündungen werden hauptsächlich durch Viren hervorgerufen. Bakterielle Infektionen, die zu einer eitrigen Meningitis führen, sind deutlich seltener. In Tabelle 7.7 sind die häufigsten Krankheitserreger aufgeführt. Die Keime gelangen als Tröpfcheninfektion in den Nasen-Rachen-Raum und von dort auf dem Blutweg zu den Meningen. Fortgeleitete Infektionen beispielsweise im Rahmen einer eitrigen Nasennebenhöhlen- bzw. Mittelohrentzündung oder direkte Infektionen wie bei einem Schädelhirntrauma oder einer Liquorfistel kommen seltener vor.

Symptome

❽ Die Symptomatik wird v.a. vom Alter des Patienten bestimmt. Ein Neugeborenes zeigt meistens nur uncharakteristische Symptome wie
- plötzliche Atemstörungen
- Trinkschwäche
- Erbrechen

Tab. 7.7: Häufige Erreger einer Meningitis

Bakterien	Viren	Sonstige
a) bei Neugeborenen v.a. - Streptokokken - E. coli - Pneumokokken - Haemophilus influenzae Typ B (HiB, ☞ 12.3.4) - Listerien etc. b) bei Klein- und Schulkindern v.a. - Meningokokken - Pneumokokken - HiB etc. c) ab Jugendalter v.a. - Pneumokokken - Meningokokken - Listerien etc.	- Enteroviren, z.B. Coxsackieviren - Mumpsviren (☞ 12.2.5) - Herpesviren - FSME etc.	- Pilze - Parasiten

FSME = Frühsommermeningoenzephalitis

- gespannte Fontanelle, falls es durch das Erbrechen noch nicht ausgetrocknet ist (☞ 2.1)
- Lethargie oder Irritabilität
- graue Hautverfärbung.

Fieber und Krampfanfälle treten in diesem Alter nicht zwangsläufig auf und die später typischen meningealen Reizsymptome (☞ Tab. 7.8) fehlen.

Bei älteren Säuglingen, Kindern und Erwachsenen beginnt die Erkrankung plötzlich mit

- hohem Fieber
- Kopfschmerzen
- Übelkeit und Erbrechen
- Unruhe
- Benommenheit bis zum Koma
- zerebralen Krampfanfällen (☞ 7.4)
- Zeichen der meningealen Reizung wie Nackensteifigkeit, ggf. Opisthotonus (Überstreckung der Wirbelsäule); weitere Symptome sind in Tabelle 7.8 zusammengefasst.

Komplikationen

Akute Komplikationen

❾ Wenn die Entzündung auch das Gehirn betrifft und sich zu einer Menigoenzephalitis ausweitet, fallen außer den genannten Krankheitszeichen Herdsymptome wie Paresen oder Sprachstörungen auf.

Einen stürmischen Krankheitsverlauf zeigt die Meningokokkenmeningitis. Besonders gefürchtet ist eine Meningokokkensepsis, das sog. Waterhouse-Friedrichsen-Syndrom, das sich durch punktförmige und flächige Einblutungen in die Haut, Schockzeichen und zunehmende Bewusstseinseintrübung äußert. Eine Meningokokkensepsis endet oft tödlich und

---

Tab. 7.8: Die wichtigsten Symptome einer meningealen Reizung

Zeichen	Beschreibung
Meningismus	Bei passiver Kopfbeugung fällt eine Nackensteifigkeit bei schmerzhaftem Hypertonus der Nackenmuskulatur auf.
Brudzinski-Zeichen	Bei passiver Kopfbeugung werden die Hüft- und Kniegelenke zur Entlastung der Meningen gebeugt.
Kernig-Zeichen	Durch die passive Streckung des Kniegelenks bei gebeugtem Hüftgelenk werden heftige Schmerzen provoziert.
Lasègue-Zeichen	Die passive Beugung des Hüftgelenks bei gestrecktem Kniegelenk wird schmerzreflektorisch gehemmt.
Dreifuß-Zeichen	Fordert man das Kind auf, sich hinzusetzen, so wird es sich bei angestellten Beinen mit beiden Händen hinter dem Rücken abstützen.
Kniekuss-Zeichen	Das sitzende Kind kann nach Aufforderung den Kopf nicht bis zu den Knien beugen.

in der Autopsie findet man meistens Einblutungen in innere Organe v. a. in die Nebennieren.

Folgeschäden

- Insbesondere nach einer eitrigen Meningitis können die äußeren Liquorräume verkleben. Folglich ist die Liquorresorption gestört, und es entwickelt sich ein kommunizierender Hydrozephalus (☞ 7.3).
- Hirnnervenausfälle, z. B. Hörstörungen
- Epilepsie (☞ 7.4)
- Entwicklungsverzögerung.

Diagnostik

Das wichtigste diagnostische Instrument ist die Lumbalpunktion, die bei dem geringsten Verdacht auf eine Meningitis durchgeführt werden muss. Durch die Liquoruntersuchung kann die therapeutisch sowie prognostisch entscheidende Frage beantwortet werden, ob es sich um eine bakterielle oder virale Meningitis handelt.

Therapie und Prognose

Entscheidend für die Prognose der bakteriellen Meningitis ist die sofortige intravenöse Gabe eines Antibiotikums. Bei schweren Verläufen wird zusätzlich Kortison verabreicht, da es antientzündlich wirkt. Eine virale Meningitis wird symptomatisch behandelt.

Trotz dieser Maßnahmen versterben bis zu 20% der Kinder an einer bakteriellen Meningitis und bei 25% bleiben Folgeschäden zurück (s. o.). Eine virale Meningitis endet nur selten letal.

? Übungsfragen

1. Beschreiben Sie bitte die verschiedenen Petit mal-Anfälle?
2. Was ist ein BNS-Anfall?
3. Nennen Sie bitte Ursachen für Gelegenheitskrämpfe und Epilepsien.
4. Welche Symptome zeigt ein Patient mit einer spinalen Muskelatrophie?
5. Welche Symptome zeigt ein Patient mit einer neuralen Muskelatrophie?
6. Erklären sie bitte den Wirkmechanismus der Medikamente, die bei einer Myasthenia gravis eingesetzt werden.
7. Zu welchen Symptomen und Komplikationen kommt es bei einer Muskeldystrophie Typ Duchenne?
8. Welche Symptome zeigt ein Kind mit einer Meningitis?
9. Zu welchen Komplikationen kann es im Rahmen einer Meningitis kommen?

Hinweise auf weitere neurologische Erkrankungen

- Armplexusparesen finden Sie bei den geburtstraumatischen Schäden (☞ 4.6)
- Hirntumoren finden Sie bei den Krebserkrankungen (☞ 15.3).

8 Erkrankungen der Atemwege

8.1 Grundlagen

8.1.1 Einteilung der Atemwegserkrankungen

Entsprechend den 3 Teilfunktionen der Lunge unterscheidet man zwischen

- Ventilationsstörungen (Störungen der Belüftung)
- Diffusionsstörungen (Störungen des Gasaustausches)
- Perfusionsstörungen (Störungen der Lungendurchblutung).

Teilfunktionen der Lunge

Es ist möglich, dass Atemwegserkrankungen verschiedenen Störbereichen zugeordnet werden können bzw. dass die Störung einer Teilfunktion eine Beeinträchtigung eines anderen Bereichs nach sich ziehen kann.

Die Teilfunktionen müssen in allen Lungenabschnitten gleichmäßig ablaufen und aufeinander abgestimmt sein, anderenfalls kommt es zu Verteilungsstörungen. Atemregulationsstörungen resultieren aus einer Beeinträchtigung des Atemzentrums.

Ventilationsstörungen

Obstruktive Ventilationsstörungen

Strömungswiderstand ↑

❶ 90% aller Lungenfunktionsstörungen sind obstruktive Ventilationsstörungen, bei denen der Strömungswiderstand durch verengte oder verlegte Atemwege erhöht ist. Ursächlich kommt eine Obstruktion der oberen und der unteren Atemwege infrage:

Ursachen

- Obstruktion der oberen Atemwege, zu denen Mund, Nasen-Rachenraum und Kehlkopf zählen, z. B. durch
  - angeborene Fehlbildungen wie Choanalatresie (☞ 8.2)
  - Rhinitis (Schnupfen, ☞ 8.4.1)
  - Fremdkörperaspiration
  - Epiglottitis (☞ 12.3.4)
- Obstruktion der unteren Atemwege, z. B. durch
  - angeborene Weichheit der Trachea (Tracheomalazie)
  - Bronchitis (☞ 8.6)
  - Asthma bronchiale (☞ 8.5).

Restriktive Ventilationsstörungen

Dehnbarkeit ↓

❶ Bei den restriktiven Ventilationsstörungen ist das Lungen-Thorax-Zwerchfellsystem durch pulmonale oder extrapulmonale Ursachen nur vermindert dehnbar.

Ursachen: pulmonal, extrapulmonal

- pumonale Restriktion, z. B. durch
  - angeborene Bildungsfehler der Lunge (Lungenhypoplasie bzw. -aplasie, ☞ 8.2)
  - Lungenresektion
  - Lungenfibrose mit bindegewebigem Umbau der Alveolarmembran
- extrapulmonale Restriktion, z. B. durch
  - Skoliosen (☞ 6.6)
  - neuromuskuläre Störungen der Atemmuskulatur (☞ 7.5).

Das Ausmaß einer obstruktiven bzw. restriktiven Ventilaltionsstörung kann mit Hilfe einer Lungenfunktionsprüfung abgeschätzt werden (☞ 8.1.3).

Diffusionsstörungen

Gasaustausch ↓

Folgen:
- Hypoxie
- Hyperkapnie
- Azidose

Bei Diffusionsstörungen ist zunächst nur der Übertritt des Sauerstoffs aus den Alveolen in die Kapillaren beeinträchtigt und es kommt zu einer verminderten O_2-Konzentration im Blut (Hypoxie). Da die Diffusionseigenschaften von CO_2 deutlich besser sind als die von O_2 und CO_2 zunächst noch gut diffundieren kann, steigt die CO_2-Konzentration im Blut erst verzögert an (Hyperkapnie).

$$CO_2 + H_2O \leftrightarrow H_2CO_3 \leftrightarrow HCO_3^- + H^+$$
$$pH = - \log [H^+]$$

Diese chemische Reaktionsgleichung zeigt, dass die CO_2-Konzentration und die H^+-Ionenkonzentration im Blut im Gleichgewicht stehen, sodass eine Hyperkapnie zum Anstieg der H^+-Ionenkonzentration und damit zur respiratorischen Azidose (pH-Wert ↓) führt. Das Ausmaß der Hypoxie, Hyperkapnie und Azidose wird in der Blutgasanalyse (BGA) sichtbar (☞ 8.1.3)

Folgende Erkrankungen können den Gasaustausch behindern:
- Lungenfibrose, bei der das Lungengewebe bindegewebig umgebaut ist
- Lungenemphysem (s.u)
- Pneumonie (☞ 8.7)
- Lungenödem.

Perfusionsstörungen

Lungendurchblutung ↓

Die Durchblutung des Lungenkreislaufs kann durch folgende Faktoren beeinträchtigt sein:
- Störungen der arteriellen Blutzufuhr, z. B. bei Lungenembolien
- Störungen des venösen Abflusses, z. B. bei Linksherzinsuffizienz (☞ 9.1)
- Außerdem kann eine Ventilationsstörung zu einer Perfusionsstörung führen, denn in den minderbelüfteten Lungenabschnitten werden die kleinen Lungenarterien enggestellt,

Ventilationsstörung →
Perfusionsstörung

sodass das Blut in belüftete Bereiche umgeleitet wird. Dieser physiologische Vorgang, der das Ventilations-Perfusions-Verhältnis ökonomisieren soll, wird als **Euler-Liljestrand-Reflex** bezeichnet.

Komplikationen

Die Zusammenhänge zwischen Ventilations-, Diffusions- und Perfusionsstörungen und daraus resultierenden Komplikationen sind grundlegend für das Verständnis der einzelnen Atemwegserkrankungen.

Respiratorische Insuffizienz

Durch Ventilations-, Diffusions- bzw. Perfusionsstörungen kann die Effizienz der Atmung so weit herabgesetzt sein, dass es zu Blutgasveränderungen kommt. Je nach Ergebnis der Blutgasanalyse (BGA) unterscheidet man zwei Formen der respiratorischen Insuffizienz:

Partialinsuffizienz:
pO_2 ↓

- Bei der **respiratorischen Partialinsuffizienz** sinkt der O_2-Partialdruck des arteriellen Blutes (pO_2) unter den Normwert (Hypoxie). Der pCO_2 ist normal oder wegen der vermehrten Atemtätigkeit sogar erniedrigt.

Globalinsuffizienz:
pO_2 ↓, pCO_2 ↑, pH-
Wert ↓

- Bei der **respiratorischen Globalinsuffizienz** ist der pCO_2 zusätzlich erhöht (Hyperkapnie) und es liegt eine respiratorische Azidose vor.

Symptome

Symptome

Zeichen der **Hypoxie** sind Dyspnoe sowie Tachykardie und möglicherweise Zyanose, Verwirrtheit sowie Bewusstseinsstörungen. Kinder mit länger bestehender Hypoxie fallen durch Wachstumsverzögerung bzw. Minderwuchs auf und sie entwickeln Trommelschlegelfinger mit Uhrglasnägeln (☞ Abb. 9.1). Ausdruck einer **Hyperkapnie** sind zusätzlich Kopfschmerzen, Schwindel und Schwitzen.

Sauerstoffgabe

Die O_2-Gabe erfolgt immer in Abhängigkeit von den Ergebnissen der BGA. Liegt eine respiratorische Partialinsuffizienz vor, ist die O_2-Gabe komplikationslos möglich.

Bei der respiratorischen Globalinsuffizienz ist der Atemantrieb durch O_2-Mangel noch wirksam, während der CO_2-Antrieb schon ausgefallen ist. Diese Patienten werden durch unkontrollierte O_2-Gabe in Lebensgefahr gebracht, da ihnen so der letzte Atemantrieb genommen wird! Die O_2-Gabe erfolgt unter ständiger BGA-Kontrolle. Verschlechtert sich der pCO_2 wird die künstliche Beatmung notwendig.

! Merke Sauerstoffgabe nur nach ärztlicher Anordnung!

Pulmonale Hypertonie und Cor pulmonale

Physiologie

❷ Der Lungenkreislauf gehört zum Niederdrucksystem. Verglichen mit dem Körperkreislauf, in dem sich der (Blut-)Druck zwischen 80 mmHg und 120 mmHg bewegt, herrscht im Lungenkreislauf ein Druck von maximal 20 mmHg. Folglich muss der rechte Ventrikel, der das Blut in den kleinen Kreislauf pumpt, viel weniger Druck aufbringen als der linke Ventrikel. Das Myokard des rechten Ventrikels ist entsprechend dünner.

Ursachen der pulmonalen Hypertonie

Druckerhöhung im Lungenkreislauf → Cor pulmonale

Alle Faktoren, die den Gesamtdurchmesser der Blutgefäße des Lungenkreislaufs verringern, erhöhen den Strömungswiderstand in den Pulmonalarterien und damit den Druck im kleinen Kreislauf über 20 mmHg.
- Perfusionsstörungen, z. B. Lungenembolien
- Auch Ventilationsstörungen können über den Euler-Liljestrand-Reflex (s. o.) zu einer Engstellung der keinen Pulmonalarterien führen.

Resultat ist die pulmonale Hypertonie.

Folge der pulmonalen Hypertonie

Ist der Widerstand in den Pulmonalarterien erhöht, muss der rechte Ventrikel einen höheren Druck aufbringen, um das Blut in den Lungenkreislauf zu pumpen. Folge ist eine Rechtsherzhypertrophie bzw. Rechtsherzinsuffizienz, die als **Cor pulmonale** bezeichnet wird. Ein Cor pulmonale kann sich plötzlich oder langfristig entwickeln.
- akutes Cor pulmonale, z. B. bei Lungenembolie oder Asthma-Anfall
- chronisches Cor pulmonale, z. B. bei Ventilationsstörungen.

Lungenemphysem

Definition

Bei einem Lungenemphysem sind die Alveolen irreversibel erweitert und nehmen nicht mehr am Gasaustausch teil.

Ursachen

- Air-trapping → Lungenüberblähung
- α_1-Proteaseninhibitor-Mangel → Proteasen schädigen die Alveolarwände

- Ein Lungenemphysem kann die Folge einer obstruktiven Ventilationsstörung sein. Eine Obstruktion erschwert insbesondere die Exspiration. Die eingeatmete Luft wird nicht mehr vollständig ausgeatmet und sammelt sich distal des Engpasses an. Durch dieses „air-trapping" werden die Lungen überbläht und mit der Zeit entwickelt sich ein Lungenemphysem.

- Bei jungen Patienten ohne bekannte Ventilationsstörung kann auch ein erblicher Enzymmangel (α_1-Proteaseninhibitor-Mangel) vorliegen. Bereits in der gesunden Lunge werden eiweißspaltende Enzyme, sogenannte Proteasen freigesetzt. Diese würden die Alveolarwände andauen, wenn sie nicht durch Proteaseninhibitoren neutralisiert würden. Beim krankhaften α_1-Proteaseninhibitor-Mangel überwiegen die Proteasen, die die Alveolarwände irreversibel schädigen und so zum Lungenemphysem führen.

Folgen

Ein Lungenemphysem hat gravierende Folgen:
- respiratorische Insuffizienz (s. o.)
- pulmonale Hypertonie und Cor pulmonale (s. o.)
- Pneumothorax durch Platzen einer Emphysemblase.

Pneumothorax

Definition

Beim Pneumothorax (kurz: Pneu) gelangt Luft in den Pleuraspalt, der dort herrschende Unterdruck wird aufgehoben und die Lunge kollabiert.

Formen und Ursachen

Spontanpneu und offener Pneu

Am häufigsten ist der **Spontanpneumothorax** (auch: geschlossener Pneumothorax). Idiopathisch, d. h. ohne erkennbaren Anlass, oder infolge einer Lungenerkrankung zerstörte Alveolen finden Anschluss an den Pleuraspalt. Ursächliche Lungenerkrankungen sind
- Lungenemphysem (s.o)
- Bronchiektasen (s. u.)
- Beatmungsfolgen, insbesondere bei Frühgeborenen und Neugeborenen.

Seltener ist der **offene Pneumothorax**, bei dem der Pleuraspalt von außen eröffnet wird:
- traumatisch, z. B. bei penetrierenden Thoraxverletzungen, Rippenfrakturen
- iatrogen, z. B. nach invasiven Eingriffen, zentralen Venenkathetern.

Spannungspneumothorax

Spannungspneumothorax ist lebensbedrohlich!

Der Spannungspneumothorax ist ein lebensbedrohlichen Notfall. Luft gelangt bei der Einatmung durch die verletzte Pleura in den Thorax, kann aber bei der Ausatmung nicht mehr entweichen. Man spricht daher auch vom Ventilpneumothorax. Auf der betroffenen Seite entwickelt sich ein Überdruck, durch den das Mediastinum auf die gesunde Seite verlagert wird. Die Funktion der gesunden Lungenhälfte und des Herzens werden mit jedem Atemzug mehr beeinträchtigt, sodass eine sofortige Entlastungspunktion notwendig wird.

Symptome und Diagnostik

- akut einsetzende Dyspnoe
- stechende Thoraxschmerzen
- asymmetrische Atembewegungen
- beim Spannungspneu zunehmende Dyspnoe und Schock-zeichen
- fehlende Atemgeräusche und hypersonorer Klopfschall auf der betroffenen Seite
- Röntgen-Thorax, beim NG auch Diaphanoskopie: Beim Durchleuchten des Thorax mit einer Lampe zeigt sich ein deutlicher Helligkeitsunterschied.

Therapie

Bülau-Drainage

Durch eine Bülau-Drainage wird der Unterdruck im Pleura-spalt wiederhergestellt.

Atelektasen

Definition

❸ Atelektasen sind nicht belüftete Lungenabschnitte. Da die Wände der luftleeren Alveolen aneinanderliegen und verkleben, sind die betroffenen Lungenabschnitte kollabiert und es findet kein Gasaustausch mehr statt. Sekundär kann sich eine Lungenentzündung entwickeln.

Formen und Ursachen

- angeboren
- erworben: Resorptionsatelektasen, Kompressionsatelektasen

Man unterscheidet angeborene von erworbenen Atelektasen. Bei der angeborenen Form haben sich die Lungen des Neugeborenen beim ersten Atemzug nicht vollständig entfaltet. Angeborene Atelektasen treten auf bei

- Surfactantmangel, insbesondere bei Frühgeborenen (☞ 5)
- Fruchtwasseraspiration
- Schädigung des Atemzentrums

Bei erworbene Atelektasen ist zu unterscheiden zwischen

- **Resorptionsatelektasen,** die Folge eines Bronchialverschlusses durch Fremdkörper, Schleim oder Tumoren sind; die Luft distal des Verschlusses wird resorbiert
- **Kompressionsatelektasen,** die sich entwickeln, wenn sich von außen komprimierte Lungenabschnitte nicht mehr richtig entfalten können, z.B. bei Zwerchfellhochstand, Pleuraergüssen.

Bronchiektasen

Irreversible Aussackung der Bronchien durch:
- chronische Entzündung
- bronchiale Obstruktion

Folge: Sekretretention, rezidivierende broncho-pulmonale Infekte

Bei Bronchiektasen handelt es sich um irreversible Bronchialerweiterungen, die durch das Zusammenspiel chronisch-entzündlicher Veränderungen und mechanischer Faktoren zustande kommen. Bedingt durch einen chronischen Entzündungsreiz lösen sich besonders im Kindesalter die Wandstrukturen der Bronchien auf, elastische Fasern und glatte Muskulatur gehen verloren. Bronchiale Obstruktion bewirkt durch Druck und Zug eine Aussackung.

In den sackförmigen Erweiterungen der Bronchien sammelt sich Sekret, das besonders morgens oder nach Lagewechsel abgehustet werden kann, aber auch einen idealen Nährboden für Keime darstellt. Wiederkehrende bronchopulmonale Infekte sind die Folge.

Therapie: operativ, konservativ

Therapie

* Operative Behandlung: Lokal begrenzt auftretende Bronchiektasen werden mittels Segment- oder Lappenresektion entfernt.
* Zu den konservativen Maßnahmen zählen die Sekretmobilisation und die gezielte Antibiotikatherapie.

8.1.2 Leitsymptome bei Atemwegserkrankungen

Zu den Leitsymptomen bei Atemwegserkrankungen zählen:

* Dyspnoe
* veränderte Atemfrequenz
* Zyanose
* Husten und Auswurf
* Atemgeräusche.

Dyspnoe

Zeichen einer erschwerten Atmung

Das subjektive Gefühl der Atemnot geht einher mit Zeichen der erschwerten Atmung, die je nach Altersstufe unterschiedlich sind:

* ❹ Zeichen der erschwerten Atmung bei Neugeborenen und Säuglingen sind in Abb. 8.1 veranschaulicht.
* Zeichen der erschwerten Atmung bei älteren Kindern:
  – juguläre und epigastrische Einziehungen
  – Einsatz der Atemhilfsmuskulatur bei aufrechter Körperhaltung (Orthopnoe)
  – erhöhte Atemfrequenz (Tachypnoe).

Ursachen

* Ursachen beim (Klein-)Kind
* Ursachen beim NG

Auch das Ursachenspektrum unterscheidet sich bei den verschiedenen Altersgruppen. Folgende Faktoren können bei Kindern eine Dyspnoe auslösen:

* Atemwegserkrankungen wie Asthma bronchiale (☞ 8.5), Pneumonie (☞ 8.7), Mukoviszidose (☞ 8.3), Pneumothorax (s.o.)
* Fremdkörperaspiration
* Thoraxdeformitäten wie bei ausgeprägter Skoliose (☞ 6.6) und Trichterbrust
* neuromuskuläre Erkrankungen, die die Atemmuskulatur betreffen (☞ 7.5)
* Störungen des Atemzentrums, z.B. bei Enzephalitis oder Hirntumoren (☞ 15.3)
* Herzerkrankungen, z.B. angeborene Herzfehler (☞ 9.2)
* Anämie.

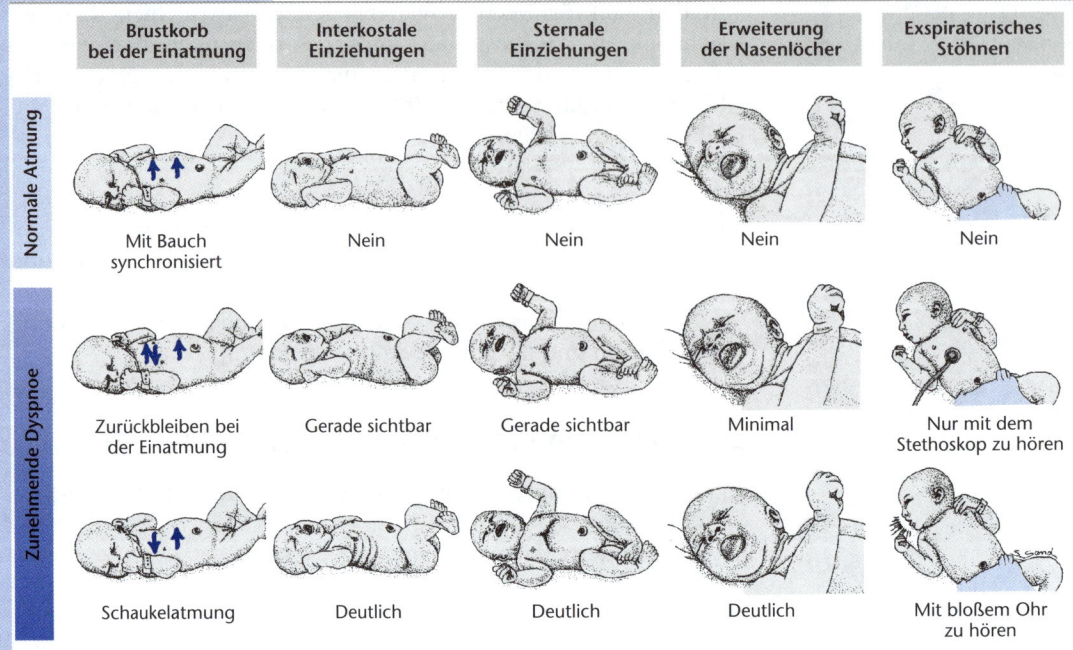

	Brustkorb bei der Einatmung	Interkostale Einziehungen	Sternale Einziehungen	Erweiterung der Nasenlöcher	Exspiratorisches Stöhnen
Normale Atmung	Mit Bauch synchronisiert	Nein	Nein	Nein	Nein
Zunehmende Dyspnoe	Zurückbleiben bei der Einatmung	Gerade sichtbar	Gerade sichtbar	Minimal	Nur mit dem Stethoskop zu hören
	Schaukelatmung	Deutlich	Deutlich	Deutlich	Mit bloßem Ohr zu hören

Abb. 8.1 Sichtbare und hörbare Dyspnoe-Zeichen beim Neugeborenen und Säugling [E 191]

Beim Neugeborenen müssen zusätzlich folgende Differential-diagnosen in Erwägung gezogen werden:

- Fruchtwasser- oder Mekoniumaspiration
- Atemnotsyndrom (Frühgeborene, ☞ 5)
- Fehlbildungen wie Choanalatresien, bronchopulmonale Fehlbildungen (☞ 8.2) und Zwerchfellhernien.

Veränderte Atemfrequenz

Tachypnoe und Bradypnoe

Aus Tabelle 8.1 gehen die altersabhängigen Normwerte hervor. Die Ursachen einer erhöhten Atemfrequenz (Tachypnoe) und

Tab. 8.1: Physiologische Atemfrequenz im Wachzustand bei körperlicher Ruhe und im Schlaf

Alter	Wachzustand (Atemzüge/min)	Schlaf (Atemzüge/min)
Neugeborenes	50–60	40–50
6–12 Monate	58–75	22–31
1.–2. Lebensjahr	30–40	17–23
2.–4. Lebensjahr	23–42	16–25
4.–6. Lebensjahr	19–36	14–23
6.–10. Lebensjahr	15–30	13–23
10.–12. Lebensjahr	15–28	13–19
12.–14. Lebensjahr	18–26	15–18

Tab. 8.2: Ursachen einer erhöhten und einer erniedrigten Atemfrequenz

Tachypnoe	Bradypnoe
■ Atemnotsyndrom bei Neugeborenen ■ Atemwegserkrankungen ■ Herzerkrankungen ■ Anämie ■ psychisch bedingte Hyperventilation	■ Beeinträchtigung des Atemzentrums, z. B. durch Hirnblutungen, Entzündungen, Tumoren, bei Neugeborenen außerdem durch mütterliche Narkose ■ neuromuskuläre Erkrankungen ■ Intoxikationen

einer verlangsamten Atmung (Bradypnoe) sind in Tabelle 8.2 aufgeführt.

Zyanose

Definition

Zentrale Zyanose:
- pulmonale Ursachen
- kardiale Ursachen

Periphere Zyanose:
- erhöhter O_2-Verbrauch
- verlangsamte Zirkulation

Die blau-rote Färbung von Haut und Schleimhäuten ist Ausdruck eines verringerten Sauerstoffgehaltes im Blut. Eine Zyanose zeigt sich zunächst im Bereich der Finger bzw. Zehen, Nasen, Ohren und Lippen (Akrozyanose).

Formen und Ursachen

❺ Eine **zentrale Zyanose** liegt vor, wenn in der Lunge das Hämoglobin in den Erythrozyten nur unzureichend mit Sauerstoff beladen wird. Weitere Ursache können Kurzschlussverbindungen (Shunts) zwischen venösem und arteriellem Blut sein, wie sie beispielsweise bei angeborenen Herzfehlern (☞ 9.2) vorkommen.

Bei einer **peripheren Zyanose** ist die arteriovenöse Sauerstoffdifferenz erhöht, d. h. dass dem Blut im Gewebe mehr Sauerstoff entzogen wird, während die Sauerstoffsättigung normal ist. Eine periphere Zyanose kommt bei erhöhtem Sauerstoffverbrauch oder einer verlangsamten Blutzirkulation vor.

Husten und Auswurf

Produktiver Husten: mit Auswurf

Reizhusten: ohne Auswurf

Die heftige Ausatmung gegen die zunächst geschlossene, dann plötzlich geöffnete Stimmritze dient der Freihaltung der Atemwege von schädigenden Reizen. Husten ist also ein physiologischer Schutzmechanismus, kann aber auch Ausdruck einer Lungenerkrankung sein. Dabei ist zwischen Husten mit Auswurf, dem produktiven Husten, und Husten ohne Auswurf, dem trockenen Husten oder Reizhusten, zu unterscheiden.

Ursachen

- Aspiration
- Infekte der oberen Atemwege (☞ 8.4)
- Bronchitis (☞ 8.6)
- Asthma bronchiale (☞ 8.5)
- Pneumonie (☞ 8.7)

■ Mukoviszidose (☞ 8.3)

■ aber auch uncharakteristische Vorzeichen bei Kinderkrankheiten wie Masern und Röteln (☞ 12.2.1 und 12.2.2).

! Merke

Tritt bei Kindern ohne Anamnese plötzlicher Husten auf, so ist an eine Fremdkörperaspiration zu denken!

Auswurf

Sputum

■ **Sputum:** Abgehustetes Bronchialsekret, das abgesehen von geringen Mengen gelegentlichen, glasigen Sputums immer pathologisch und potentiell infektiös ist
- seröses Sekret bei viraler Infektion
- gelblich-eitriges Sekret bei bakterieller Primär- oder Superinfektion

! Merke

Sputum ist potentiell infektiös! Um sich selbst, Patienten und Besucher zu schützen, gelten beim Umgang mit Sputum folgende Hygieneregeln:

■ sich nicht direkt vom Patienten anhusten lassen

■ bei Kontamination mit Sputum die betroffenen Hautpartien und Flächen desinfizieren

■ vor sekretlösenden Maßnahmen Papiertücher bereitlegen und diese dann direkt vom Patienten in einen Abwurfbeutel oder eine Nierenschale entsorgen lassen.

Hämoptyse und Hämoptoe

■ **Hämoptyse:** Aushusten von blutigem Sputum oder geringen Blutmengen

■ **Hämoptoe:** Aushusten größerer Blutmengen.

Zu Blutbeimengungen kann es v. a. bei Keuchhusten (Pertussis, ☞ 12.3.2), seltener auch bei Pneumonien und anderen Atemwegsinfektionen, bei Bronchiektasen und Fremdkörperaspiration kommen.

Atemgeräusche

Physiologische Atemgeräusche:
- Bronchialatmen
- Vesikuläratmen

Mit dem Stethoskop hörbare physiologische Atemgeräusche sind das Bronchialatmen, hervorgerufen durch strömende Luft im Bereich der Trachea und der großen Bronchien, und das Vesikuläratmen, das durch sich entfaltende Alveolen zustande kommt. Pathologische Atemgeräusche sind Stridor und Giemen.

Stridor

- inspiratorisch
- exspiratorisch

❻ Ein Stridor ist ein auf Distanz hörbares pfeifendes Atemgeräusch, das bei verengten Atemwegen oft kombiniert mit einer Dyspnoe auftritt.

- Entsteht das Geräusch bei der Einatmung, spricht man von einem **inspiratorischen Stridor**. Dieser ist Ausdruck einer Verengung oder Verlegung der oberen Atemwege, z. B. durch Schwellung, Schleim, Fremdkörper oder Fehlbildungen.
- Ein **exspiratorischer Stridor** resultiert aus einer Einengung der Bronchien wie beim Asthma bronchiale oder einer Bronchitis.

! Merke

Tritt ein Stridor kombiniert mit Dyspnoe auf, handelt es sich um ein Notfallzeichen!

Giemen

Giemen ist ein sehr wechselndes, pfeifendes, quietschendes Atemnebengeräusch, das beim Abhören der Lunge mit dem Stethoskop, evtl. aber auch auf Distanz wahrnehmbar ist. Es kommt durch schwingende Sekretfäden bzw. durch Obstruktion zustande.

8.1.3 ▬ Diagnostisches Vorgehen

Zu den diagnostischen Maßnahmen gehören:
- körperliche Untersuchung
- Lungenfunktionsprüfung
- Blutgasanalyse
- bildgebende Verfahren
- Bronchoskopie.

Körperliche Untersuchung

Inspektion

Schon die Betrachtung des Thorax kann wichtige Informationen liefern:
- Thoraxform, z. B.
  - Thoraxdeformitäten wie Trichterbrust
  - Fassthorax und Einziehungen am unteren Rippenrand als Zeichen der Überblähung
- Atemexkursionen
  - symmetrische Thoraxbewegungen
  - Bauchatmung oder Thoraxatmung
  - thorakale, juguläre oder epigastrische Einziehungen als Zeichen einer Dyspnoe
- Atemfrequenz.

Perkussion

Physiologisch: sonorer Klopfschall

Pathologisch: hypersonorer/gedämpfter Klopfschall

Das Abklopfen des Thorax ist bei Säuglingen und Kindern wenig sinnvoll. Beim Jugendlichen oder Erwachsenen ergibt sich bei der Perkussion der gesunden Lunge ein typischer Klopfschall, der als sonor bezeichnet wird.

143

Ist der Luftgehalt einer Thoraxhälfte wie beim Emphysem oder Pneumothorax erhöht, so ist der Klopfschall hypersonor, d. h. er ist lauter und tiefer. Bei Infiltraten, z. B. bei einer Pneumonie, oder Ergüssen ist der Klopfschall gedämpft.

Mittels Perkussion können außerdem die Lungengrenzen und deren Atemverschieblichkeit bestimmt werden.

Auskultation

Beim Abhören der Lunge mit dem Stethoskop kann man beim Lungengesunden während der Einatmung über der Trachea und den großen Brochien Bronchialatmen und in der Peripherie ein leises Atemgeräusch, das Vesikuläratmen, wahrnehmen (s. o.).

Pathologischer Auskultationsbefund ist ein abgeschwächtes oder fehlendes Atemgeräusch wie beim Emphysem, Erguss oder Pneumothorax. Während ein fauchendes Atemgeräusch bei Neugeborenen und jungen Säuglingen normal ist, spricht es beim älteren Kind z. B. für eine Pneumonie.

Lungenfunktionsprüfung

Mit der Lungenfunktionsprüfung (kurz: Lufu) wird die Leistungsfähigkeit der Lunge erfasst. Sie wird zur Diagnostik und Verlaufskontrolle von Lungenerkrankungen sowie vor und nach thoraxchirurgischen Eingriffen eingesetzt. In der Pädiatrie ist dabei zu beachten, dass

- Lungenfunktionsuntersuchungen aus Kooperationsgründen erst ab dem 5. Lebensjahr möglich sind und
- Normwerte abhängig von Körpergröße, Gewicht, Alter und Geschlecht sind.

Spirometrie

Die klassische Methode zur Beurteilung der Ventilation ist die Spirometrie, mit der sich statische und dynamische Größen bestimmen lassen.

Statische Größen

- Das **Atemzugvolumen (AZV)** ist die Luftmenge, die in Ruhe pro Atemzug ein- und wieder ausgeatmet wird. Multipliziert man das AZV mit der Atemfrequenz resultiert das **Atemminutenvolumen (AMV)**.
- Das **inspiratorische Reservevolumen (IRV)** ist die Luftmenge, die nach ruhiger Inspiration noch weiter eingeatmet werden kann.
- Das **exspiratorische Reservevolumen (ERV)** ist die Luftmenge, die nach ruhiger Exspiration noch weiter ausgeatmet werden kann.
- Bei der **Vitalkapazität (VK)** handelt es sich um das maximal mobilisierbare Lungenvolumen, d. h. es ist die Luftmenge die nach maximaler Exspiration maximal eingeatmet werden kann. Restriktive Ventilationsstörungen gehen mit einer verringerten Vitalkapazität einher.

Normalbefund: Bronchial-, Vesikuläratmen

Pathologischer Befund: Atemgeräusch abgeschwächt, fehlend oder fauchend

VK = AZV + IRV + ERV

Restriktive Ventilationsstörungen → VK ↓

RV ↑ bei Überblähung

- Das **Residualvolumen (RV)** bleibt auch nach maximaler Exspiration noch in der Lunge und lässt sich daher spirometrisch nicht erfassen. Bei obstruktiven Ventilationsstörungen ist ein zunehmendes RV Ausdruck einer Überblähung.
- Die **Totalkapazität (TK)** ist die Luftmenge die sich nach maximaler Inspiration in der Lunge befindet bzw. die Summe aus der VK, die beim Lungengesunden 80% der TK beträgt, und dem RV, auf das die übrigen 20% der TK entfallen.

Dynamische Größen

Einsekundenkapazität
(FEV$_1$) = 70% VK

Obstruktive
Ventilationsstörung →
FEV$_1$ ↓

- Die **Einsekundenkapazität** wird mit dem Tiffeneau-Test ermittelt: Nach langsamer tiefstmöglicher Einatmung wird die in der ersten Sekunde mit maximaler Anstrengung schnellstmöglichst ausgeatmete Luftmenge, das forcierte exspiratorische Volumen in der 1. Sekunde (FEV$_1$), gemessen. Bei einem Lungengesunden beträgt das FEV$_1$ 70% der VK. Da eine Verengung der Atemwege besonders die Ausatmung erschwert, lässt sich mit dem Tiffeneau-Test das Ausmaß einer obstruktiven Ventilationsstörung abschätzen.
- Mit dem **Brononchospasmolysetest** kann eine reversible Obstruktion wie beim Asthma bronchiale nachgewiesen werden. Dazu wird nach Inhalation eines Bronchodilatators der Tiffeneau-Test wiederholt.
- Mit dem **Peak-flow-Meter** lässt sich der exspiratorische Spitzenfluss ermitteln. Dieses einfache Gerät hat sich in der Patientenselbstmessung bewährt.

Ganzkörperplethysmographie

Es handelt sich um ein aufwendiges Verfahren, bei dem der Patient in einer geschlossenen Kammer sitzt. Unabhängig von der Kooperation des Patienten werden Kammerdruck und Atemstrom am Mund des Patienten ständig gemessen. So lassen sich folgende Größen erfassen:
- Atemwegswiderstand (Resistance)
- Lungenvolumina, insbesondere RV.

Blutgasanalyse

Mit der Blutgasanalyse (kurz: BGA) wird der Gasaustausch in der Lunge beurteilt. Dazu werden die Partialdrücke der Atemgase sowie der pH-Wert in arteriellem Blut bzw. in Kapillarblut ermittelt. Die altersabhängigen Normwerte und pathologische Abweichungen sind in Tabelle 8.3 aufgeführt.

Bildgebende Verfahren

Röntgen-Thorax

Die konventionelle Röntgenaufnahme des Thorax ist angezeigt bei bzw. zur

Tab. 8.3: Normwerte der BGA und pathologische Abweichungen

Parameter	Normwert	Pathologische Abweichung
pH-Wert	7,35–7,45	↑: Alkalose ↓: Azidose
O_2-Partialdruck	80–108 mmHg	↓: Hypoxie
CO_2-Partialdruck	32–47 mmHg	↑: Hyperkapnie ↓: Hypokapnie, z.B. bei Hyperventilation

- V.a. Aspiration
- V.a. Pneumonie
- V.a. andere akute oder chronische Erkrankungen der Lunge, z.B. Pneumothorax, Atelektasen und Raumforderungen
- Beurteilung der Herzfigur
- Beurteilung der Zwerchfellbeweglichkeit
- unklarem Fieber zum Ausschluss einer Pneumonie.

Bronchoskopie

Bronchoskopie:
- diagnostisch
- therapeutisch

Bei der Bronchoskopie, die bei Kindern stets in Vollnarkose durchgeführt wird, werden die Atemwege mit einem speziellen Endoskop betrachtet. Im Rahmen dieser Untersuchung ist auch eine Bronchiallavage möglich. Dabei werden die Bronchien mit physiologischer Kochsalzlösung gespült, um einen Erreger bei Infektionskrankheiten nachzuweisen oder Tumorzellen zu gewinnen.

Bei einer therapeutischen Bronchoskopie werden beispielsweise aspirierte Fremdkörper aus den Luftwegen entfernt. Eine diagnostische Bronchoskopie wird durchgeführt bei

- V.a. angeborene Fehlbildungen
- unklaren Pneumonien bzw. Bronchitiden
- V.a. Tumor
- V.a. Zilienfunktionsstörung etc.

? Übungsfragen

1 Was ist der Unterschied zwischen obstruktiven und restriktiven Ventilationsstörungen? Welche Ursachen sind Ihnen bekannt?

2 Wie kommt es zu einem Cor pulmonale?

3 Nennen Sie bitte die Ursachen von Atelektasen.

4 Nennen Sie bitte die typischen Zeichen einer Dyspnoe bei Neugeborenen und Säuglingen.

5 Wie kommt es zu einer Zyanose?

6 Nennen Sie bitte Ursachen eines Stridors.

8.2 ▬ Angeborene Fehlbildungen

Fehlbildungen der Atemwegsorgane sind relativ selten. Sie manifestieren sich meistens im Neugeborenen- oder frühen Säuglingsalter. Fehlbildungen mit klinischer Bedeutung sind in Tabelle 8.4 zusammengefasst.

8.3 ▬ Mukoviszidose

Häufigste
Stoffwechselerkrankung

Die Mukoviszidose (auch: Cystische Fibrose, CF) ist in Mitteleuropa mit einer Häufigkeit von $1:2000$ die häufigste erbliche Stoffwechselerkrankung. 4% der Bevölkerung sind gesunde Merkmalsträger.

Tab. 8.4: Fehlbildungen der Atemwegsorgane

Fehlbildung	Symptome, Folgen	Therapie
Choanalatresie: Knöcherner oder membranöser Verschluss der hinteren Nasenöffnung	■ besonders beim Trinken auffallende Atembehinderung, da Säuglinge normalerweise gleichzeitig atmen und schlucken können ■ lebensbedrohliche Komplikation bei beidseitigem Verschluss	■ meistens plastisch-chirurgischer Eingriff ■ membranöser Verschluss wird von der Nase her durchstoßen
Laryngomalazie: Weichheit des Kehlkopfes	■ inspiratorischer Stridor (s.o.) ■ verschlechtert sich bei Infekten der oberen Luftwege	meist nicht erforderlich, denn Kehlkopf festigt sich im 1. Lebensjahr
Tracheomalazie: Weichheit der Luftröhre	■ inspiratorischer bzw. exspiratorischer Stridor (s.o.) ■ verschlechtert sich bei Infekten der oberen Luftwege	meist nicht erforderlich, denn Trachealwand festigt sich im 1. Lebensjahr
Ösophago-tracheale Fisteln: Verbindungsgänge zwischen Speise- und Luftröhre	Aspirationspneumonien	Fisteln werden operativ unterbunden
Lungenaplasie: Fehlen einer oder beider Lungen	■ einseitiges Fehlen mit dem Leben vereinbar ■ Leistungsminderung	keine therapeutischen Möglichkeiten
Lungensequester: Areale, die nicht an das Bronchialsystem angeschlossen sind	rezidivierende Pneumonien	Lungensequester werden operativ entfernt
Wabenlunge: Lungengewebe durch dünnwandige Hohlräume (Zysten) ersetzt	■ rezidivierende Pneumonien ■ respiratorische Insuffizienz	Behandlung der Komplikationen

Ursache

Autosomal-rezessiv
vererbter Gendefekt
→ gestörter Chlorid-
  transport
→ zähe Drüsensekrete
→ v. a. pulmonale und
  intestinale Folgen

Der Mukoviszidose liegt ein Gendefekt auf Chromosom 7 zugrunde, der autosomal-rezessiv vererbt wird (☞ 4.2.1). Das
defekte Gen führt zu einem gestörten Chloridtransport durch
die Zellmembranen sämtlicher exokriner Drüsen, sodass diese
vermehrt abnorm zusammengesetztes Sekret mit erhöhter Vis-
kosität produzieren. Betroffen sind Tracheal- und Bronchialschleimhaut, Pankreas, Gallenwege, Darmschleimhaut, Spei-
chel-, Schweiß- und Keimdrüsen, die Erkrankungsfolgen aber
manifestieren sich insbesondere im Respirations- und Gastroin-
testinaltrakt.

Klinik

Folgen des zähen
Bronchialsekrets:
■ rezidivierende Bron-
  chitiden, Pneumonien
■ Bronchiektasen
■ obstruktives Lungen-
  emphysem
■ Spontanpneumo-
  thorax
■ Cor pulmonale

Pulmonale Verlaufsform

Das zähe Tracheal- und Bronchialsekret führt zu bronchialer
Obstruktion und ist ein idealer Nährboden für Bakterien. Die
Folge sind rezidivierende Bronchitiden und Pneumonien, die
v. a. durch Staphylococcus aureus, Haemophilus influenzae
und dem Problemkeim Pseudomonas aeruginosa hervorgerufen werden.

Bakterientoxine leisten der Entstehung von Bronchiektasen Vorschub, während es durch die Verlegung der Atemwege
zu Atelektasen bzw. zum obstruktiven Lungenemphysem kommen kann. Periphere Bronchiektasen und platzende Emphy-
semblasen können Anschluss an den Pleuraspalt finden und so
einen Spontanpneumothorax verursachen.Infolge der Lungen-
veränderungen entwickelt sich langfristig eine pulmonale Hypertonie, durch die der rechte Ventrikel mehrbelastet wird. Die aus
einer Lungenerkrankung resultierende Rechtsherzinsuffizienz
wird als Cor pulmonale bezeichnet.

! Merke

Wiederkehrende Bronchitiden und Pneumonien auf dem Boden
von Bronchialsekret sind die häufigste Todesursache bei CF-
Patienten. Daher muss die Sekretmobilisation in der Behandlung oberste Priorität genießen!

Intestinale Verlaufsform

Evtl. Mekoniumileus

Ein Mekoniumileus ist bei 10% der Patienten der erste Hinweis
auf eine CF. Durch die abnorme Zusammensetzung der
Drüsensekrete des Dünndarms ist das Mekonium von
kittartiger Konsistenz und haftet fest an der Darmwand. Ein
Ileus (Darmverschluss) kann auch im späteren Leben auftreten.

Maldigestion

Bei allen Patienten fallen die Folgen einer chronischen
Verdauungsinsuffizienz auf. Da das zähe Drüsensekret die
Ausführungsgänge von Leber und Pankreas verlegt, werden
kaum noch Verdauungsenzyme in den Dünndarm ausgeschüttet. Normalerweise spalten die Verdauungsenzyme der

Bauchspeicheldrüse Kohlenhydrate, Eiweiße und Fette in ihre resorbierbaren Bestandteile (☞ Tab. 10.2). Beim CF-Patienten werden die Nahrungsbestandteile, insbesondere Fette nur noch unzureichend zerlegt und können von der Darmschleimhaut nicht aufgenommen werden (Maldigestion, ☞ 10.3.1). So kommt es zu Durchfällen mit massigen, übelriechenden und fettglänzenden Stühlen. Weitere Folgen der Maldigestion sind ein geblähtes Abdomen, Gedeihstörungen, Abmagerung und Minderwuchs sowie Vitaminmangelzustände.

Evtl. sekundärer Diabetes mellitus und Leberzirrhose

In der Adoleszenz oder im Erwachsenenalter stellt bei 10–20% der Betroffenen das chronisch-entzündete Pankreasgewebe auch die hormonbildende Funktion ein. Die endokrine Pankreasinsuffizienz führt zu einem insulinpflichtigen Diabetes mellitus (☞ 11.2.3). Im zweiten Lebensjahrzehnt entwickeln 2–10% der CF-Patienten eine Leberzirrhose infolge des Sekretstaus in den Gallengängen.

❶ Pulmonale und intestinale Erkrankungsfolgen sind in Tabelle 8.5 zusammengestellt.

Diagnostik

Pränatale Diagnostik

Heterozygotentestung

Postnatale Diagnostik:
- Neugeborenenscreening
- Schweißtest
- DNA-Analyse

❷ Bei familiärer Belastung ist die pränatale Diagnose der Mukoviszidose mittels DNA-Analyse nach Amniozentese (Fruchtwasseruntersuchung) in der 16. Schwangerschaftswoche möglich. Außerdem können gesunde Geschwister von Betroffenen testen lassen, ob sie Merkmalsträger sind.

Postnatal wird ein Mukoviszidosescreening durchgeführt:
- Nachweis vermehrten Albumins (Eiweiß) im Mekonium wegen falscher Untersuchungsergebnisse zunehmend umstritten
- Nachweis vermehrten Trypsinogens (Vorstufen eines Pankreasenzyms) im Serum.

Bei positivem Resultat, bei entsprechender Symptomatik und bei vorangegangenen Geschwistererkrankungen wird im Schweiß die Elektrolytzusammensetzung bestimmt. Durch Nachweis der Genmutation lässt sich die Diagnose sichern.

Tab. 8.5: Klinische Manifestationsformen der Mukoviszidose

Pulmonal	Intestinal
• rezidivierende Bronchitiden	• 10% Mekoniumileus
• rezidivierende Pneumonien	• Maldigestion durch exokrine Pankreasinsuffizienz
• obstruktives Lungenemphysem	• 10–20% Diabetes mellitus durch endogene Pankreasinsuffizienz
• Atelektasen	
• Bronchiektasen	• 2–10% Leberzirrhose durch Stau in den Gallenwegen
• Spontanpneumothorax	
• pulmonale Hypertonie mit Cor pulmonale	

Therapie

Symptomatische
Therapie

❸ Es gibt keine kausale Therapie, die Gentherapie befindet sich noch im experimentellen Stadium. Durch eine frühzeitig einsetzende symptomatische Therapie verbessert sich die Prognose deutlich.

Behandlung der pulmonalen Veränderungen

- Mukolyse (schleimlösende Maßnahmen)
  - Physiotherapie als grundlegender Bestandteil der Therapie
  - Medikamente
  - Inhalation
  - ausreichende Flüssigkeitszufuhr
- Impfungen entsprechend der STIKO-Empfehlungen (Impfungen, ☞ 12.4)
- Therapie der Komplikationen, z. B.
  - Antibiotikatherapie bei Infekten
  - Lungentransplantation als Ultima ratio.

Behandlung der intestinalen Veränderungen

- Behandlung der exokrinen Pankreasinsuffizienz durch
  - orale Substitution von Pankreasenzymen bei der Nahrungsaufnahme
  - hochkalorische, eiweißreiche Ernährung
  - hochdosierte Gabe fettlöslicher Vitamine (Vitamin A, D, E, K)
- Therapie der Komplikationen, z. B.
  - OP bei Ileus
  - Insulintherapie bei sekundärem Diabetes mellitus.

Prognose

Durchschnittliche
Lebenserwartung:
- Frauen: 25 Jahre
- Männer: 30 Jahre

80% der CF-Patienten erreichen das Erwachsenenalter. Die durchschittliche Lebenserwartung der Frauen liegt bei 25 Jahren, Männer werden durchschnittlich 30 Jahre alt. Die meisten Patienten versterben an antibiotisch nicht mehr beherrschbaren Pneumonien und zunehmender respiratorischer Insuffizienz.

8.4 Erkrankungen der oberen Atemwege

8.4.1 Erkrankungen der Nase und Nasennebenhöhlen

Zu den Erkrankungen der Nase- und Nasennebenhöhlen gehören:

- Rhinitis
- akute Sinusitis
- chronische Sinusitis.

Rhinitis

Ausbreitung auf Atemwege und Ohren

Der Schnupfen wird hauptsächlich durch Viren hervorgerufen, die jedoch durch Schleimhautveränderungen eine bakterielle Superinfektion bahnen können. Die Entzündung bleibt nur selten auf die Nasenschleimhaut beschränkt, meistens dehnt sie sich bis in den Rachen (Rhinopharyngitis) und v. a. beim Säugling rasch auch auf die übrigen Atemwege und die Ohren aus.

Symptome

Die Symptome eines Schnupfens sind jedem bekannt: Durch erhöhte Nasensekretion wird die Nasenatmung behindert, beim Säugling können sogar Apnoeanfälle auftreten. Hinzu kommen Trinkschwierigkeiten und möglicherweise Allgemeinsymptome wie Mattigkeit, mäßiges Fieber, Erbrechen und Durchfälle.

Therapie

Bei starker Schleimhautreaktion mit Trinkschwierigkeiten sind abschwellende Nasentropfen angezeigt, bei bakterieller Superinfektion werden Antibiotika eingesetzt.

Akute Sinusitis

Die Nasennebenhöhlen entwickeln sich in den ersten Lebensjahren, sodass Entzündungen der verschiedenen Nasennebenhöhlen erst ab einem bestimmten Alter vorkommen:

- Entzündung der Siebbeinzellen schon im Säuglingsalter
- Entzündung der Kiefernhöhle vom 2. Lebensjahr an möglich
- Entzündung der Stirnhöhle vom 8. Lebensjahr an möglich.

Im Zusammenhang mit einer viral bedingten Rhinitis kommt es meistens auch zu einer begleitenden akuten Sinusitis, die in der Regel asymptomatisch bleibt. Die akute bakterielle Sinusitis als eigenständiges Krankheitsbild ist bei Kindern relativ selten.

Symptome

Zeichen einer akuten eitrigen Sinusitis sind neben gelblicher Nasensekretion, Schmerzen und Spannungsgefühl im Bereich der betroffenen Nebenhöhle, Kopfschmerzen und Fieber.

Therapie

Bei einer bakteriellen Sinusitis wird ein Antibiotikum verabreicht und abschwellende Nasentropfen ermöglichen den Sekretabfluss. Der Nutzen lokaler Wärmeanwendungen wie Kamilledampfbad oder Rotlicht ist umstritten.

Chronische Sinusitis

Bestehende Grund-
erkrankung?

Eine chronische Nasennebenhöhlenentzündung im Kindesalter ist auf eine Grunderkrankung verdächtig, die die Nasenatmung behindert, z.B. vergrößerte Rachenmandeln, Allergien, Nasenpolypen, Mukoviszidose, Nasenscheidewandverkrümmungen.

Symptome

Spezifische Krankheitszeichen fehlen oft. Hinweise ergeben sich durch einen länger anhaltenden eitrigen Schnupfen, Kopfschmerzen und eine rezidivierende Bronchitis (☞ 8.6), die durch die chronische Sinusitis unterhalten wird.

Therapie

Die Behandlung entspricht der der akuten Sinusitis. Zusätzlich wird eine bestehende Grunderkrankung behandelt.

8.4.2 Erkrankungen des Rachens

Tonsillitis

Ursachen:
meist Streptokokken

Symptome:
- Angina
- Allgemeinsymptome

Streptokokkenzweiter-
krankung!

Therapie:
- Antibiose
- ggf. OP

Eine Entzündung der Gaumenmandeln wird als Tonsillitis bezeichnet. Sie tritt meistens bei älteren Kindern oder Jugendlichen auf und wird in der Regel durch Streptokokken, aber auch durch andere Bakterien sowie durch Viren hervorgerufen. Außerdem kann eine Tonsillitis begleitend bei anderen Infektionskrankheiten auftreten, z.B. bei der infektiösen Mononukleose (☞ 12.2.4) und bei Scharlach (☞ 12.3.1).

Symptome

Bei der typischen Streptokokkenangina sind die Tonsillen geschwollen, gerötet und eitrig belegt. Die Betroffenen klagen über Allgemeinsymptome wie Fieber, Kopfschmerzen und Abgeschlagenheit sowie über Halsschmerzen, Schluckbeschwerden und stechende Ohrenschmerzen beim Schlucken.

Komplikationen

Lokal kann ein Peritonsillarabszess entstehen. Besonders gefürchtet ist aber die Streptokokkenzweiterkrankung, bei der es infolge der immunologischen Auseinandersetzung mit dem Erreger zu rheumatischem Fieber bzw. einer Glomerulonephritis kommen kann (rheumatisches Fieber, ☞ 9.3.2).

Therapie

Die akute Tonsillitis wird mit Penicillin behandelt. Die Indikation zur Tonsillektomie (operative Entfernung der Gaumenmandeln) muss vorsichtig gestellt werden. Sie ist gegeben, wenn

- mindestens 3 schwere Tonsillitiden innerhalb eines Jahres durchgemacht werden
- ein Peritonsillarabszess vorliegt
- Streptokokkenzweiterkrankungen aufgetreten sind
- vergrößerte Mandeln die Atmung, die Nahrungsaufnahme oder das Sprechen behindern.

8.4.3 Erkrankungen des Kehlkopfes

Bei der Laryngomalazie handelt es sich um eine angeborene Weichheit des Kehlkopfes (☞ 8.2). Wichtige entzündliche Erkrankungen des Kehlkopfes werden bei den Infektionskrankheiten im Kindesalter besprochen:
- Diphtherie ☞ 12.3.3
- Epiglottitis ☞ 12.3.4.

8.5 Asthma bronchiale

Definition

Beim Asthma bronchiale (kurz: Asthma) handelt es sich um eine anfallsweise auftretende Atemwegsobstruktion, die mit einer Hyperreagibilität des Bronchialsystems einhergeht.

Häufigkeit

8% aller Kinder betroffen

Hierzulande ist Asthma bronchiale die häufigste chronische Erkrankung im Kindesalter. Schätzungsweise 8% aller Kinder sind betroffen, Jungen doppelt so häufig wie Mädchen. Asthma kann in jedem Alter beginnen, meistens aber manifestiert es sich zwischen dem 2. und 5. Lebensjahr. Nach der Pubertät wird etwa die Hälfte der Patienten asymptomatisch.

Ursachen

Herxheimer-Trias

❹ Die bronchiale Obstruktion resultiert aus den Faktoren
- Bronchospasmus
- ödematöse Schwellung der Bronchialschleimhaut
- vermehrte Produktion eines zähen Schleims (Hyperkrinie, Dyskrinie).

Diese Veränderungen werden als Herxheimer-Trias zusammengefasst und können allergisch und nichtallergisch bedingt sein.

Allergisches Asthma

Bei 85% der betroffenen Kinder kann eine allergische Sensibilisierung nachgewiesen werden, wobei nur etwa 20% aller Patienten rein allergisches Asthma (auch: Extrinsic-Asthma) haben. Häufig finden sich weitere allergische Erkrankungen aus dem atopischen Formenkreis (Atopie, ☞ 14.2), bei denen genetische Einflüsse eine Rolle spielen können.

Extrinsic-Asthma:
- Typ-I-Allergie
- Inhalationsallergene
- Nahrungsmittel-allergene

Dem Extrinsic-Asthma liegt eine Typ-I-Reaktion (☞ 14.1.1) zugrunde. Allergenkontakt bewirkt über Antikörper aus der Gruppe der Immunglobuline E (IgE) die Freisetzung von Mediatorsubstanzen wie Histamin aus Mastzellen. Diese führen innerhalb weniger Minuten zu einem Bronchospasmus und nach einigen Stunden zu einer entzündlichen Reaktion der Bronchialschleimhaut mit Ödem und Schleimbildung. Die wichtigsten Allergene sind Inhalationsallergene:

- Pollen von Gräsern, Getreide, Bäumen und Kräutern
- Hausstaubmilben
- Tierhaare und tierische Ausscheidungen
- Schimmelpilze.

Nahrungsmittelallergien, besonders gegen Nüsse, Hülsenfrüchte, Fisch-, Hühner- und Milcheiweiß spielen v.a. bei jüngeren Kindern als Auslöser eine Rolle.

Nichtallergisches Asthma

Intrinsic-Asthma durch hyperreagibles Bronchialsystem

Das nichtallergische Asthma (auch: Intrinsic-Asthma) ist gekennzeichnet durch ein instabiles Bronchialsystem. Bei 15% der asthmatischen Kinder besteht eine Hyperreagibilität der Bronchien, ohne dass sich Allergien finden. Auf dem Boden dieser Hyperreagibilität können unspezifische Faktoren einen Asthmaanfall auslösen:

- Infektionen
- Klimafaktoren, z.B. Kälte, Ozon
- Rauch
- körperliche Anstrengung
- psychische Faktoren.

Mischformen

Mischformen am häufigsten

Etwa 65% der Patienten leiden an einer Mischform aus Extrinsic-Asthma und Intrinsic-Asthma.

Symptome

- Anfallsweise auftretende Dyspnoe
- Zeichen von Überblähung
- Reizhusten
- glasiges Sputum

- Die anfallsweise auftretende Dyspnoe mit erschwerter und verlängerter Ausatmung ist begleitet von einem exspiratorischen Stridor (pfeifendes Atemgeräusch) und Erstickungsangst. Der Patient sitzt aufrecht und stützt die Arme ab, um die Atemhilfsmuskulatur besser einsetzen zu können. Außerdem treten im Anfall eine Tachykardie und evtl. eine Zyanose auf.
- Da die Obstruktion insbesondere die Exspiration erschwert, bleibt vermehrt Luft in den Alveolen zurück („air-trapping"). So kommt es zur Überblähung der Lunge, die an horizontal stehenden Rippen und einem vergrößerten frontotransversalen Thoraxdurchmesser zu erkennen ist. Die Überblähung kann noch Tage nach dem Anfall bestehenbleiben.
- Oft tritt quälender Reizhusten auf. Am Ende des Anfalls kann zähes, glasiges Sekret abgehustet werden.

In Abhängigkeit von der Häufigkeit der Asthmaanfälle hat die Deutsche Atemwegsliga in der Deutschen Gesellschaft für Pneumologie 4 Schweregrade definiert, die zusammen mit der medikamentösen Therapie in Tabelle 8.6 aufgeführt sind.

Komplikationen

⑤ Ein über Stunden und Tage andauernder, β_2-Sympathomimetika-resistenter Asthmaanfall wird als **Status asthmaticus** bezeichnet. Dieser Zustand ist mit einer Letatität von 1% behaftet und bedarf der Intensivbehandlung. Weitere Komplikationen resultieren aus der Obstruktion:

- respiratorische Insuffizienz
- Lungenemphysem
- pulmonale Hypertonie und Cor pulmonale.

Diagnostik

Bei V. a. Asthma bronchiale sind folgende diagnostische Maßnahmen notwendig:

- Anamnese und körperliche Untersuchung
- Lungenfunktionsdiagnostik (s. o.):
  - $FEV_1\downarrow$, Bronchospasmolysetest
  - Peak-flow ↓
  - Ganzkörperplethysmographie zum Nachweis eines erhöhten RV und erhöhter Strömungswiderstände
- Allergentestung (☞ 14.1.2):
  - Prick-Test zum Nachweis von Typ I-Allergenen
  - RAST zum Nachweis spezifischer IgE
  - inhalative Allergenprovokationstests
- Blutuntersuchung:
  - Hinweise auf Ursache, z. B. erhöhte Leukozyten und Blutkörperchensenkungsgeschwindigkeit (BSG) bei Infekten, erhöhtes IgE bei Allergien
  - Blutgasanalyse
- Röntgen-Thorax:
  - Zeichen der Überblähung, Zwerchfelltiefstand
  - Rechtsherzbelastung
- EKG: Tachykardie, evtl. Zeichen der Rechtsherzbelastung.

Im freien Intervall können die Ergebnisse normwertig sein.

Therapie

Therapieziel ist es, die volle körperliche Belastungsfähigkeit zu erzielen. So soll der Teufelskreis, in den ein chronisch krankes Kind geraten kann, durchbrochen werden. Die herabgesetzte Belastbarkeit kann zur sozialen Isolation und zu vermindertem Selbstwertgefühl führen. Dieser Effekt kann durch eine übermäßige Behütung durch die Familie verstärkt werden. Bei der Behandlung asthmakranker Kinder ist zwischen der Dauertherapie und der Notfalltherapie zu unterscheiden.

Status asthmaticus

Folgen einer obstruktiven Ventilationsstörung

155

Kausale Therapie:
- Allergenausschaltung
- Hyposensibilisierung

Medikamentöse Therapie

Dauertherapie

❻ Bei nachgewiesener allergischer Sensibilisierung sollten Allergene möglichst aus dem Lebensbereich des Kindes eliminiert werden. So sollte beispielsweise bei einer Tierhaarallergie kein Haustier gehalten werden und bei einer Hausstaubmilbenallergie wird zu einer Sanierung des häuslichen Milieus geraten. Dabei gilt es, „Staubfänger" wie Vorhänge und Teppiche zu beseitigen und spezielle Matratzen, Bettdecken und Kissen anzuschaffen. Eine Hyposensibilisierung (Allergie, ☞ 14.1.3) ist bei 70% der Pollenallergiker erfolgversprechend, während nur jeder zweite Patient mit Hausstaubmilben- oder Schimmelpilzallergie hiervon profitiert.

In der **medikamentösen Therapie** werden folgende Wirkstoffe eingesetzt:
- Antihistaminika verhindern, dass aus Mastzellen freigesetzes Histamin einen Bronchospasmus und eine entzündliche Reaktion auslösen kann.
- Dinatrium-Cromoglycinsäure (DNCG) stabilisiert die Mastzellen und erschwert so die Ausschüttung von Histamin und anderen Mediatorsubstanzen.
- β_2-Sympathomimetika (kurz: β-Mimetika) verstärken den Einfluss des Sympathikus und bewirken eine Bronchodilatation.
- Parasympatholytika hemmen die bronchokonstriktorische Wirkung des Parasympathikus.
- Glukokortikosteroide (auch: Kortison oder Steroide) haben antiallergische sowie antientzündliche Eigenschaften und erhöhen außerdem die Empfindlichkeit der β-Rezeptoren, sodass β-Sympathomimetika besser wirken können.
- Theophyllin führt zu einer zentralen Atemstimulation und zur Bronchospasmolyse.

Die Wahl der Medikamente, der Dosierung und der Darreichungsform erfolgt nach einem Stufenplan in Abhängigkeit vom Schweregrad (☞ Tab. 8.6).

 Physiotherapie

Bei der Behandlung asthmakranker Kinder kommt der Physiotherapie eine große Bedeutung zu. Neben atemtherapeutischen Maßnahmen werden dem Kind Entspannungstechniken vermittelt und es wird an ein Ausdauertraining herangeführt.

Tab. 8.6: Medikamentöse Asthmatherapie in Abhängigkeit vom Schweregrad in Anlehnung an die Empfehlung der Deutschen Atemwegsliga in der Deutschen Gesellschaft für Pneumologie

Grad	Definition	Häufigkeit der Anfälle	Dauermedikation	Bedarfsmedikation
I	leicht	< 5/Jahr	keine	inhalatives β-Mimetikum
II	mittelschwer	10–12/Jahr	inhalatives DNCG oder inhalatives Steroid oder Antihistaminikum	inhalatives β-Mimetikum
III	schwer	wöchentlich	inhalatives Steroid und inhalatives β-Mimetikum evtl. Theophyllin	inhalatives β-Mimetikum
IV	sehr schwer	dauernd	inhalatives Steroid und inhalatives β-Mimetikum und Theophyllin und orales Steroid	inhalatives β-Mimetikum

! Merke

❼ Notfalltherapie
- Ruhe bewahren und vermitteln!
- atemerleichternde Ausgangsstellung wählen, z.B. Kutschersitz
- Lippenbremse einsetzen
- Medikamente
  - inhalatives β-Sympathomimetikum
  - Steroide i.v.
  - Theophyllin i.v.
- O_2-Gabe über Nasensonde, ggf. Intubation.

8.6 Bronchitis

Zur Bronchitis zählen folgende Formen:
- akute Bronchitis
- Bronchiolitis
- rezidivierende und chronische Bronchitis.

Akute Bronchitis

Ausweitung eines Infektes der oberen Luftwege

Die häufigste Erkrankung der Atemwege bei Kleinkindern entsteht meist im Zusammenhang mit einem banalen Infekt der oberen Luftwege. Folglich wird die Entzündung der Bronchien in mehr als 90% durch Viren, z.B. Rhinoviren, Respiratorysyncytial-Viren (RS-Viren) sowie Influenzaviren, seltener durch Bakterien hervorgerufen.

Symptome

- Zeichen einer Infektion der oberen Atemwege
- Reizhusten → produktiver Husten
- evtl. leichtes Fieber
- bei obstruktiver Bronchitis verlängerte Ausatmung, exspiratorischer Stridor

Einer Bronchitis geht häufig ein Schnupfen voraus. Der typische Husten ist in den ersten Tagen ein trockener Reizhusten, der mit zunehmender Schleimsekretion lockerer wird. Das Sputum ist anfangs farblos, später gelblich. Wird es grünlich-eitrig, deutet dies auf eine bakterielle Superinfektion hin. Außerdem ist eine leichte Temperaturerhöhung möglich.

Bei einer **obstruktiven Bronchitis** ist zusätzlich die Ausatmung verlängert und ein exspiratorischer Stridor ist hörbar. Schmerzen hinter dem Brustbein sind Ausdruck einer begleitenden Entzündung der Trachea (Tracheobronchitis).
Die Symptomatik klingt gewöhnlich nach 14 Tagen ab.

Komplikationen

- Atelektasen
- Bronchopneumonie
- Bronchiolitis im 1./2. Lebensjahr

Als Komplikation kann es vor allem bei kleinen Kindern mit starker Schleimproduktion zur Atelektasenbildung und Bronchopneumonie kommen. In den ersten beiden Lebensjahren kann sich eine lebensbedrohliche Bronchiolitis entwickeln (s. u.).

Therapie

- Sekretolyse:
  - Atemluft anfeuchten
  - Inhalation mit Kochsalzlösung oder Kräuterextrakten
  - ausreichende Flüssigkeitszufuhr
  - Sekretolytika haben nur begrenzten Effekt
  - häufiger Lagewechsel bei Säuglingen
  - Physiotherapie
- hustendämpfende Medikamente nur zu Beginn der Erkrankung bei quälendem Reizhusten
- Antibiotika nur bei bakterieller (Super-)Infektion.

Bronchiolitis

Lebensbedrohliches Krankheitsbild im 1./2. Lebensjahr

❽ Eine Bronchiolitis ist eine lebensbedrohliche Sonderform der obstruktiven Bronchitis, bei der RS-Viren eine Entzündung der kleinen Bronchien und Bronchiolen hervorrufen. Die Erkrankung tritt in den ersten beiden Lebensjahren auf.

Symptome

- Unruhe
- schwere exspiratorische Dyspnoe

- Nasenflügeln und blass-zyanotisches Hautkolorit
- leichtes Fieber
- Zeichen der Überblähung.

Therapie

Stationäre Behandlung

Kinder mit einer Brochiolitis werden rasch in ein Krankenhaus eingeliefert. Dort richten sich die weiteren Maßnahmen nach dem Zustand und den Blutgaswerten:
- O_2-Gabe, evtl. Intubation und Beatmung
- evtl. Sedierung
- Gabe von Bronchodilatatoren und Glukokortikosteroiden, die in ihrer Wirkung umstritten sind
- Allgemeinmaßnahmen wie bei der akuten Bronchitis.

Prognose

- evtl. letaler Ausgang
- erhöhtes Asthma-Risiko

Meistens bilden sich die Symptome nach wenigen Tagen zurück. Tödliche Verläufe sind selten geworden und kommen v. a. bei Kindern mit angeborenen Herzfehlern oder Mukoviszidose vor. Kinder nach Bronchiolitis stellen eine besondere Risikogruppe für Asthma bronchiale dar.

Rezidivierende und chronische Bronchitis

Rezidivierende Bronchitis: ≥ 3 x/Jahr, ≥ 14 Tage

Chronische Bronchitis: ≥ 8 Wochen/Jahr

Ursächliche Grunderkrankungen

Haben Kinder mindestens dreimal pro Jahr länger als zwei Wochen bronchitische Symptome, so spricht man von einer rezidivierenden Bronchitis. Leiden sie länger als 8 Wochen pro Jahr an produktivem Husten, liegt eine chronische Bronchitis vor.

❾ Der Entstehungsmechanismus der rezidivierenden bzw. chronischen Bronchitis unterscheidet sich von dem Erwachsener. Bei Kindern besteht oft eine durch Vorerkrankungen bedingte Anfälligkeit der Luftwege, die zu rezidivierenden Bronchitiden und Pneumonien disponiert. Folgende Grunderkrankungen wurden bereits besprochen:
- Fehlbildungen
- Mukoviszidose
- Asthma bronchiale
- Sinubronchitis.

Auf weitere Grunderkrankungen soll hier noch kurz eingegangen werden:
- gastroösophagealer Reflux
- IgA-Mangel
- primär ziliäre Dyskinesie.

Gastroösophagealer Reflux

Ursachen

- Kardiainsuffizienz
- Hiatushernie

Saurer Mageninhalt kann in die Speiseröhre zurückfließen, wenn der Verschlussmechanismus der Kardia (Mageneingang) noch nicht voll funktionstüchtig ist. Eine solche Kardiainsuffizienz tritt vorübergehend bei vielen Neugeborenen, insbesondere bei Frühgeborenen auf.

Weitere Ursache ist eine Hiatushernie: Der Hiatusschlitz des Zwerchfells ist erweitert, die Kardia darunter nur unzureichend fixiert, sodass sie sich zeitweilig über dem Zwerchfell befindet. Die Kardia wird daher durch Kontraktion des Zwerchfells nicht geschlossen, und Mageninhalt kann in den Ösophagus zurückfließen.

Komplikationen
- Refluxösophagitis
- Aspiration von Mageninhalt führt zu rezidivierenden Bronchitiden und Pneumonien.

Therapie

- Allgemeinmaß-
  nahmen, ggf.
  Medikamente
- OP bei Komplikatio-
  nen

Der gastroösophageale Reflux lässt sich durch Allgemeinmaßnahmen wie häufige, kleine Mahlzeiten, angedickte Nahrung und Hochlagern nach den Mahlzeiten günstig beeinflussen. Medikamente können die Magen-Darm-Passage beschleunigen bzw. die Salzsäureproduktion des Magens hemmen. Bleiben die konservativen Maßnahmen in den ersten beiden Lebensjahren ohne Erfolg oder entwickeln sich Komplikationen, so ist operatives Vorgehen angezeigt.

IgA-Mangel

Physiologische Grundlagen

Folgen: Atemwegsinfektionen, chronischer Durchfall

Therapie: symptomatisch

Antikörper vom Typ der Immunglobuline A (IgA) befinden sich natürlicherweise in allen Körpersekreten und bilden so eine Schutzbarriere vor eindringenden Keimen beispielsweise im Respirations- sowie Magen-Darm-Trakt.

Der isolierte IgA-Mangel betrifft eins von 500 Kindern und ist so der häufigste Immundefekt. Der IgA-Mangel kann ohne Folgen bleiben, da andere Immunglobuline die Funktion übernehmen können oder aber zu schweren Atemwegsinfektionen und chronischen Durchfallerkrankungen führen. Außer einer Infektanfälligkeit beobachtet man bei den betroffenen Patienten häufiger Autoimmunerkrankungen und Allergien.

Die Therapie ist rein symptomatisch und beschränkt sich auf die Behandlung der Folgeerkrankungen.

Primär ziliäre Dyskinesie

Pathomechanismus

Bei einem von 16 000 Kindern kann eine verminderte Beweglichkeit der Flimmerhärchen in den Atemwegen nachgewiesen werden. Dieser Defekt wird autosomal-rezessiv vererbt und kann mit weiteren Störungen wie Situs inversus (Umkehrung der Lage der Eingeweide), Hydrocephalus internus (☞ 7.3) bzw. Infertilität bei Männern einhergehen.

Die herabgesetzte mukoziliäre Clearance begünstigt die Entstehung rezidivierender Bronchitiden und Pneumonien.

Symptomatische Therapie

- Kinder werden in kinderpneumologischen Zentren oder CF-Ambulanzen betreut
- Physiotherapie ähnlich wie bei Mukoviszidose
- Antibiose bei bakteriellen Infekten.

8.7 ▬ Pneumonie

Definition

Häufigkeit

Die Pneumonie ist eine Entzündung des Lungengewebes, die im ersten Lebensjahr besonders häufig vorkommt und dann sukzessive abnimmt. Im Vorschulalter erkranken 40 von 1000 Kindern, im Alter von 9–14 Jahren nur noch 9 von 1000 Kindern. Die Lungenentzündungen stehen bezüglich der Sterblichkeitsrate an 5. Stelle; je jünger das erkrankte Kind ist, umso ernster ist die Prognose.

Einteilung und Ursachen

Einteilung nach Ursachen

Hier werden infektiöse von nicht-infektiösen Pneumonien unterschieden. Als **nicht-infektiöse** Ursache kommen allergische, chemische und physikalische Reize infrage. Bei den **infektiösen** Pneumonien muss an folgende Erreger gedacht werden:

Nicht-infektiöse Ursachen

Erreger infektiöser Pneumonien:
- v. a. Viren
- Bakterien
- selten Pilze

- Viren als häufigste Pneumonieerreger, z. B. Zytomegalieviren bei Neugeborenen, RS-Viren bei Säuglingen, Influenzaviren, Adenoviren. Eine bakterielle Superinfektion ist möglich.
- Bakterien wie Streptokokken, Pneumokokken, Haemophilus influenzae, Mykoplasmen und Pseudomonas aeruginosa als Problemkeim bei CF-Patienten
- Pilzpneumonien sind selten, betroffen sind Patienten mit Immundefekten oder Tumoren.

Primäre und sekundäre Pneumonien

Als **primäre Pneumonien** werden infektiöse Lungenentzündungen bezeichnet, die ohne vorausgehende Erkrankungen oder Vorschädigungen der Lunge auftreten. **Sekundäre Pneumonien** treten infolge einer anderen Lungenerkrankung auf, die bereits die unteren Atemwege oder die Lunge geschädigt hat (s. o.).

Einteilung nach Lokalisation

Bronchopneumonien am häufigsten

- **Bronchopneumonie:** Eine Bronchitis kann sich zu einer Pneumonie ausweiten. Bei der resultierenden Bronchopneumonie sind die kleinen Bronchien und die umgebenden Alveolen betroffen. Anfangs diffus verteilte, kleine Herde können zu größeren Arealen zusammenfließen. Bronchopneumonien sind in allen Altersgruppen mit Abstand am häufigsten.

- **Lobärpneumonie:** Bei einer Lobärpneumonie ist ein ganzer Lungenlappen betroffen. Sie spielt in der Pädiatrie nur eine untergeordnete Rolle.
- **Interstitielle Pneumonie:** Bei der interstitiellen Pneumonie ist das die Lungenbläschen umgebende Bindegewebe, das Interstitium, weniger die Alveolen selber entzündet. Häufig handelt es sich um einen nicht-infektiösen Prozess.

Einteilung nach Lebensalter

Infektionsmodus und Symptomatik unterscheiden sich je nach Altersgruppe. Pneumonien bei **Neugeborenen** können schon intrauterin durch diaplazentare Infektion, während der Geburt durch Aspiration von infiziertem Fruchtwasser bzw. Sekret der Geburtswege oder als nosokomiale, d.h. im Krankenhaus erworbene Infektion entstehen. Das klinische Bild ist oft uncharakteristisch.

Pneumonien bei **Säuglingen** und jungen Kleinkindern entstehen, indem sich virale Infekte der oberen Luftwege ausweiten. Bakterielle Superinfektionen sind möglich.

Jenseits des 5. Lebensjahres verursachen insbesondere Mykoplasmen aber auch Viren Lungenentzündungen, die sich in dieser Altersgruppe durch die typische Symptomatik bemerkbar machen.

Symptome

- **⑩** Fieber kann bei Neugeborenen fehlen, bei älteren Kindern bis 41 °C ansteigen
- Dyspnoe-Zeichen (s.o.), bei Neugeborenen auch Apnoe
- anfangs trockener, später produktiver Husten.

Diagnostik

- körperliche Untersuchung
- Röntgen
- Labor

- Körperliche Untersuchung: Bei Neugeborenen und Säuglingen stützt sich die Diagnose auf den Inspektionsbefund, ein aussagefähiger Auskultationsbefund ist erst bei älteren Kindern zu erwarten.
- Ein Röntgenbild ist in jeder Altersgruppe unerlässlich.
- Labor:
  - Entzündungsparameter wie Leukozyten, BSG und CRP
  - BGA
  - Sputumuntersuchung nur wenig aussagekräftig, Erregernachweis evtl. in Blutkultur.

Therapie

- sofortige Antibiotikatherapie auch bei unbekanntem Erreger
- Sauerstoffgabe in Abhängigkeit von der BGA
- Sekretolyse: Wirkung von Sekretolytika ist umstritten, Inhalation, Physiotherapie
- fiebersenkende Maßnahmen wie Wadenwickel und Gabe von Paracetamol

▪ Allgemeinmaßnahmen, z. B. Belastungen vermeiden, für ausreichende Flüssigkeitszufuhr sorgen.

? Übungsfragen

❶ Bitte nennen Sie die pulmonalen und intestinalen Folgen einer CF.

❷ Wie wird eine CF diagnostiziert?

❸ Wie wird eine CF behandelt?

❹ Worauf beruht die Herxheimer-Trias?

❺ Zu welchen Komplikationen kann es beim Asthma bronchiale kommen?

❻ Wie setzt sich die Dauertherapie eines Asthmatikers zusammen? Bitte beschreiben Sie die Wirkungsweise der wichtigsten Medikamente.

❼ Beschreiben Sie bitte die Notfalltherapie bei einem Asthmaanfall. Welche Maßnahmen können Sie als PhysiotherapeutIn vermitteln?

❽ Was ist eine Bronchiolitis?

❾ Welche Grunderkrankungen begünstigen eine rezidivierende bzw. chronische Bronchitis?

❿ Welche Symptome können bei einer Pneumonie auftreten?

9.1 Leitsyndrom Herzinsuffizienz

Definition

Bei einer Herzinsuffizienz ist das Herz nicht in der Lage, das vom Organismus benötigte Blutvolumen zu fördern. Die Herzinsuffizienz ist ein klinisches Syndrom, d.h. ein Symptomenkomplex, dem unterschiedliche Herzerkrankungen zugrunde liegen können.

Symptome

❶ Die Symptomatik ist abhängig davon, inwieweit die linke bzw. die rechte Herzkammer in ihrer Funktion eingeschränkt ist. Bei einer **Linksherzinsuffizienz** kann der linke Ventrikel nicht mehr ausreichend Blut in den Körperkreislauf pumpen, sodass die allgemeine Leistungsfähigkeit reduziert ist. Resultierende Symptome beim Neugeborenen sind v.a.

- Trinkschwäche
- schwaches Schreien
- vermehrtes Schwitzen, insbesondere am Hinterkopf
- kalte marmorierte Extremitäten
- Gedeihstörungen.

Zudem staut sich das Blut vor dem linken Herzen in den Lungenkreislauf zurück. Dadurch wird Flüssigkeit aus den Blutgefäßen ins Interstitium und in die Alveolen abgepresst und es entwickelt sich ein Lungenödem mit den Zeichen

- Dyspnoe (☞ 8.1.2), die lageabhängig ist (Orthopnoe): In flacher Rückenlage ist die Luftnot stärker ausgeprägt als in aufgerichteter Position.
- Tachypnoe (erhöhte Atemfrequenz, ☞ 8.1.2)
- Husten mit schaumigem Auswurf
- rezidivierende bronchopulmonale Infekte
- evtl. zentrale Zyanose als Ausdruck unzureichender Sauerstoffsättigung (☞ 8.1.2)
- Trommelschlegelfinger mit Uhrglasnägeln bei chronischem Sauerstoffmangel (☞ Abb. 9.1).

Bei einer **Rechtsherzinsuffizienz** staut sich das Blut in den Venen des Körperkreislaufs und es kommt zu folgenden Symptomen:

- Anschwellung der Halsvenen
- Ödembildung, beim Säugling insbesondere Lidödeme
- Gewichtszunahme durch Ödeme

Linksherzinsuffizienz:
- Folgen des verminderten Auswurfs
- Folgen des Rückstaus

Rechtsherzinsuffizienz:
- Folgen des Rückstaus im Körperkreislauf

Zeichen der Kompensation

Beim Säugling meist globale Herzinsuffizienz

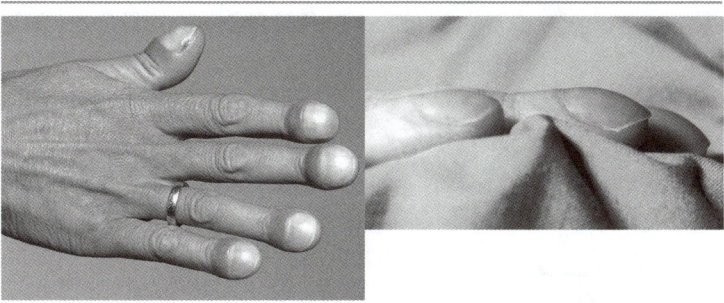

Abb. 9.1   Trommelschlegelfinger und Uhrglasnägel [K183]

- Leber- und Milzvergrößerung
- Stauungsniere
- evtl. Funktionsminderung der betroffenen Organe
- evtl. periphere Zyanose infolge verlangsamter Zirkulation mit erhöhter arteriovenöser O_2-Differenz (☞ 8.1.2).

Der Organismus versucht eine Herzinsuffizienz v. a. durch eine Tachykardie sowie durch eine Myokardhypertrophie zu kompensieren. Bei einer Rechtsherzhypertrophie kann der knöcherne Thorax im Bereich des Sternums nachgeben und sich ein Herzbuckel (auch: Voussure) bilden.

Je jünger der Patient ist, umso schwieriger ist es, eine Rechts- von einer Linksherzinsuffizienz zu trennen. Meistens liegt eine **globale Herzinsuffizienz** vor, bei der die Folgen einer Linksherzinsuffizienz mit denen einer Rechtsherzinsuffizienz kombiniert sind.

Ursachen

Unterscheide Ursachen der Herzinsuffizienz bei Kindern und Erwachsenen!

Tabelle 9.1 zeigt, dass einer Herzinsuffizienz beim Kind ganz andere Ursachen zugrunde liegen als beim Erwachsenen.

Tab. 9.1: Häufigste Ursachen einer Herzinsuffizienz bei Kindern und Erwachsenen

Kinder	Erwachsene
a) Säuglinge: ■ angeborene Herzfehler ■ entzündliche Herzerkrankungen b) Ältere Kinder: ■ entzündliche Herzerkrankungen ■ rheumatisches Fieber ■ renale Hypertonie (Bluthochdruck infolge einer Nierenerkrankung).	In ca. 80% der Fälle ist eine Herzinsuffizienz bedingt durch eine ■ KHK (koronare Herzkrankheit) ■ arterielle Hypertonie.

9.2 — Angeborene Herzfehler

9.2.1 — Übersicht

Häufigkeit und Ursachen

0,8% Vitium cordis

Meist unbekannte Störung in der Embryonalperiode

0,8% aller Neugeborenen haben einen kongenitalen, d.h. angeborenen Herzfehler (auch: kongenitales Vitium cordis), sodass in der Bundesrepublik Deutschland jährlich etwa 5000 Kinder mit einem Vitum cordis geboren werden. In der Pädiatrie stellen die angeborenen Herzfehler mit 90% die wichtigste Gruppe der Erkrankungen des Herz-Kreislauf-Systems dar.

Meistens bleibt unklar, welche Faktoren die Herzentwicklung in der Embryonalperiode, also in den ersten drei Monaten der Schwangerschaft gestört haben. Ein gesicherter Zusammenhang besteht zwischen

- Chromosomenaberrationen, z.B. Trisomie 21 und Turner-Syndrom (☞ 4.1.1)
- Infektionskrankheiten der Mutter im ersten Trimenon der Schwangerschaft, insbesondere Röteln (Rötelnembryopathie oder Gregg-Syndrom, ☞ 12.2.2)
- bestimmten Medikamenten, Alkohol, Röntgenstrahlen.

Bei positiver Familienanamnese erhöht sich das Erkrankungsrisiko

- auf 1–3%, wenn ein Geschwisterkind bereits einen Herzfehler hat
- auf 2–4%, wenn ein Elternteil einen kongenitales Vitium cordis hat.

Einteilung

Unterscheide Links-Rechts-Shunt und Rechts-Links-Shunt!

Die angeborenen Herzfehler lassen sich nach anatomischen bzw. nach klinischen Gesichtspunkten einteilen.

❷ Folgende Formen lassen sich voneinander unterscheiden, wenn man die anatomischen Abweichungen von den normalen Kreislaufverhältnissen betrachtet:

- **Shunt:** Bei einem Shunt handelt es sich um eine Querverbindung zwischen dem arteriellen und dem venösen System. Strömt dabei aufgrund der Druck- und Widerstandsverhältnisse im Kreislauf Blut vom arteriellen ins venöse System, so liegt ein Links-Rechts-Kurzschluss (Links-Rechts-Shunt) vor. Umgekehrt handelt es sich um einen Rechts-Links-Kurzschluss (Rechts-Links-Shunt). Da bei einem Rechts-Links-Shunt ein Teil des Blutes ohne Sauerstoffanreicherung in den Körperkreislauf gelangt, liegt hier eine zentrale Zyanose vor (☞ 8.1.2).
- **Stenosen:** Bei Stenosen liegen Ein- oder Ausflusshindernisse vor, z.B. Pulmonal- bzw. Aortenstenose.

■ **Fehleinmündungen von Gefäßen** lassen sich am besten an der Transposition der großen Arterien (kurz: TGA; s. u.) veranschaulichen, bei der die Aorta dem rechten Ventrikel und der Truncus pulmonalis dem linken Ventrikel entspringt. Bei der Einteilung nach klinischen Gesichtspunkten sind Herzfehler mit und ohne primäre Zyanose zu unterscheiden, wobei die Patienten im Krankheitsverlauf auch bei azyanotischen Herzfehlern sekundär eine Zyanose entwickeln können (Eisenmenger-Reaktion, s. u.). Die in Tabelle 9.2 aufgeführten wichtigsten zyanotischen und azyanotischen Vitien können isoliert oder kombiniert auftreten.

Eisenmenger-Reaktion

❹ Die Eisenmenger-Reaktion beschreibt, wie ein Kind mit primär azyanotischem Herzfehler durch Shuntumkehr eine sekundäre Zyanose entwickeln kann. Bei einem Links-Rechts-Shunt wird der Lungenkreislauf vermehrt durchblutet und mit der Zeit steigt der Druck hier an. Auf die pulmonale Hypertonie muss der rechte Ventrikel mit Druckanstieg reagieren. Wird der Druck der rechten Kammer dabei größer als der in der linken, so kommt es zur Shuntumkehr. Der resultierende Rechts-Links-Shunt geht mit einer Zyanose einher. Herzfehler mit einem Links-Rechts-Shunt müssen behandelt werden, bevor es zu einer pulmonalen Hypertonie kommt.

Shuntumkehr:
Links-Rechts-Shunt ohne Zyanose → pulmonale Hypertonie → Rechtsherzhypertrophie → Druckausgleich → Shuntumkehr → Rechts-Links-Shunt mit Zyanose

Symptome und Komplikationen

Der Beginn und die Ausprägung der Symptomatik ist abhängig von der Schwere des angeborenen Herzfehlers. Während leichtere Vitien asymptomatisch verlaufen und nur als Zufallsbefund bei einer körperlichen Untersuchung auffallen, entwickeln Kinder mit einem hämodynamisch bedeutsamen Herzfehler in der Regel im ersten Lebensjahr die Symptome einer Herzinsuffizienz (s. o.). Das Krankheitsbild kann durch Herzrhythmusstörungen oder eine Endokarditis, d. h. einer Entzündung des vorgeschädigten Endokards, insbesondere der Herzklappen, kompliziert werden (☞ 9.3.1).

- Herzinsuffizienz oder asymptomatisch
- evtl. Herzrhythmusstörungen
- Endokarditis

❸ **Tab. 9.2: Die wichtigsten angeborenen Herzfehler mit und ohne primäre Zyanose und ihre Häufigkeit**

Herzfehler ohne primäre Zyanose	Herzfehler mit primärer Zyanose
■ Ventrikelseptumdefekt (25 %)	■ Fallot-Tetralogie (10 %)
■ Vorhofseptumdefekt (10 %)	■ Transposition der großen Arterien (5 %)
■ persistierender Ductus arteriosus (Botalli; 10 %)	
■ Pulmonalstenose (10 %)	
■ Aortenstenose (5 %)	
■ Aortenisthmusstenose (5 %)	

Diagnostik

Körperliche Untersuchung:
- Inspektion
- Palpation
- Blutdruckmessung
- Auskultation: Herzgeräusch muss nicht pathologisch sein

⑤ Die körperliche Untersuchung kann bei der Diagnose eines angeborenen Herzfehlers wegweisend sein:

▪ Schon bei der Inspektion fallen möglicherweise die Zeichen einer Herzinsuffizienz auf.

▪ Palpatorisch werden zunächst Radialis- und Femoralispulse erfasst, denn sie geben Hinweise auf Herzfrequenz (☞ Tab. 9.3), Rhythmus und verschiedene Funktionszustände des Herzens. Einige Herzfehler sind bereits durch die Palpation erkennbar, so verursachen beispielsweise die Pulmonal- und Aortenstenose ein auf dem Sternum zu tastendes Schwirren.

▪ Bereits beim Neugeborenen kann die Blutdruckmessung mit geeigneten Geräten und Manschetten erfolgen. Die altersabhängigen Normwerte gehen aus Tabelle 9.4 hervor. Bei einer Aortenisthmusstenose (s. u.) kann es Blutdruckdifferenzen zwischen beiden Armen bzw. zwischen Armen und Beinen geben.

▪ Die Auskultation, d. h. das Abhören mit dem Stethoskop ist eine der wichtigsten Untersuchungsmethoden. Bei Herzfehlern mit Querverbindungen und Stenosen treten neben den physiologischen Herztönen noch pathologische Herzgeräusche auf. Doch nicht jedes Herzgeräusch muss Ausdruck eines Vitiums sein: 50–70% aller Kinder haben ein akzidentelles Herzgeräusch, das durch harmlose Wirbelbildungen des Blutstroms verursacht wird und bei Lagewechsel die Lautstärke ändert.

Echokardiographie als wichtigstes diagnostisches Instrument

Herzkatheteruntersuchung meist präoperativ

Wenn sich im Rahmen der körperlichen Untersuchung ein Hinweis auf einen angeborenen Herzfehler ergibt, sind weitere Untersuchungen durchzuführen:

▪ Echokardiographie (kurz: Echo): Die Ultraschalluntersuchung des Herzens ist heute die wichtigste Untersuchungsmethode in der Kinderkardiologie. Mit relativ geringem Aufwand und ohne Risiko gelingt es in fast allen Fällen, Art und Schweregrad der Herzerkrankung zu erkennnen.

Tab. 9.3: Physiologische Herzfrequenz in Abhängigkeit vom Lebensalter

Lebensalter	Mittelwert (Schläge/min)	Minimum (Schläge/min)	Maximum (Schläge/min)
Neugeborenes	120	80	160
1 Woche	140	100	180
3 Monate	160	120	200
1 Jahr	130	100	180
5 Jahre	105	70	150
8 Jahre	90	65	120
12 Jahre	85	60	110

Tab. 9.4: Normwerte des Blutdrucks in Abhängigkeit vom Lebensalter

Lebensalter	Mittelwert (mmHg)
Säugling	90/60
3.–6. Lebensjahr	95/65
6.–9. Lebensjahr	105/60
9.–12. Lebensjahr	110/70
13.–15. Lebensjahr	120/80

- Röntgen-Thorax: Anhand des Röntgenbildes lassen sich Größe, Form und Lage des Herzen sowie die Lungen beurteilen.
- Elektrokardiographie (kurz: EKG): Mittels EKG werden insbesondere Herzrhythmusstörungen abgeklärt, es kann aber auch Hinweise auf eine Rechts- bzw. Linksherzhypertrophie geben.
- Herzkatheteruntersuchung: Mit diesem invasiven Verfahren können angeborene Herzfehler exakt abgeklärt werden. In vielen Fällen ist die Herzkatheteruntersuchung präoperativ unverzichtbar, da ergänzend zur Echokardiographie beispielsweise Drücke und Shuntvolumina bestimmt werden können. Zusätzlich können durch Kontrastmittel fehleinmündende Gefäße dargestellt werden (Angiokardiographie).

Therapie und Prognose

6 Etwa 20% aller Kinder mit einem kongenitalen Vitium cordis bedürfen keiner Therapie, weil die Anomalie geringfügig ist oder weil es zu einer spontanen Heilung kommen kann. Bei den übrigen Patienten ist eine kausale Therapie von einer symptomatischen Therapie abzugrenzen. Im Rahmen der kausalen Therapie wird der zugrundeliegende Herzfehler durch einen operativen Eingriff oder eine interventionelle Therapie, d.h. ein Katheterverfahren, behoben. Relevante Details werden bei den einzelnen Krankheitsbildern besprochen.

Außerdem wird eine auftretende Herzinsuffizienz behandelt. Bei der symptomatischen Therapie werden neben Medikamenten folgende **Allgemeinmaßnahmen** eingesetzt:
- Intensivüberwachung
- Sauerstoffzufuhr
- evtl. Sedierung
- häufige kleine Mahlzeiten, ggf. Ernährung über Magensonde
- reduzierte Flüssigkeitszufuhr.

Die wichtigsten **Medikamente** zur Behandlung der Herzinsuffizienz:
- Digitalispräparate steigern die Pumpkraft des Herzens und erhöhen so das Schlagvolumen.
- Diuretika sind harntreibende Medikamente, durch die Lungenödeme und periphere Ödeme ausgeschwemmt werden.

Spontanheilung möglich

Kausale Therapie: operativ bzw. interventionell

Symptomatische Therapie:
- *Allgemeinmaßnahmen*
- *medikamentöse Therapie*
- *Endokarditisprophylaxe*

Prognose: 90% normale Lebenserwartung

> ■ Nitropräparate erweitern v. a. die Venen. Durch ein „venöses Pooling" soll das Herz entlastet werden.

Vor allen instrumentellen Eingriffen diagnostischer und therapeutischer Art ist ein Antibiotikum zur Endokarditisprophylaxe zu verabreichen (☞ 9.3.1).

90% der Kinder mit einem angeborenen Herzfehler haben dank der Fortschritte der Kinderkardiologie und der Kinderherzchirurgie eine normale Lebenserwartung.

9.2.2 ▬▬ Angeborene Herzfehler mit Links-Rechts-Shunt

Dazu sind zu zählen:
- ■ Ventrikelseptumdefekt (VSD)
- ■ Vorhofseptumdefekt (ASD)
- ■ persistierender Ductus arteriosus (PDA).

Ventrikelseptumdefekt (VSD)

Loch in der Scheidewand zwischen linker und rechter Herzkammer

Der VSD ist mit ca. 25% der häufigste angeborene Herzfehler, der isoliert oder kombiniert wie bei der Fallot-Tetralogie (s. u.) auftreten kann. Es besteht ein Loch in der Wand zwischen linker und rechter Herzkammer, sodass Blut aus dem kräftigen linken in den schwächeren rechten Ventrikel strömt. Es resultiert ein Links-Rechts-Shunt, durch den insbesondere der rechte Ventrikel und die Lungengefäße infolge des zusätzlich kreisenden Blutvolumens belastet werden.

Die Symptomatik und die therapeutischen Konsequenzen sind abhängig vom Shuntvolumen und damit von der Größe des Defektes. Kleinere Defekte können sich spontan verschließen, die übrigen werden idealerweise im 3. Lebensjahr operativ korrigiert. Wenn das Shuntvolumen jedoch 30% überschreitet, ist eine frühere OP angezeigt, um einer pulmonalen Hypertonie und einer Shuntumkehr vorzubeugen (Eisenmenger-Reaktion, s. o.).

Vorhofseptumdefekt (ASD)

Loch in der Scheidewand zwischen linkem und rechtem Vorhof

Beim ASD befindet sich ein Loch in der Scheidewand zwischen dem linken und dem rechten Vorhof (Atrium). Je nach Höhe des Defektes werden zwei Formen unterschieden:
- ■ ASD I: Defekt im unteren Teil des Vorhofseptums, von dem die Mitralklappe und das Ventrikelseptum mitbetroffen sein können; durch die resultierende Mitralinsuffizienz wird ein Kind mit einem ASD I möglicherweise früher symptomatisch
- ■ ASD II: Defekt im mittleren oder oberen Teil des Septums.

Da das Druckgefälle zwischen den beiden Vorhöfen niedriger ist als zwischen den beiden Kammern, ist das Shuntvolumen beim ASD geringer als beim VSD und die Patienten werden in der Regel erst später symptomatisch.

Auf die meist zufällige Diagnose eines ASD kann abwartend reagiert werden, da Spontanverschlüsse häufig sind. Bleibt der Spontanverschluss jedoch aus, sollte der Defekt im Vorschulalter interventionell oder operativ behoben werden. Bei dem interventionellen Verfahren wird der ASD durch ein mit dem Katheter eingeführtes Doppelschirmchen verschlossen.

Persistierender Ductus arteriosus (PDA)

Ductus arteriosus Botalli bleibt offen

Im fetalen Kreislauf führt der Ductus arteriosus Botalli Blut vom Truncus pulmonalis direkt in die Aorta (☞ 1.3). Wenn sich dieses Gefäß nicht wie üblich in den ersten Lebensstunden verschließt, spricht man von einem persistierenden Ductus arteriosus.

Nach der Geburt entfalten sich die Lungen und damit fällt der Druck im Lungenkreislauf unter den Aortendruck, sodass sich die Flussrichtung im Ductus arteriosus ändert. Da bei offenem Ductus arteriosus Blut von der Aorta in die Pulmonalarterien gelangt, liegt also ein Links-Rechts-Shunt vor, der auch die Gefahr der Shuntumkehr birgt (Eisenmenger-Reaktion). Es gibt folgende Therapiemöglichkeiten:

- Bei Frühgeborenen und Neugeborenen kann ein medikamentöser Verschluss durch Gabe des Prostaglandinsynthesehemmers Indomethacin versucht werden. Physiologischer Hintergrund ist, dass Prostaglandine den Ductus arteriosus offen halten.
- Wenn die medikamentöse Behandlung versagt, sollte der Ductus im 1. Lebensjahr interventionell oder operativ verschlossen werden.

9.2.3 Angeborene Herzfehler mit primärem Rechts-Links-Shunt

Dazu gehören folgende Krankheitsbilder:
- Fallot-Tetralogie (TOF)
- Transposition der großen Arterien (TGA).

Fallot-Tetralogie (TOF)

Komplexes Vitium cordis

Bei der Fallot-Tetralogie handelt es sich um ein komplexes Vitium cordis bestehend aus den vier Komponenten
- Pulmonalstenose, die die Lungendurchblutung einschränkt und daher das Ausmaß der Symptomatik bestimmt
- Ventrikelseptumdefekt
- einer nach rechts verlagerten Aorta (auch: reitende Aorta), sodass der linke und der rechte Ventrikel Blut in den Körperkreislauf pumpen. Es resultiert ein Rechts-Links-Shunt und damit eine primäre Zyanose, deren Intensität vom Ausmaß der Pulmonalstenose abhängig ist
- Rechtsherzhypertrophie infolge der Pulmonalstenose.

Da das Kind durch einen permanenten Sauersoffmangel bedroht ist, sollte bald nach der Diagnose die Korrektur-OP erfolgen. Evtl. wird aber zunächst eine Ballondilatation der Pulmonalklappe durchgeführt, um die Lungendurchblutung und damit die Gesamtsituation des Kindes zu verbessern.

Transposition der großen Arterien (TGA)

Kinderkardiologischer Notfall: Lungenkreislauf und Körperkreislauf sind voneinander getrennt

Bei der TGA entspringt die Aorta dem rechten und der Truncus pulmonalis dem linken Ventrikel, sodass der Lungenkreislauf und der Körperkreislauf voneinander getrennt sind. Das betroffene Neugeborene ist nur lebensfähig, wenn die beiden Kreisläufe durch einen zusätzlichen Septumdefekt oder einen offenen Ductus arteriosus verbunden sind, damit sich das sauerstoffreiche Blut des linken Herzens mit dem sauerstoffarmen Blut des rechten Herzens mischen kann.

Das Kind ist sofort nach der Geburt zyanotisch und der Zustand verschlechtert sich rasch, wenn sich der Ductus arteriosus als Querverbindung zwischen beiden Kreisläufen verschließt. Bei entsprechendem Verdacht ist also der Ductus arteriosus medikamentös durch Prostaglandine offen zu halten und eine Herzkatheteruntersuchung durchzuführen. Lange Zeit wurde im Rahmen der Herzkatheteruntersuchung künstlich ein Vorhofseptumdefekt herbeigeführt, um so eine weitere Verbindung zwischen den Kreisläufen zu schaffen. Heute ist dies nur noch selten notwendig, da die Korrektur-OP in den ersten Lebenstagen erfolgt.

9.2.4 Angeborene Herzfehler ohne Shunt

Zu den Herzfehlern ohne Shunt-Verbindungen zählen die
- Pulmonalstenose
- Aortenstenose
- Aortenisthmusstenose.

Pulmonalstenose (PS)

Ausstrom aus dem rechten Ventrikel ist behindert.

Die angeborene PS, bei der der Ausstrom aus dem rechten Ventrikel behindert ist, kommt isoliert und kombiniert, z. B. bei der Fallot-Tetralogie, sowie in allen Schweregraden vor. Eine leichte Verdickung und Verklebung der Klappensegel verursacht zwar ein Herzgeräusch, bleibt aber in der Regel asymptomatisch und erfordert keine Therapie.

Bei einer kritischen PS mit minimaler Restöffnung ist die Rechtsherzbelastung enorm und die Lunge kann nur über einen offenen Ductus arteriosus durchblutet werden. Hier besteht die Therapie in der Gabe von Prostaglandin, um den Ductus arteriosus offen zu halten, und einer baldigen Ballondilatation. Das Katheterverfahren konnte die operative Korrektur fast vollständig ersetzen.

Aortenstenose (AS)

Ausstrom aus dem linken Ventrikel ist behindert

Bei der AS ist der Ausstrom aus dem linken Ventrikel behindert. Folgen dieses kongenitalen Herzfehlers, der unterschiedlich stark ausgeprägt sein kann, sind

- Linksherzbelastung mit Linksherzhypertrophie
- Myokardischämie, da die Herzkranzgefäße nicht ausreichend durchblutet werden.

Bei der Herzkatheteruntersuchung des Säuglings wird die Druckdifferenz zwischen linkem Ventrikel und Aorta gemessen. Beträgt sie mehr als 50 mmHg, wird eine Ballondilatation notwendig. Bei mehr als 60 % der Patienten wird zusätzlich im Jugend- oder Erwachsenenalter der operative Aortenklappenersatz durchgeführt.

Aortenisthmusstenose (ISTA)

- präduktale Form
- postduktale Form

Der Aortenisthmus ist eine natürliche Enge am Übergang vom Aortenbogen zur absteigenden Aorta. Dieser Bereich ist bei einer ISTA übermäßig verengt. Es gibt zwei verschiedene Formen:

- **Präduktale Form** (früher: infantile Form): Bei der selteneren präduktalen Form liegt die Engstelle vor der Einmündung des Ductus arteriosus und die untere Körperhälfte wird mit Mischblut versorgt. Dieses Mischblut setzt sich aus sauerstoffreichem Blut aus dem linken Ventrikel und dem sauerstoffarmen Blut, das aus der Pulmonalarterie über den Ductus arteriosus in die Aorta fließt, zusammen. Neugeborene mit der präduktalen Form fallen also durch eine Zyanose der unteren Körperhälfte sowie eine rasch einsetzende Herzinsuffizienz auf, denn die ISTA stellt für beide Ventrikel eine Belastung dar. Therapie der Wahl ist die frühzeitige OP, bei der der stenosierte Aortenabschnitt entfernt wird. Bei der Ballondilatation kommt es häufig zu einem Rezidiv.
- **Postduktale Form** (früher: Erwachsenenform): Bei der häufigeren postduktalen Form befindet sich die Stenose hinter der Einmündung des Ductus arteriosus und die untere Körperhälfte wird über Kollateralgefäße versorgt. Dennoch gibt es eine deutliche Blutdruckdifferenz zwischen der oberen und der unteren Körperhälfte, die in der Regel erst jenseits des 10. Lebensjahres zu Symptomen führt. Aus der arteriellen Hypertonie der oberen Körperhälfte resultieren beispielsweise Kopfschmerzen und Nasenbluten, die Minderdurchblutung der Beine bedingt Wadenschmerzen nach längerem Gehen und die Fußpulse sind abgeschwächt oder fehlen. Bei den Patienten mit der postduktalen Form sind die Ballondilatation und die OP gleichwertige Behandlungsalternativen.

9.3 Erworbene Herzerkrankungen

9.3.1 Bakterielle Endokarditis

Risikogruppe!

Ursachen:
- OPs
- Entzündungen im Mund- und Rachenbereich

Die Entzündung der gesamten Herzinnenwand inkl. der Herzklappen kommt in Industrienationen nur noch selten vor. Allerdings stellen Kinder mit angeborenem Herzfehler und nach Herzoperationen eine Risikogruppe dar, da deren Endokard vorgeschädigt ist. Insbesondere bei Operationen wie zahnärztlichen Eingriffen bzw. Mandel-OP sowie bei Entzündungen im Mund- und Rachenbereich, z. B. Mandelentzündungen, gelangen meistens Streptokokken oder Staphylokokken, seltener andere Bakterien oder Pilze in die Blutbahn. Diese können sich dann auf der vorgeschädigten Herzklappe ansiedeln und sie zerstören. Außerdem können septische Embolien von den betroffenen Klappen ausgehen.

Eine Endokarditis kann auch durch ein rheumatisches Fieber hervorgerufen werden (s. u.).

Symptome

Der dramatische Krankheitsverlauf geht einher mit
- hohem Fieber und Schüttelfrost
- Herzinsuffizienz
- Nierenbeteiligung
- Leber- und Milzvergrößerung
- möglichen septischen Embolien im ZNS und der Haut.

Diagnostik und Therapie

Häufig operativer Klappenersatz

Spezifische diagnostische Maßnahmen sind
- Blutkultur zum Erregernachweis
- Echokardiographie zeigt Auflagerungen auf der betroffenen Herzklappe (sog. Vegetationen) und das Ausmaß des Klappendefektes.

Trotz intravenöser Antibiotikatherapie über 4–6 Wochen ist ein operativer Klappenersatz häufig unumgänglich.

Endokarditisprophylaxe

Prophylaxe bei vorgeschädigtem Endokard!

❼ Die Endokarditisprophylaxe sollte bei allen Patienten mit vorgeschädigtem Endokard durchgeführt werden. Bei
- Patienten mit angeborenem Herzfehler
- Patienten nach Herz-OP
- Patienten mit erworbenem Klappenfehler und
- Patienten mit künstlicher Herzklappe

muss vor jedem diagnostischen und therapeutischen Eingriff eine prophylaktische Antibiotikagabe erfolgen. Die Betroffenen erhalten einen Patientenausweis, den sie bei jedem Arztbesuch vorlegen müssen.

9.3.2 ▬ Rheumatisches Fieber

Poststreptokokken-erkrankung

❽ Insbesondere wegen der Herzbeteiligung handelt es sich beim rheumatischen Fieber (kurz: RF) um eine gefürchtete Spätkomplikation nach einer Streptokokkeninfektion wie Scharlach (☞ 12.3.1). Infolge der immunologischen Auseinandersetzung kann eine Poststreptokokkenerkrankung (auch: Streptokokkenzweiterkrankung) resultieren, wenn sich die gebildeten Antikörper nicht nur gegen den Erreger sondern fälschlicherweise auch gegen körpereigene Strukturen richten.

Das RF stellt in Entwicklungsländern auch heute noch die wichtigste Ursache für eine Herzerkrankung im Kindes- und Jugendalter dar, während es wegen des konsequenten Einsatzes von Antibiotika bei uns zu einer Seltenheit geworden ist.

Symptome

- Fieber und Arthritis → „rheumatisches Fieber"
- Karditis
- Chorea minor
- Hautveränderungen.

2–4 Wochen nach der durchgemachten Streptokokkeninfektion kommt es erneut zu Krankheitszeichen:

- Fieber
- Polyarthritis, die üblicherweise abwechselnd die großen Gelenke der unteren Extremität befällt
- Myokarditis mit Tachykardie, Herzrhythmusstörungen, EKG-Veränderungen und Herzinsuffizienz
- Endokarditis, die v. a. an der Mitral- und Aortenklappe eine Klappenstenose hinterlassen kann
- Chorea minor mit unwillkürlichen ziellosen Bewegungen und Sprechstörungen, da die Antikörper auch bestimmte Basalganglien im ZNS schädigen können
- girlandenförmige Hautrötungen im Bereich des Rumpfes (Erythema anulare) und Knötchen unter der Haut (Noduli rheumatici).

Diagnose, Therapie und Prognose

Lebenslange Penicillin-prophylaxe!

Herzklappenfehler als Spätfolge

Die Diagnose wird anhand der Symptomatik gestellt und durch Laborwerte wie Nachweis streptokokkenspezifischer Antikörper und Entzündungszeichen untermauert.

Maßnahmen im Rahmen der stationären Therapie sind

- Bettruhe
- Penicillingabe zur Elimination noch vorhandener Streptokokken, prophylaktisch mindestens 10 Jahre über die akute Krankheitsphase hinaus und dann lebenslange gezielte Penicillinprophylaxe bei diagnostischen oder operativen Eingriffen, z. B. Zahnarzt
- antientzündliche Medikamente wie Azetylsalizylsäure und Kortison.

Die Prognose ist abhängig vom Ausmaß des Herzbefalls, da die Gelenk-, ZNS- und Hautbeteiligung restlos ausheilt. Noch viele Jahre nach einem RF können Herzklappenfehler auftreten.

? **Übungsfragen**

1. Bitte nennen Sie die Symptome der Links- und Rechtsherzinsuffizienz.

2. Nach welche anatomischen Gesichtspunkten können angeborene Herzfehler eingeteilt werden?

3. Nennen Sie bitte die wichtigsten Herzfehler mit und ohne Zyanose.

4. Erklären Sie bitte die Eisenmenger-Reaktion.

5. Wie werden angeborene Herzfehler diagnostiziert? Was ist die wichtigste diagnostische Maßnahme?

6. Nach welchen Prinzipien werden angeborene Herzfehler behandelt?

7. Bei wem ist eine Endokarditisprophylaxe notwendig?

8. Wie kommt es zum rheumatischen Fieber und warum ist es so gefürchtet?

10 Erkrankungen des Magen-Darm-Traktes

10.1 Leitsymptom akutes Abdomen

Definition

Dem akuten Abdomen (auch: akuter Bauch) liegt oft eine lebensbedrohliche Erkrankung zugrunde (☞ Tab. 10.1), sodass eine sofortige diagnostische Abklärung und Therapie erforderlich ist. Auch Erkrankungen außerhalb des Magen-Darm-Traktes können zu einem akuten Abdomen führen.

Symptome

Beim Säugling ist anhaltendes Schreien bis zum Beweis des Gegenteils verdächtig auf ein akutes Abdomen. Andererseits können gerade bei lebensbedrohlichen Erkrankungen im Säuglingsalter wesentliche klinische Symptome auch fehlen.

Neben akut auftretenden Bauchschmerzen äußert sich ein akutes Abdomen durch

- reduzierten Allgemeinzustand
- Abwehrspannung als Hinweis auf eine Bauchfellentzündung („brettharter Bauch")
- veränderte Darmgeräusche
- evtl. Fieber, Übelkeit, Erbrechen, Diarrhoe (Durchfall) bzw. Obstipation (Verstopfung).

10.2 Angeborene und anlagebedingte Erkrankungen

10.2.1 Fehlbildungen

Fehlbildungen des Magen-Darm-Traktes kommen nach Herzfehlern sowie Fehlbildungen der Nieren und ableitenden Harnwege am dritthäufigsten vor. Sie können isoliert aber auch mit anderen Störungen kombiniert auftreten, z.B. bei Chromosomenaberrationen (☞ 4.1).

Folgende Krankheitsbilder gehören dazu:

- Ösophagusatresie
- Duodenalatresie
- Analatresie

❶ Tab. 10.1: Häufige pädiatrische Ursachen eines akuten Abdomens

Pathomechanismus	Häufige Krankheitsbilder
Entzündung von Bauchorganen	a) akut: ▪ nekrotisierende Enterokolitis, v. a. bei Frühgeborenen (☞ 5) ▪ Gastroenteritis (s. u.) ▪ Appendizitis (s. u.) ▪ Pankreatitis b) chronisch: ▪ M. Crohn (s. u.) ▪ Colitis ulcerosa (s. u.)
Darmverschluss (Ileus)	▪ Fehlbildungen wie Duodenal- und Analatresie (s. u.) ▪ Mekoniumileus bei Mukoviszidose (☞ 8.3) ▪ M. Hirschsprung (s. u.)
Ileus mit zusätzlicher Beeinträchtigung der Darmdurchblutung	▪ Invagination (s. u.) ▪ Hernien, z. B. Leistenbruch und Nabelbruch, bei denen Darmanteile eingeklemmt sind ▪ Volvulus, d. h. ein Organ verdreht sich um seine Achse oder seinen Gefäßstiel
Blutungen	▪ posttraumatisch ▪ Ulcus ventriculi (Magengeschwür) bzw. Ulcus duodeni (Zwölffingerdarmgeschwür) bei Kindern selten
Extraintestinale Ursachen	▪ Lebensmittelvergiftung ▪ Nahrungsmittelunverträglichkeit (☞ 14.2.1) ▪ Pneumonien (☞ 8.7) ▪ Ketoazidose bei Diabetes mellitus (☞ 11.2.3) ▪ urologische Erkrankungen wie Pyelonephritis (Nierenbeckenentzündung) und Hodentorsion, d. h. Hoden dreht sich um seinen Gefäßstiel und droht zu nekrotisieren ▪ gynäkologische Erkrankungen bei älteren Mädchen wie Adnexitis (Eileiterentzündung)

Ösophagusatresie

Kontinuitätsunterbrechung des Ösophagus

Komplikation: Aspirationspneumonie

Diagnostik: Magensondierung, Röntgen

Therapie: OP

Bei der Ösophagusatresie ist die Kontinuität der Speiseröhre unterbrochen. Verschiedene Formen dieser Fehlbildung sind bekannt. In 90% der Fälle endet der obere Speiseröhrenstumpf blind und der untere Stumpf weist eine Fistel, d. h. einen Verbindungsgang, zur Trachea auf. Über die untere Fistel kann Magensaft in die Atemwege gelangen und eine Aspirationspneumonie resultieren.

Die Häufigkeit beträgt etwa 1 : 3000, bei 30% der betroffenen Kinder finden sich weitere Fehlbildungen.

Symptome und Komplikationen

❷ Wenn die Diagnose nicht unmittelbar nach der Geburt durch die Magensondierung gestellt wird, fallen die betroffenen Neugeborenen spätestens beim ersten Fütterungsversuch auf:

- schaumiger Speichel vor Mund und Nase
- Nahrung läuft zurück
- Erstickungsanfall und Zyanose beim Trinken
- vorgewölbtes Abdomen, da über die Fistel Luft in den Magen gelangt.

Außerdem kann es zu einer Aspirationspneumonie kommen, sodass die Kinder unbehandelt in den beiden ersten Lebenswochen versterben.

Diagnostik und Therapie

In einigen Fällen kann schon in der Schwangerschaft die Verdachtsdiagnose geäußert werden, wenn sonographisch eine zu große Fruchtwassermenge (Polyhydramnion) nachgewiesen wird. Diese kommt zustande, weil der Fetus das Fruchtwasser nicht wie sonst üblich schlucken kann.

Postnatal wird bei jedem Neugeborenen der Magen sondiert. Bei einem Kind mit einer Ösophagusatresie kann die Sonde nur wenige Zentimeter vorgeschoben werden. Die Röntgendarstellung mit Kontrastmittel sichert die Diagnose.

Die erforderliche OP sollte wegen der Aspirationsgefahr innerhalb von 24 Stunden erfolgen. Bei dem Eingriff wird die Fistel unterbunden und die Ösophagusstümpfe werden durch Anastomosen verbunden. 95% der Patienten können durch eine rechtzeitige OP geheilt werden.

Duodenalatresie

Insbesondere bei Trisomie 21

Bei etwa einem von 5000 Neugeborenen ist im Bereich des Zwölffingerdarms das Lumen verschlossen, Atresien im weiteren Verlauf des Dünndarms sind deutlich seltener. Bei 20% der Kinder mit einer Trisomie 21 wird eine Duodenalatresie als begleitende Organfehlbildung diagnostiziert.

Die Erkrankung manifestiert sich später als die Ösophagusatresie. In den ersten Lebenstagen fallen die Kinder durch galliges Erbrechen, einen aufgetriebenen Oberbauch sowie einen eingefallenen Unterbauch auf.

Wenn die Verdachtsdiagnose durch eine Röntgenübersichtsaufnahme des Abdomens, bei der Flüssigkeitsspiegel und Luftblasen im Magen und Duodenum zu sehen sind, gesichert ist, ist die operative Korrektur unumgänglich.

Analatresie

Angeborener Verschluss des Enddarms

Der angeborene Verschluss des Enddarms kommt mit einer Häufigkeit von 1:5000 vor und ist oft kombiniert mit urologischen Fehlbildungen und Fistelbildungen. Beim Mädchen können neben der Analatresie Verbindungsgänge zwischen

179

Enddarm und Vagina auftreten, beim Jungen zwischen Enddarm und Harnröhre bzw. Harnblase.

Die Fehlbildung fällt entweder bereits bei der körperlichen Untersuchung des Neugeborenen auf oder manifestiert sich in den ersten Lebenstagen durch einen Mekoniumileus. Die Therapie ist chirurgisch.

10.2.2 ▬ M. Hirschsprung

Pathomechanismus und Häufigkeit

❸ Beim M. Hirschsprung (auch: kongenitales Megakolon) ist in der Wand des Dickdarms der Plexus Auerbach, bei dem es sich um Ganglien des Parasympathikus handelt, nicht angelegt. Der Defekt beginnt am Anus und betrifft mundwärts unterschiedlich lange Kolonsegmente. In dem betroffenen Abschnitt kontrahiert die Ringmuskulatur permanent und infolge der Engstellung staut sich der Stuhl im vorgeschalteten Dickdarm. Dieser erweitert sich kompensatorisch und es kommt sekundär zu einem Megakolon.

Am kongenitalen Megakolon leidet etwa eines von 4000 Neugeborenen, Jungen sind 4mal so häufig betroffen wie Mädchen. Die Erkrankung kann mit Fehlbildungen der Harnwege kombiniert sein.

Symptome und Komplikationen

Der M. Hirschsprung manifestiert sich in den ersten Lebenstagen mit den Zeichen eines Ileus (Darmverschluss):

- Stuhlverhalt
- aufgetriebenes Abdomen
- Erbrechen
- Hyperperistaltik, um das Passagehindernis zu überwinden.

Eine Darmperforation sowie eine schwere Enterokolitis können das Krankheitsbild komplizieren.

Diagnostik

Schon die körperliche Untersuchung lenkt den Verdacht auf ein kongenitales Megakolon. Neben den typischen Krankheitszeichen fällt auf, dass sich bei der vorsichtigen rektalen Untersuchung explosionsartig Stuhl und Luft entleeren. Durch eine Rektumschleimhautbiopsie wird die Diagnose gesichert. Als zusätzliche Untersuchungen kommen die Röntgenkontrastuntersuchung und die Rektum-Manometrie, mit der der erhöhte Druck erfasst wird, infrage.

Therapie und Prognose

Bei der OP nach Rehbein (kein Scherz!) wird das betroffene Kolonsegment entfernt und die Darmpassage durch eine End-zu-End-Anastomose wiederhergestellt. In einigen Fällen wird

---

Randspalte:

Aplasie des Plexus Auerbach → Kontraktion der Ringmuskulatur → sekundäres Megakolon

1 : 4000, häufiger Jungen

Symptome eines Ileus

Evtl. Darmperforation, Enterokolitis

- körperliche Untersuchung
- Rektumschleimhautbiopsie.

OP nach Rehbein → ausgezeichnete Resultate

übergangsweise ein Anus praeter, d.h. ein künstlicher Darmausgang angelegt. 90% der Kinder sind postoperativ völlig beschwerdefrei, die OP-Letalität liegt unter 2%.

10.2.3 Hypertrophische Pylorusstenose

Magenpförtnerkrampf

Symptome: schwallartiges Erbrechen ab 2.–6. Lebenswoche

Komplikationen:
- Coma pyloricum
- Aspirationspneumonie

Diagnose: Sonographie

Therapie: Pylorotomie

Von der hypertrophischen Pylorusstenose, die auch als Magenpförtnerkrampf bezeichnet wird, sind ca. 3 ‰ aller Kinder, bevorzugt Jungen betroffen. Die Hypertrophie der Ringmuskulatur des Pylorus kommt zwar familiär gehäuft vor, doch ist die genaue Ursache unklar.

Symptome und Komplikationen
❹ Zwischen der 2. und 6. Lebenswoche fallen die charakteristischen Krankheitszeichen auf:
- schwallartiges Erbrechen nach der Nahrungsaufnahme
- sichtbare Magenperistaltik
- seltener Stuhlgang (Pseudoobstipation)
- Gewichtsverlust
- Folgen der Exsikkose (Austrocknung) und Elektrolytverschiebung wie Unruhe, eingesunkene Fontanelle und im Extremfall zerebrale Krampfanfälle sowie Coma pyloricum.

Durch die Aspiration von Mageninhalt kann es zu einer Pneumonie kommen.

Diagnostik und Therapie
Die Diagnose kann sonographisch gestellt werden. Nach Ausgleich des Wasser- und Elektrolythaushalts wird die Pylorotomie nach Weber-Ramstedt durchgeführt. Bei diesem operativen Eingriff wird unter Schonung der Magenschleimhaut die Ringmuskulatur im Pylorusbereich längs gespalten. Die OP-Resultate sind hervorragend, die OP-Letalität liegt unter 1%.

10.2.4 Invagination

Unklare Hyperperistaltik → teleskopartiges Einstülpen von Darmanteilen, meist ileokolische Form

Bei der Invagination stülpt sich ein proximaler Darmabschnitt, meistens das terminale Ileum, in einen distalen Darmabschnitt, meist das Kolon. Bevorzugt kommt es bei Kindern im Alter von 3–24 Monaten infolge einer Hyperperistaltik unklarer Genese zu der Erkrankung. Nur in 5% der Fälle lassen sich mechanische Ursachen wie Polypen, Divertikel (Aussackungen der Darmwand), Tumoren oder Entzündungen nachweisen. Diese sind bei älteren Kindern und Erwachsenen in der Regel auslösend.

Symptome und Komplikationen

Eine Invagination äußert sich plötzlich mit krampfartigen Bauchschmerzen und Erbrechen. Zunächst werden noch kleine Mengen Stuhl abgesetzt, dem blutiger Schleim folgt. Unbehandelt kommt es zum Ileus (Darmverschluss) und zur Nekrose der Darmwand, da die versorgenden Blutgefäße abgeschnürt sind. Über eine Peritonitis (Bauchfellentzündung) kommt es innerhalb von wenigen Tagen zum Tod.

Diagnostik und Therapie

Bei der körperlichen Untersuchung ist möglicherweise eine walzenförmige Verdickung zu tasten, die sich aber auf jeden Fall sonographisch darstellen lässt. Mit dem früher üblichen Röntgenkontrasteinlauf ist man heute zurückhaltend.

Therapeutisch wird Flüssigkeit in den Dickdarm eingebracht, um über den hydrostatischen Druck eine Reposition der betroffenen Darmsegmente zu erzielen. Falls das Repositionsmanöver misslingt oder bereits Zeichen einer Perforation oder Peritonitis aufgetreten sind, wird ein operativer Eingriff notwendig.

Typische Trias:
- krampfartige Bauchschmerzen
- Erbrechen
- blutige Stühle.

Komplikationen:
- Ileus
- Nekrose der Darmwand → Peritonitis → Tod.

Diagnose: Sonographie

Therapie:
- Reposition durch hydrostatischen Druck
- nur selten OP

10.3 Erworbene Erkrankungen

10.3.1 Erkrankungen mit Maldigestion und Malabsorption

Physiologische Grundlagen

Die Nährstoffe werden mit Hilfe von Enzymen im Mund, Magen und Zwölffingerdarm (Duodenum) in die kleinsten Bestandteile gespalten, die dann über die Dünndarmschleimhaut resorbiert und über die Blut- und Lymphbahn abtransportiert werden (☞ Tab. 10.2).

Tab. 10.2: Verdauung der Nahrungsbestandteile

Nährstoffe	Kohlenhydrate	Eiweiße	Fette
Enzyme im Mund	Amylase	Ptyalin	–
Enzyme im Magen	–	Pepsin Salzsäure	– –
Enzyme im Duodenum aus Pankreas und Leber	Amylase	Chymotrypsin	Gallensäure Lipase
Spaltprodukte	Einfachzucker, z.B. Glukose	Aminosäuren	Triglyceride Fettsäuren

Definition

Unterscheide Maldigestion und Malabsorption!

❺ Bei der **Maldigestion** werden die Nahrungsbestandteile nur unzureichend aufgespalten. Häufigste Ursache ist ein Mangel an Verdauungsenzymen, z. B. bei Mukoviszidose (☞ 8.3), Pankreasinsuffizienz, Gallensekretions- oder Gallenabflussstörung und nach Magenresektion.

Bei der **Malabsorption** können die Nahrungsspaltprodukte nicht aus dem Darmlumen resorbiert werden. Ursächlich kommen v. a. Dünndarmerkrankungen wie Zöliakie (s. u.) und M. Crohn (s. u.) infrage.

Folgen

- chronische Diarrhoe, evtl. Steatorrhoe
- aufgetriebenes Abdomen
- Mangelsyndrome
- Avitaminosen

❻ Patienten mit Maldigestion bzw. Malabsorption leiden an chronischen Durchfällen (Diarrhoe) und evtl. an grau-glänzenden Fettstühlen (Steatorrhoe). Da im Darm Gärungsprozesse ablaufen, ist das Abdomen aufgetrieben. Man bemerkt Gedeihstörungen bzw. Gewichtsverlust sowie andere Mangelsyndrome, z. B. Anämie, relativ niedrige Blutzuckerwerte, Abgeschlagenheit und Neigung zu Proteinmangelödemen. Da auch die Aufnahme fettlöslicher Vitamine reduziert ist, resultieren sog. Avitaminosen:

- Vitamin A-Mangel, der zu Nachtblindheit führen kann
- Vitamin D-Mangel, der zu Rachitis führen kann (☞ 6.2)
- Vitamin K-Mangel, der zu Blutungsneigung führen kann, da einige Gerinnungsfaktoren unter Vitamin K-Einfluss gebildet werden.

Zöliakie

Pathomechanismus

Gluten → immunologische Reaktion gegen Dünndarmepithel → reversible Zottenatrophie → Malabsorption

❼ Die Zöliakie ist mit etwa 1‰ eine relativ häufige Malabsorptionskrankheit, die durch Gluten und das darin enthaltene Gliadin hervorgerufen wird. Gluten ist als Kleberprotein Bestandteil des Getreides und ruft bei der Zöliakie eine immunologische Reaktion gegen Dünndarmepithel hervor (☞ 14.1.1). Folge dieser Reaktion ist eine reversible Atrophie der Dünndarmzotten, sodass sich die Resorptionsfläche des Darms erheblich verringert.

Manifestiert sich die Erkrankung erst im Erwachsenenalter spricht man von der glutensensitiven Enteropathie oder einheimischen Sprue.

Symptome und Komplikationen

- Zeichen der Malabsorption
- Verhaltensauffälligkeiten

Die Erkrankung manifestiert sich meistens in den ersten zwei Lebensjahren nach Beginn der Breinahrung. Die Kinder fallen durch die Symptome der Malabsorption (s. o.) und seelische Verstimmung auf, die an einem traurigen Gesichtsausdruck, Reizbarkeit und Eigenbrödlerei erkennbar ist.

183

■ Invagination
■ Darmkarzinome und Lymphome.

Da bei der Zöliakie die Darmbeweglichkeit gestört ist, schieben sich häufiger Darmabschnitte teleskopartig ineinander (Invagination, ☞ 10.2.4). Außerdem treten im Erwachsenenalter vermehrt Darmkarzinome und Lymphome auf.

Diagnostik

Dünndarmbiopsie, Gliadinantikörper

Die Diagnose wird durch eine Dünndarmbiopsie gesichert. Mikroskopisch ist die Zottenatrophie deutlich zu erkennen ("Kahlschlag"). Im Blut lassen sich Gliadinantikörper als Ausdruck des Immunprozesses nachweisen.

Therapie

Lebenslange glutenfreie Diät

Die Betroffenen müssen eine lebenslange glutenfreie Diät einhalten, unter der die Dünndarmzotten regenerieren und die Symptome verschwinden. Verboten sind alle Weizen-, Roggen-, Hafer- und Gerstenprodukte, die durch Mais-, Kartoffel-, Reis- und Sojamehl ersetzt werden können. Diätfehler können ein schweres Rezidiv auslösen und erhöhen die Wahrscheinlichkeit, dass sich ein Kolonkarzinom bzw. ein Lymphom entwickelt.

10.3.2 ▬ Chronisch-entzündliche Darmerkrankungen

Colitis ulcerosa, M. Crohn

Die wichtigsten chronisch-entzündlichen Darmerkrankungen sind
■ die Colitis ulcerosa und
■ der M. Crohn (auch: Ileitis terminalis).
Die beiden Krankheitsbilder unterscheiden sich hinsichtlich
■ der Lokalisation im Magen-Darm-Trakt
■ der Symptomatik und
■ der zu erwartenden Komplikationen, die lokal und extraintestinal auftreten können (☞ Tab. 10.3).
Beide Erkrankungen manifestieren sich meistens zwischen dem 20. und 30. Lebensjahr, bei ca. 30% aber bereits vor dem 18. Lebensjahr. Sie zeigen einen chronisch-rezidivierenden Verlauf und schränken die Lebensqualität der Betroffenen oft erheblich ein.
Die genaue Ursache ist noch immer unklar. Man geht davon aus, dass durch genetische bzw. immunologische Faktoren die lymphatischen Zellen in der Darmwand aktiviert werden und Entzündungsmediatoren freigesetzt werden, die die Darmwand schädigen.

Diagnostik und Therapie

Die Diagnose wird durch eine Koloskopie mit Biopsie gesichert. Beim M. Crohn zeigen eine obere Endoskopie und eine Kontrastmitteldarstellung des gesamten Magen-Darm-Traktes weitere Herde.

❽ Tab. 10.3: Gegenüberstellung von Colitis ulcerosa und M. Crohn

Erkrankung	Colitis ulcerosa	M. Crohn (auch: Ileitis terminalis)
Lokalisation	<ul><li>Kolon (daher die Bezeichnung)</li><li>vom Rektum kontinuierlich aufsteigend</li><li>bei 30% ist der ganze Dickdarm betroffen</li><li>nur oberflächliche Schleimhaut betroffen</li></ul>	<ul><li>gesamtes Verdauungsrohr kann betroffen sein</li><li>75% terminales Ileum und proximales Kolon (daher die synonyme Bezeichnung)</li><li>diskontinuierlicher, d.h. abschnittsweiser Befall</li><li>alle Wandschichten betroffen</li></ul>
Symptome	<ul><li>chronisch-rezidivierend</li><li>Bauchschmerzen, Übelkeit, Erbrechen, z.T. Fieber</li><li>blutige Diarrhoe, bis zu 30 Stuhlentleerungen pro Tag</li><li>Gewichtsverlust</li></ul>	<ul><li>chronisch-rezidivierend</li><li>Bauchschmerzen, Übelkeit, Erbrechen, z.T. Fieber</li><li>meist unblutige Diarrhoe, bis zu 6 Stuhlentleerungen pro Tag</li><li>Dünndarmbefall führt zu Malabsorption mit den entsprechenden Folgen (s.o.)</li></ul>
Mögliche Komplikationen	a) lokale Komplikationen:<ul><li>massive Blutungen</li><li>toxisches Megakolon</li><li>Kolonkarzinom nach etwa 20 Erkrankungsjahren</li></ul>b) selten extraintestinale Komplikationen	a) lokale Komplikationen:<ul><li>Darmstenosen (Ileus)</li><li>Fistel zwischen verschiedenen Darmabschitten oder zwischen Darm und Harnblase bzw. Haut</li><li>nur selten maligne Entartung</li></ul>b) extraintestinale Komplikationen:<ul><li>20% Arthritis bzw. M. Bechterew</li><li>Augenbeteiligung</li><li>Hautbeteiligung</li><li>Leberbeteiligung</li></ul>

- konservative Therapie
- OP bei Komplikationen

Die konservative Therapie beeinhaltet:
- Diät im akuten Schub
- antientzündliche Medikamente, evtl. Immunsuppressiva
- Substitution von Nahrungsbestandteilen
- psychosomatische Hilfe.

Bei lokalen Komplikationen wie Darmstenosen, Fistelbildung oder Entartung können operative Eingriffe notwendig werden.

10.3.3 Akut entzündliche Darmerkrankungen

Zu den akut entzündlichen Darmerkrankungen gehören:
- Gastroenteritis
- Appendizitis.

Gastroenteritis

meist Virusinfektion

Die Gastroenteritis zählt neben den Atemwegsinfektionen zu den häufigsten pädiatrischen Erkrankungen. Sie ist meistens die Folge einer viralen Infektion mit Rotaviren, Enteroviren bzw. Adenoviren. Bakterielle Gastroenteritiden, z.B. durch Salmonellen, sind im Kindesalter deutlich seltener.

Symptome und Komplikationen

Symptome der Gastroenteritis

Symptome der Dehydratation

Therapie: v.a. Ausgleich des Wasser- und Elektrolythaushalts

Typische Symptome einer Gastroenteritis sind
* Bauchschmerzen
* Fieber
* Erbrechen und
* Durchfälle.

❾ Erbrechen, Diarrhoe und mangelnde Nahrungsaufnahme führen insbesondere bei Säuglingen zu einer Dehydratation (Austrockung) mit Elektrolytverschiebung, die zu einer lebensbedrohlichen Komplikation werden kann. Zeichen bzw. Folgen der Dehydratation sind
* vermehrter Durst
* trockene Schleimhäute
* reduzierter Hautturgor
* Hautfalte, die nach dem Abheben nur langsam verstreicht
* eingesunkene Fontanelle bei Säuglingen
* eingesunkene Augäpfel
* arterielle Hypotonie und Tachykardie bis zum Volumenmangelschock
* zerebrale Symptome wie Bewusstseinseintrübung und Krämpfe
* verminderte Urinproduktion bis zur Niereninsuffizienz.

> **! Merke**
>
> Dehydration als lebensbedrohliche Komplikation einer Gastroenteritis!

Häufige Gastroenteritiden können zu einer Gedeihstörung des Kindes führen.

Therapie

Die Therapie einer Gastroenteritis ist in der Regel symptomatisch. Dabei ist v.a. der Wasser- und Elektrolytverlust auszugleichen. Dabei ist in schweren Fällen die intravenöse Rehydratation unumgänglich. Die normale Nahrungszufuhr sollte rasch wieder erreicht werden. Eine Antibiotikatherapie ist selbst bei bakteriellen Infekten nur in seltenen Ausnahmefällen notwendig.

Appendizitis

Bei einer Appendizitis handelt es sich um eine Entzündung des Wurmfortsatzes, die umgangssprachlich fälschlicherweise auch als Blinddarmentzündung bezeichnet wird. Alle Altersgruppen können betroffen sein, bevorzugt ist jedoch das Alter zwischen 10 und 15 Jahren; bei Kindern unter 2 Jahren ist die Diagnose selten.

Bei verschlossenem Appendixlumen, z.B. durch Schleimhautschwellung, Darminhalt bzw. Fremdkörper, finden Darmkeime einen idealen Nährboden und verursachen eine Entzündung. Ein Abszess ggf. mit Perforation (Durchbruch) und Peritonitis (Bauchfellentzündung) können lebensbedrohliche Folgen sein.

Symptome: nur in 50% charakteristisch

Symptome

Nur etwa 50% der Patienten zeigen die typischen Symptome
- Appetitlosigkeit
- Übelkeit, Erbrechen
- mäßiges Fieber
- Bauchschmerzen, die im Oberbauch oder periumbilikal, d.h. im Bereich des Bauchnabels beginnen und erst dann im rechten Unterbauch angegeben werden.

Diagnostik: v.a. körperliche Untersuchung

Diagnostik

Die Diagnose einer Appendizitis ist schwierig. Grundsätzlich müssen alle Ursachen eines akuten Abdomens in Erwägung gezogen werden (☞ Tab. 10.1). Bei der körperlichen Untersuchung können häufig folgende Befunde erhoben werden:
- Abwehrspannung
- Druck- und Loslassschmerz im rechten Unterbauch am McBurney- und Lanz-Punkt (☞ Abb. 10.1)
- Schmerzen im rechten Unterbauch bei plötzlichem Loslassen des eingedrückten Bauchs auf der linken Seite (Blumbergzeichen; ☞ Abb. 10.1)
- Temperaturdifferenz zwischen axillar und rektal gemessenem Wert von ca. 1 °C.

Im Blutbild fällt häufig eine Leukozytose auf. Der Anstieg der Leukozytenzahl kann jedoch auch fehlen oder andere Ursachen haben.

Therapie: Appendektomie

Therapie

Die Appendektomie kann offen oder laparoskopisch, d.h. im Rahmen einer Bauchspiegelung durchgeführt werden.

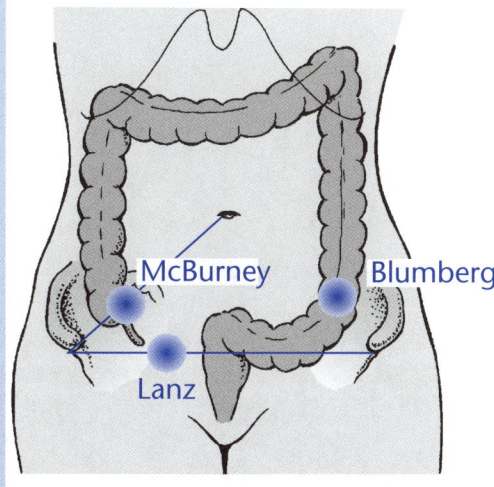

Abb. 10.1 Druckpunkte bei der Appendizitis [A 300–190]

? Übungsfragen

❶ Welche Erkrankungen können zu einem akuten Abdomen führen?

❷ Nennen Sie bitte die Symptome einer Ösophagusatresie.

❸ Erklären Sie bitte den Pathomechanismus beim M. Hirschsprung.

❹ Bitte nennen Sie die charakteristischen Zeichen einer hypertrophischen Pylorusstenose und die möglichen Komplikationen.

❺ Was verstehen Sie unter Maldigestion und Malabsorption? Nennen Sie bitte mögliche Ursachen.

❻ Was sind die Folgen einer Maldigestion bzw. Malabsorption?

❼ Wie kommt es bei der Zöliakie zur Malabsorption?

❽ Wie unterscheiden sich die Colitis ulcerosa und der M. Crohn?

❾ Durch welche Komplikation kann eine Gastroenteritis zu einem lebensbedrohlichen Krankheitsbild werden? Welche Warnhinweise kennen Sie?

11 Stoffwechselerkrankungen

11.1 Angeborene Hypothyreose

Häufigkeit: 1 : 3000

Ursachen:
- embryonale Fehlentwicklung
- Enzymdefekt

Folge: Kretinismus

Stoffwechsel-Screening: TSH ↑ → V. a. angeborene Hypothyreose

Therapie: lebenslange Hormonsubstitution.

Die angeborene Hypothyreose (Schilddrüsenunterfunktion) kommt bei einem von 3000 Lebendgeborenen vor. Die häufigste Ursache ist eine Fehlentwicklung bzw. eine Störung der Schilddrüsenanlage in der Embryonalperiode (☞ 1.2). Außerdem kann ein autosomal-rezessiv vererbter Enzymdefekt vorliegen (☞ 4.2.1), der die Synthese von Schilddrüsenhormonen unmöglich macht. Da die angeborene Hypothyreose die gesamte Entwicklung des Kindes ernsthaft bedroht, ist es wichtig, dass sie bereits in den ersten Lebenstagen diagnostiziert und behandelt wird.

Folgen

❶ Zahlreiche Stoffwechselvorgänge sowie Wachstum und Reifung, v.a. von Gehirn und Knochen, werden von Schilddrüsenhormonen beeinflusst. Eine angeborene Hypothyreose hat daher weitreichende Folgen, die z.T. bereits in den ersten Lebenstagen auffallen können:
- Zeichen einer muskulären Hypotonie:
  - Bewegungsarmut
  - verzögerte motorische Entwicklung
  - vorgewölbtes Abdomen
  - Trinkfaulheit
  - heiseres Schreien
  - Apathie („brave Kinder")
- Zeichen eines verlangsamten Stoffwechsels:
  - Obstipation (Verstopfung)
  - verlängerter Neugeborenenikterus (Icterus prolongatus, ☞ 2.2)
  - Hypothermie
- Myxödem, das auf Einlagerung pathologischer Mukopolysaccharide in das Gewebe beruht, mit
  - teigiger Haut
  - großer Zunge
- Abwehrschwäche
- dysproportionaler Minderwuchs, der v.a. die Extremitäten betrifft
- verspäteter Zahndurchbruch (☞ 3.1.3)
- geistige Retardierung.

Das Vollbild der Erkrankung, der Kretinismus, wird wegen des konsequent durchgeführten Stoffwechsel-Screenings bei Neugeborenen (☞ 2.3.2) heute nur noch selten beobachtet.

Diagnostik

❷ Im Rahmen des Stoffwechsel-Screenings wird bei jedem Neugeborenen zwischen dem 4. und 6. Lebenstag der TSH-Wert (thyreoideastimulierendes Hormon) im Blut bestimmt.

TSH ist das schilddrüsenstimulierende Hormon, das bei einer Unterfunktion vermehrt vom Kontrollzentrum Hypophyse ausgeschüttet wird, um die Schilddrüse zur Hormonproduktion anzuregen. Bei einem erhöhten TSH-Wert besteht daher der Verdacht auf eine Hypothyreose, der durch weitere Untersuchungen, z. B. Bestimmung der Schilddrüsenhormonkonzentration im Blut, bestätigt werden muss.

Therapie

Um eine Hirnschädigung zu verhindern, muss so früh wie möglich mit der oralen Substitution von Schilddrüsenhormonen begonnen werden. Unter dieser Behandlung, die lebenslänglich erfolgen muss, entwickeln sich die Kinder völlig normal.

11.2 Erkrankungen des Kohlenhydrat- und Aminosäurestoffwechsels

11.2.1 Galaktosämie

Häufigkeit: 1 : 40 000

Ursachen: AR-vererbter Enzymdefekt → gestörter Galaktoseabbau

Folgen: Funktionsstörung von Leber, Gehirn, Nieren, Linse

Stoffwechsel-Screening

Therapie: galaktosefreie Diät

Die Galaktosämie ist eine relativ seltene (1:40000) aber folgenschwere Erkrankung des Kohlenhydratstoffwechsels, bei der infolge eines autosomal-rezessiv vererbten Enzymmangels (Genmutationen, ☞ 4.2.1) der Abbau der Galaktose in der Leber gestört ist. Galaktose ist neben Glukose Bestandteil des Milchzuckers Laktose.

Folgen

❸ Klinische Symptome treten innerhalb der ersten beiden Wochen nach Beginn der Laktosezufuhr auf und beruhen auf einer Galaktoseanhäufung in verschiedenen Organsystemen:
- schwere Leberfunktionsstörung mit
  – Ikterus
  – Gerinnungsstörungen
  – Infektanfälligkeit
  – Leberzirrhose
  – evtl. tödlichem Ausgang
- Gehirnbeteiligung:
  – Krampfanfälle
  – psychomotorische Retardierung
  – Koma
- Nierenbeteiligung
- Linsentrübung (Katarakt).

Diagnose und Therapie

Im Rahmen des Stoffwechsel-Screenings bei Neugeborenen (☞ 2.3.2) wird die Galaktosämie erfasst. Die Betroffenen müssen lebenslänglich eine möglichst galaktosefreie Diät einhalten.

11.2.2 Phenylketonurie

Häufigkeit: 1 : 7500

Ursachen: Enzym-defekt → Phenylalanin ↑, Tyrosin ↓

Diagnostik: Guthrie-Test

Therapie: phenylalanin-arme Diät

Der Phenylketonurie liegt ein Defekt des Enzyms zugrunde, das die Aminosäure Phenylalanin in Tyrosin überführt. Phenylalanin häuft sich an und wird vermehrt mit dem Urin ausgeschieden (daher der Name), Tyrosin tritt in verringerter Konzentration auf. Diese Störung des Aminosäurestoffwechsels wird autosomal-rezessiv vererbt (☞ 4.2.1) und tritt mit einer Häufigkeit von 1 : 7500 auf.

Folgen

❹ Erste Symptome treten etwa im 5. Lebensmonat auf und beruhen auf der Anhäufung des Phenylalanin sowie der verringerten Tyrosinkonzentration. Tyrosin ist Baustein des Hautpigmentes Melanin.

- psychomotorische Retardierung
- Hyperaktivität
- zerebrale Krampfanfälle
- helle Haut
- Ekzeme
- blaue Iris
- blonde Haare
- mäuseartiger Körpergeruch.

Diagnostik und Therapie

Im Rahmen des Stoffwechsel-Screenings bei Neugeborenen wird der Guthrie-Test zum Nachweis der Phenylketonurie durchgeführt (☞ 2.3.2). Da Phenylalanin eine essentielle Aminosäure ist, darf es nicht vollständig in der Nahrung fehlen. Die Betroffenen müssen also eine lebenslängliche phenylalaninarme Diät einhalten.

11.2.3 Diabetes mellitus

Physiologische Grundlagen

Nüchternblutzucker: 70–100 mg/dl

Die Glukosekonzentration im Blut (auch: Blutzucker, BZ) wird normalerweise konstant auf einem Nüchternwert von 70–100 mg/dl gehalten. Bei Abweichungen spricht man von

- Hyperglykämie (BZ ↑)
- Hypoglykämie (BZ < 50 mg/dl).

Insulin:
- Bildung in B-Zellen des Pankreas
- Ausschüttung bei BZ ↑
- Speicherhormon

In dem Regelsystem spielt das Insulin, das von den B-Zellen der Langerhans-Inseln im Pankreas gebildet wird, eine wichtige Rolle. Insulin ist ein lebenswichtiges Peptidhormon aus 51 Aminosäuren. Es wird ausgeschüttet, wenn der Blutzuckerspiegel ansteigt. Nachdem es die Insulinrezeptoren der Zelle besetzt hat, wirkt es folgendermaßen:
- Insulin fördert die Aufnahme von Glukose in die Zelle.
- Insulin stimuliert den Aufbau von Glykogen und Fett („Speicherhormon").
- Insulin hemmt den Abbau von Glykogen und Fett.

Alle Stoffwechselwirkungen von Insulin führen also dazu, dass die Glukosekonzentration im Blut gesenkt wird.

Veränderte Empfindlichkeit der Insulinrezeptoren

Die Empfindlichkeit der Insulinrezeptoren wird durch einige Faktoren beeinflusst:
- Muskelaktivität erhöht die Empfindlichkeit der Insulinrezeptoren, d. h. Glukose wird vermehrt in die Zelle eingeschleust, in Speicherformen überführt und der Blutzuckerspiegel sinkt.
- Unter permanentem Insulineinfluss, z. B. infolge übermäßiger Glukosezufuhr, nimmt die Empfindlichkeit der Insulinrezeptoren ab. Dieser Prozess wird auch als Down-Regulation bezeichnet, es resultiert eine Insulinresistenz und der Blutzuckerspiegel steigt.

Glukagon: Gegenspieler des Insulins

Das in den A-Zellen des Pankreas gebildete Glukagon ist der Gegenspieler des Insulins, d. h. dass Glukagon bei Hypoglykämie ausgeschüttet wird und für einen Anstieg des Blutzuckerspiegels sorgt.

Definition und Formen

Definition

Unter Diabetes mellitus (auch: Zuckerkrankheit) versteht man eine Gruppe von Erkrankungen, denen eine Hyperglykämie im Nüchternzustand und nach den Mahlzeiten gemeinsam ist.

Man unterscheidet einen primären von einem sekundären Diabetes mellitus

Primärer Diabetes mellitus

Typ-I-Diabetes

- Typ I: fehlende B-Zellen → Insulinmangel
- Typ II: zu viel Glukose, Bewegungsmangel → Insulinresistenz

Infolge eines Autoimmunprozesses (☞ 14.1.1) gehen die insulinproduzierenden B-Zellen des Pankreas zugrunde und es liegt ein absoluter Insulinmangel vor. Die Autoimmunreaktion kann durch Virusinfektionen, z. B. Mumps (☞ 12.2.5) ausgelöst werden oder genetisch veranlagt sein. Da sich der Typ-I-Diabetes v. a. zwischen dem 12. und 14. Lebensjahr manifestiert, spielt diese Form in der Kinderheilkunde die wichtigste Rolle.

Typ-II-Diabetes

Der Typ-II-Diabetes zählt zum metabolischen Syndrom (auch: Wohlstandssyndrom). Bei diesen Patienten führen übermäßige Glukosezufuhr sowie Bewegungsmangel zu einer Insulinresistenz (s. o.). Da der anhaltend hohe Blutzuckerspiegel die Bauchspeicheldrüse veranlasst, immer mehr Insulin zu produzieren, kann sie mit der Zeit erschöpfen. Bisher waren Typ-II-Diabetiker bei Erkrankungsbeginn in der Regel älter als 40 Jahre. Neuerdings beobachtet man diese Form jedoch auch bei Kindern, die infolge falscher Ernährungsgewohnheiten und Bewegungsmangels massives Übergewicht entwickelt haben. Der Typ-I-Diabetes und der Typ-II-Diabetes sind in Tabelle 11.1 gegenübergestellt.

Sekundärer Diabetes mellitus

Ursachen: Grunderkrankung, Medikamentengabe

Ein sekundärer Diabetes wird durch eine Grunderkrankung, z.B. Pankreasinsuffizienz, M. Cushing, oder die Gabe von Medikamenten wie Kortison hervorgerufen.

Symptome

❻ Die Symptomatik des Typ-I-Diabetes entwickelt sich innerhalb weniger Tage bis Wochen, während sich der Typ-II-Diabetes eher schleichend bemerkbar macht.

❺ Tab. 11.1: Gegenüberstellung des Typ-I- und Typ-II-Diabetes

	Typ-I-Diabetes	Typ-II-Diabetes
Synonyme	▪ juveniler Diabetes ▪ insulinabhängiger Diabetes mellitus (IDDM)	▪ Altersdiabetes ▪ nicht-insulinabhängiger Diabetes mellitus (NIDDM)
Häufigkeit	▪ ca. 1 ‰ der Bevölkerung ▪ ca. 10% der Diabetiker	▪ ca. 3–4% der Bevölkerung ▪ ca. 90% der Diabetiker
Pathogenese	Autoimmunprozess → absoluter Insulinmangel	▪ Insulinresistenz ▪ evtl. sekundäre Erschöpfung der Insulinreserve
Manifestationsalter	meistens 12.–14. Lebensjahr	▪ > 40. Lebensjahr ▪ neuerdings auch selten bei Kindern
Körperbau	schlank	▪ 10% schlank (Typ II a) ▪ 90% adipös (Typ II b)
Therapie	Insulintherapie	Stufenplan: 1.) Diät und Bewegung 2.) orale Antidiabetika 3.) Insulintherapie bei sekundärem Insulinmangel

■ Allgemeinsymptome
■ Glukosurie
■ Polyurie
■ Durst
■ Gewichtsverlust infolge ungehemmter Lipolyse
■ evtl. Ketoazidose

Unspezifische Allgemeinsymptome sind Müdigkeit, Leistungsminderung, Übelkeit und Erbrechen. Folgende Krankheitszeichen sind auf den Insulinmangel bzw. die Hyperglykämie zurückzuführen:

▪ Glukosurie (Glukose im Urin): Da bei Hyperglykämie die Nierenschwelle überschritten wird, kann Glukose nicht mehr vollständig rückresorbiert werden und wird mit dem Urin ausgeschieden. „Honigsüßer Durchfluss" ist die wörtliche Übersetzung von Diabetes mellitus.

▪ Polyurie (vermehrte Urinproduktion): Die Glukose im Urin bindet osmotisch Wasser, sodass die Patienten vermehrt Urin ausscheiden. Kinder fallen möglicherweise durch Bettnässen auf.

▪ Ein gesteigertes Durstgefühl trotz vermehrter Flüssigkeitszufuhr resultiert aus der Polyurie.

▪ Da mangels Insulin der Fettabbau (Lipolyse) nicht mehr gehemmt werden kann, kommt es zu einem deutlichen Gewichtsverlust.

▪ Der Typ-I-Diabetes kann sich aber auch durch eine Ketoazidose (s. u.) bemerkbar machen.

Komplikationen

Diabetiker sind durch Stoffwechselentgleisungen im Sinne von Hyperglykämien mit Ketoazidose sowie Hypoglykämie, aber auch durch Spätkomplikationen, die sich an verschiedenen Organsystemen manifestieren, bedroht.

Ketoazidose und diabetisches Koma

Ketoazidose häufig die Erstmanifestation des Typ-I-Diabetes

❼ Im Kindesalter ist die ketoazidotische Stoffwechselentgleisung häufig die Erstmanifestation des Diabetes, seltener das diabetische Koma mit massiver Hyperglykämie und Dehydratation. Zur Ketoazidose kommt es infolge der ausgeprägten Lipolyse (s. o.). Die freien Fettsäuren im Blut werden zu Ketonkörpern, z. B. Azeton, verstoffwechselt, die schließlich zu einer metabolischen Azidose führen. Die Ketoazidose ist ein Notfall im Rahmen der Erstmanifestation, der aber auch im weiteren Krankheitsverlauf auftreten kann bei

▪ Insulinmangel
▪ Diätfehlern
▪ erhöhtem Insulinbedarf, z. B. bei Infektionskrankheiten und Operationen.

Klinische Hinweise sind

▪ Dyspnoe und Azetongeruch in der Atemluft
▪ Übelkeit, Erbrechen und Bauchschmerzen, die mit einer Appendizitis verwechselt werden können
▪ Zeichen der Exsikkose
▪ Bewusstseinseintrübungen bis hin zum Coma diabeticum.

Hypoglykämie

Hypoglykämie

❼ Unter einer Insulintherapie kann sich eine Hypoglykämie rasch entwickeln. Die gefürchtete Unterzuckerung ist durch unzureichendes Nahrungsangebot, Insulinüberschuss, erhöhten Glukoseverbrauch, z.B. bei körperlicher Belastung, oder Alkoholgenuss bedingt.

❽ Da die Hypoglykämie einen lebensbedrohlichen Notfall darstellt, sollte jeder die typischen klinischen Zeichen kennen, die jedoch auch individuell variieren können!

! Merke

Symptome der Hypoglykämie:
- Heißhunger
- Schwitzen
- Tachykardie
- Tremor (Zittern)
- Blässe
- Konzentrationsschwäche, Unruhe und Verwirrtheit
- Bewusstlosigkeit
- Krämpfe.

Notfalltherapie:

Einem bewusstseinsklaren Patienten wird **rasch resorbierbarer Zucker** in Form von Traubenzuckerlösungen oder Fruchtsaft verabreicht. In schweren Fällen wird Glukose i.v. gegeben bzw. Glukagon injiziert.

- Folgen der Makroangiopathie
- Folgen der Mikroangiopathie
- Infektneigung
- diabetischer Fuß

Spätkomplikationen

❾ Spätkomplikationen, die meistens 10–15 Jahre nach Erkrankungsbeginn auftreten, sind im wesentlichen durch die chronische Hyperglykämie bedingt. Diese zählt zu den Gefäßrisikofaktoren und begünstigt daher die Entstehung einer Arteriosklerose (Makroangiopathie), die wiederum eine KHK (koronare Herzkrankheit), pAVK (periphere arterielle Verschlusskrankheit) sowie zerebrale Ischämien zur Folge haben kann.

Daneben fallen krankheitsspezifische Veränderungen an den kleinsten arteriellen Blutgefäßen auf, die als diabetische Mikroangiopathie bezeichnet werden und verschiedene Organsysteme betreffen können:
- diabetische Nephropathie: Nierenfunktionsstörung, die bis zur Dialysepflichtigkeit führen kann; mehr als 20% der Dialysepatienten sind Diabetiker
- diabetische Retinopathie: 50% aller Diabetiker haben nach 10 Jahren erste Netzhautschäden, aus denen eine Erblindung resultieren kann

■ diabetische Neuropathie: Wahrscheinlich führt die Mikroangiopathie im Bereich der nervenversorgenden Blutgefäße
zu einer
  – peripheren Polyneuropathie mit meist strumpfförmigen
    Sensibilitätsstörungen, Missempfindungen und Paresen
  – autonomen Neuropathie, von der das vegetative Nerven-
    system betroffen ist und die zu Kreislaufregulations-
    störungen, Verdauungsstörungen sowie zu Störungen
    des Urogenitaltraktes beitragen kann.

Der diabetische Fuß, bei dem bereits aus kleinsten Läsionen
ausgedehnte Ulzerationen werden können, resultiert aus der
Makro- und Mikroangiopathie sowie aus der peripheren Polyneuropathie und der für Diabetiker typischen Infektneigung.

Diagnostik

- wichtige Laborpara-
  meter
- Glukosetoleranztest
- Augenarzt
- Nierenfunktions-
  kontrolle

Folgende Laborparameter spielen in der Diagnostik eines Dia-
betes mellitus eine Rolle:
■ Blutwerte:
  – Blutzucker
  – Autoantikörper bei Typ-I-Diabetes
  – HbA_1 als Blutzuckergedächtnis zur Therapiekontrolle
■ Urinwerte:
  – Glukosurie
  – Ketonkörper.

Nur in Zweifelsfällen wird ein oraler Glukosetoleranztest (oGTT)
durchgeführt, bei dem 30, 60 und 120 Minuten nach Aufnahme
einer standardisierten Glukosemenge der BZ gemessen wird.

Bei bekanntem Diabetes ist regelmäßig nach Spätkomplikationen zu fahnden, z.B. augenärztliche Untersuchung und
Kontrolle der Nierenfunktion.

Therapie

Diabetesschulung:
- Insulintherapie
- Diät
- Bewegung und Sport

❿ Da in der Kinderklinik in der Regel Typ-I-Diabetiker ange-
troffen werden, soll hier schwerpunktmäßig auf dessen Therapie eingegangen werden. Die Behandlung des Typ-II-Diabetes,
die sich entsprechend des Pathomechanismus grundlegend von
der des juvenilen Diabetes unterscheidet, ist in Tabelle 11.1
zusammengefasst.

In spezialisierten Zentren werden Patienten und Eltern
während eines ca. zweiwöchigen stationären Aufenthaltes geschult. Das Diabetesschulungsteam setzt sich zusammen aus
erfahrenen Kinderärzten, Diabetesberatern, Diätassistenten
und Psychologen. Spezialambulanzen übernehmen die Verlaufskontrolle, indem sie die Stoffwechselführung beurteilen
und nach Folgeschäden suchen, z.B. durch augenärztliche Untersuchungen.

Ziel der Langzeitbehandlung des Typ-I-Diabetikers ist die
Normoglykämie, um die normale Entwicklung des Kindes zu
fördern und Folgeschäden vorzubeugen. Hauptgesichtspunkte
der Therapie sind

- Insulingabe
- Diät mit kohlenhydratdefinierter Ernährung
- Stoffwechselkontrolle.

Insulintherapie

Während früher die Behandlung mit Insulin vom Schwein oder Rind üblich war, erfolgt die Therapie heute vorzugsweise mit gentechnologisch hergestelltem Humaninsulin, das subkutan (s.c.) gespritzt wird. Als Injektionshilfe kann z.B. der Pen genutzt werden. Die unterschiedlichen Insuline sind in Tabelle 11.2 zusammengefasst.

In der Insulinbehandlung gibt es drei Therapiekonzepte:

- Bei der **konventionellen Insulintherapie** wird ein Mischinsulin aus $\frac{1}{3}$ Normalinsulin und $\frac{2}{3}$ Verzögerungsinsulin eingesetzt. $\frac{2}{3}$ der Gesamttagesdosis werden morgens vor dem Frühstück und $\frac{1}{3}$ abends vor dem Abendessen gespritzt. Die Mahlzeiten sind der Insulingabe anzupassen.
- Bei der **intensivierten Insulintherapie** (auch: Basis-Bolus-Konzept) werden abends 40–50% der Gesamttagesdosis als Verzögerungsinsulin gespritzt. Die übrige Insulinmenge wird als Bolus in Form von Normalinsulin verabreicht und in der Dosierung individuell den Mahlzeiten angepasst. Die intensivierte Insulintherapie erlaubt eine freiere Lebensführung, erfordert aber eine gute Schulung und Eigenverantwortlichkeit des Patienten und seiner Familie, sodass sie sich erst ab dem 12. Lebensjahr anbietet.
- Die **Insulinpumpentherapie** ist eine Sonderform der intensivierten Insulintherapie. Eine außerhalb des Körpers gelegene Pumpe, die kontinuierlich subkutan Normalinsulin infundiert, imitiert die Funktion der Bauchspeicheldrüse. Vor den Mahlzeiten wird zusätzlich ein Bolus verabreicht.

Bei ca. 75% aller Kinder kommt es 1–4 Wochen nach Erstmanifestation und Beginn der Insulintherapie zu einer Remission, d.h. die Inselzellen des Pankreas erholen sich kurzzeitig, sodass sich der Insulinbedarf vorübergehend verringert oder auch keine Insulintherapie mehr notwendig ist. Der Patient und die Eltern müssen darüber informiert werden, dass der „Honeymoon" zeitlich begrenzt ist und keine Heilung bedeutet.

Insulinbehandlung als
- *konventionelle Insulintherapie*
- *intensivierte Insulintherapie*
- *Insulinpumpentherapie*

„Honeymoon"

Tab. 11.2: Wirkungsbeginn und Wirkdauer verschiedener Insuline

Insulin	Wirkungsbeginn	Wirkungsgipfel	Wirkdauer
Kurzwirkende Insuline Normalinsulin (Altinsulin)	nach 15–30 Min. (Spritz-Ess-Abstand)	nach 1–2 Std.	4–6 Std.
Verzögerungsinsuline (Depotinsuline)	nach 1–2 Std.	nach 4–10 Std.	14–22 Std.

Gemischte Normalkost,
6–7 Mahlzeiten pro Tag

Diät

Die Diät soll durch ein ausgeglichenes Nahrungsangebot zu normalen Glukosespiegeln im Tagesverlauf beitragen. Im Kindes- und Jugendalter kann der durchschnittliche Gesamtkalorienbedarf in kcal pro Tag mit der Formel

$$1000 + 100 \times \text{Alter in Jahren}$$

grob geschätzt werden. Die Gesamtkalorienmenge verteilt sich folgendermaßen auf die Nährstoffe:

- 55% langsam resorbierbare Kohlenhydrate
- 30% Fett
- 15% Eiweiß.

Die Ernährung des Diabetikers entspricht also weitgehend der für Gesunde empfohlenen, gemischten Normalkost, wichtig ist aber die Gesamtkalorienmenge auf 6–7 Mahlzeiten am Tag zu verteilen.

Bewegung und Sport

Körperliche Aktivität bzw. Sport ist erwünscht, erfordert aber eine Anpassung der Diät bzw. Insulindosis, denn durch Muskelarbeit wird der Insulinbedarf gesenkt (s. o.).

! Merke   Muskelarbeit senkt den Insulinbedarf!

? Übungsfragen

1. Nennen Sie bitte die Folgen einer angeborenen Hypothyreose.
2. Wie wird eine angeborene Hypothyreose diagnostiziert?
3. Nennen Sie bitte die Folgen einer Galaktosämie.
4. Nennen Sie bitte die Folgen einer Phenylketonurie.
5. Wie unterscheidet sich der Typ-I-Diabetes vom Typ-II-Diabetes?
6. Bitte beschreiben Sie die Symptomatik des Diabetes mellitus.
7. Durch welche akuten Stoffwechselentgleisungen ist ein Diabetiker bedroht?
8. Nennen Sie bitte Zeichen einer Hypoglykämie.
9. Zu welchen Spätkomplikationen kann es beim Diabetes mellitus kommen?
10. Beschreiben Sie bitte das Therapiekonzept beim Typ-I-Diabetes.

12 Infektionskrankheiten im Kindesalter

12.1 Grundlagen

In diesem Kapitel sollen die wichtigsten Infektionskrankheiten im Kindesalter besprochen werden. Sie sind nach Erregern geordnet und mit ihren Synonymen in Tabelle 12.1 aufgeführt.

❶ Grundsätzlich kann man in jedem Alter eine dieser Infektionskrankheiten bekommen. Bestimmte Eigenschaften des Erregers und des Immunsystems aber sind dafür verantwortlich, dass sie sich meistens im Kindesalter manifestieren und daher als „Kinderkrankheiten" bezeichnet werden.

Neugeborene und Säuglinge erkranken in der Regel nicht. Die Mutter, vorausgesetzt sie hat die Infektionskrankheit selber durchgemacht, hat den Fetus in der Schwangerschaft über die Plazenta mit ihren Antikörpern ausgestattet. Dieser **Nestschutz** bewahrt das Kind gewöhnlich 15 Monate vor einer Infektionskrankheit.

Die Erreger von Kinderkrankheiten sind häufig hochinfektiös. Ein Maß für die Ansteckungsgefahr ist der **Kontagions- oder Infektionsindex**, der für Masern beispielsweise 95% beträgt. Das bedeutet, dass von 100 Personen, die erstmals mit dem Virus Kontakt hatten, 95 an Masern erkranken. Daher ist die Wahrscheinlichkeit sehr groß, sich bereits in der Kindheit anzustecken.

Nestschutz

„Kinderkrankheit":
- hohe Wahrscheinlichkeit, als Kind zu erkranken
- lebenslange Immunität

Tab. 12.1: Übersicht über die wichtigsten Infektionskrankheiten im Kindesalter

Erreger	Viren	Bakterien
Erkrankungen	▪ Masern (Morbilli)	▪ Scharlach
	▪ Röteln (Rubella, Rubeola)	▪ Keuchhusten (Pertussis)
	▪ Windpocken (Varizellen)	▪ Diphtherie
	▪ infektiöse Mononukleose (Pfeiffer Drüsenfieber)	▪ Epiglottitis
	▪ Ziegenpeter (Mumps, Parotitis epidemica)	
	▪ Kinderlähmung (Poliomyelitis)	

Eine einmal durchgemachte Erkrankung führt zur Bildung von Antikörpern und hinterlässt mit Ausnahme von Keuchhusten und Scharlach **lebenslange Immunität.**

Kinderkrankheiten werden meistens durch **Tröpfcheninfektion** übertragen. Nach Ablauf einer **Inkubationszeit,** die symptomlos und bei den verschiedenen Erkrankungen unterschiedlich lang ist (☞ Tab. 12.2), treten im **Prodromalstadium** erste uncharakteristische Krankheitszeichen wie Husten, Schnupfen oder Fieber auf. Dem Prodromalstadium folgt die für das Krankheitsbild typische Symptomatik, die in den jeweiligen Kapiteln ausführlich beschrieben ist.

Tab. 12.2: Empfehlungen des Robert Koch-Instituts für die Wiederzulassung in Gemeinschaftseinrichtungen

Erkrankung	Inkubationszeit	Dauer der Ansteckungsgefahr → Dauer der Isolierung	Isolierung von Kontaktpersonen
Masern	8–10 d	5 d vor bis 4 d nach Auftreten des Exanthems	entfällt nach Impfung oder durchgemachter Erkrankung; sonst 14 d nach Kontakt
Röteln	12–21 d	2–4 d vor bis 3 d nach Auftreten des Exanthems	nicht erforderlich
Windpocken	14–16 d (selten 28 d)	2 d vor bis 7 d nach Auftreten des Exanthems	nicht erforderlich
Mumps	12–25 d	7 d vor bis 9 d nach Beginn der Parotisschwellung	nach Impfung oder durchgemachter Erkrankung nicht erforderlich; sonst 18 d nach Kontakt
Infektiöse Mononukleose	8–21 d (selten 50 d)	keine Isolierung erforderlich	nicht erforderlich
Poliomyelitis	5–14 d (selten 35 d)	Virusausscheidung beginnt 3 d nach der Infektion und dauert mehrere Wochen	nach Impfung nicht erforderlich, sonst 3 Wochen nach Kontakt
Scharlach	2–4 d	24 Stunden nach Beginn der Antibiose	nicht erforderlich
Keuchhusten	7–14 d	▪ solange Bakterien nachweisbar sind ▪ 5 d nach Beginn der Antibiose ▪ unbehandelt 4–6 Wochen	Isolierung erst bei Symptomen
Diphtherie	2–5 d (selten 8 d)	▪ solange Bakterien nachweisbar sind ▪ 4 d nach Beginn der Antibiose ▪ unbehandelt 4 Wochen	bei prophylaktischer Antibiose nicht erforderlich; sonst eine Woche nach Kontakt und nach dreimaligem negativen Abstrich
Epiglottitis	wenige Tage	24 Stunden nach Beginn der Antibiose	bei prophylaktischer Antibiose (bis zum 5. Lj.) nicht erforderlich

d = Tage

! Merke

Auch in der Inkubationszeit und im Prodromalstadium kann bereits Ansteckungsgefahr bestehen (☞ Tab. 12.2)!

Die Symptome sind in der Regel eindeutig und diagnostisch wegweisend. Ergänzende dignostische Maßnahmen wie Erreger- bzw. Antikörpernachweis (Serologie) sind nur in Ausnahmefällen angezeigt.

Die Therapie ist bei den Viruserkrankungen rein symptomatisch, bei den bakteriellen Infektionskrankheiten sind Antibiotika wirksam. In beiden Fällen sind die betroffenen Kinder in der Zeit der Ansteckungsgefahr zu **isolieren**. Die Empfehlungen des Robert Koch-Instituts für die Wiederzulassung in Kindergärten, Schulen und sonstigen Gemeinschaftseinrichtungen sind in Tabelle 12.2 zusammengefasst.

Die wirksamste **Prophylaxe** ist die aktive Schutzimpfung. Die Impfempfehlungen sind in Kapitel 12.4 zusammengestellt.

12.2 Viruserkrankungen

12.2.1 Masern

Ursache: Virusinfektion

Symptome:
- Prodromi wie Koplik-Flecken
- Masernexanthem
- zweigipfeliges Fieber

Komplikationen: z.T. lebensbedrohlich

Therapie: symptomatisch

Das Masernvirus gehört zu den weltweit verbreiteten Paramyxoviren, die nach uncharakteristischen, katarrhalischen Erscheinungen das typische Masernexanthem (Hautausschlag) hervorrufen. Komplikationen können zu einem tödlichen Ausgang der Infektionskrankheit führen, sodass eine Schutzimpfung inzwischen medizinischer Standard ist.

Symptome

❷ In der **Prodromalphase** fällt das Kind durch uncharakteristische Vorzeichen auf:
- schweres Krankheitsgefühl
- Husten, Schnupfen
- Fieber bis 40 °C
- Bindehautentzündung (Konjunktivitis), die das Kind lichtscheu macht
- aufgedunsenes Gesicht
- dunkelrote Flecken am Gaumen (Enanthem).

Außerdem treten am 2.–3. Tag der Erkrankung Koplik-Flecken auf. Diese sind kalkspritzerartige Flecken im Bereich der Wangenschleimhaut, die für Masern typisch sind und eine Frühdiagnose ermöglichen. Am Ende der Prodromalphase normalisiert sich die Körpertemperatur um mit Ausbruch der charakteristischen Hautveränderungen wieder auf bis zu 40°C anzusteigen. Der Fieberverlauf ist also zweigipfelig.

Das **Masernexanthem** beginnt am 4. Krankheitstag hinter den Ohren und breitet sich von dort innerhalb von 2 Tagen über das Gesicht, den Rumpf und die Extremitäten aus. Es handelt sich um rote, leicht erhabene Flecken, die z. T. zusammenfließen, sodass die betroffenen Hautareale eine diffuse Rötung aufweisen. Die Lymphknoten sind in der zweiten Krankheitsphase vergrößert, eine Resistenzminderung begünstigt bakterielle Superinfektionen. 4 Tage nach Exanthemausbruch entfiebert das Kind und das Allgemeinbefinden bessert sich schlagartig.

Komplikationen

❸ Folgende Komplikationen können eine banale Kinderkrankheit zu einer lebensbedrohlichen Erkrankung werden lassen, an der weltweit noch immer 1 Millionen Menschen jährlich sterben!
- Otitis media (Mittelohrentzündung) durch bakterielle Superinfektion
- Bronchopneumonien durch bakterielle Superinfektion oder das Masernvirus (☞ 8.7)
- Masernenzephalitis.

Therapie

Da es sich um eine Virusinfektion handelt, gibt es keine kausale Therapie. Bakterielle Superinfektionen werden antibiotisch behandelt, ansonsten ist die Therapie symptomatisch. Über die Dauer der Isolierung gibt Tabelle 12.2 Auskunft.

12.2.2 ▬ Röteln

Röteln werden durch das Rubella-Virus hervorgerufen, ein Virus, das hinsichtlich der Ansteckungsgefahr eine Besonderheit aufweist: Der Infektionsindex von nur 20% bedingt, dass die Durchseuchung in der Bevölkerung relativ gering ist.

Auch die Röteln zählen zu den exanthematischen Infektionskrankheiten, der Krankheitsverlauf ist jedoch vergleichsweise mild, in 50% der Fälle sogar asymptomatisch. Tritt die Erkrankung aber in den ersten drei Monaten einer Schwangerschaft auf, kann es zur gefürchteten Rötelnembryopathie kommen. Da die Erkrankungswahrscheinlichkeit vor der Geschlechtsreife wegen des geringen Infektionsindex eher gering ist und eine Erstinfektion in der Schwangerschaft ernsthafte Folgen hat, wird zu einer aktiven Impfung geraten.

Symptome

Nur jedes zweite Kind mit einer Rötelninfektion wird symptomatisch, wobei das Krankheitsgefühl nur gering ausgeprägt ist. Die ein- bis zweitägige **Prodromalphase** mit mäßigem Fieber (bis 38 °C), Schnupfen, Husten und einer Konjunktivitis kann sogar fehlen.

Virusinfektion mit geringer Ansteckungsgefahr

Symptome:
- 50% asymptomatisch
- Prodromi können fehlen
- Lymphknotenvergrößerung
- Rötelnexanthem

Rötelnembryopathie
- Augenbeteiligung
- Schwerhörigkeit bis Taubheit
- angeborene Herzfehler
- Mikrozephalie
- Dystrophie

Eine generalisierte Lymphknotenschwellung insbesondere die Vergrößerung der Lymphknoten hinter den Ohren und im Nacken ist typisch für Röteln und ermöglicht dem Kinderarzt „die Diagnose im Dunkeln". Das **Rötelnexanthem** beginnt hinter den Ohren sowie im Gesicht und breitet sich rasch über den Stamm und die Extremitäten aus. Die einzelstehenden Flecken sind kleiner als bei Masern und bilden sich schon nach 2–3 Tagen zurück.

Komplikationen

❹ Eine Rötelninfektion im ersten Trimenon der Schwangerschaft kann zum Abort oder zu Fehlbildungen im Sinne einer **Rötelnembryopathie (Gregg-Syndrom)** führen:

- Eine Augenbeteiligung tritt bei 70% auf und geht mit einer Katarakt (Linsentrübung), einem Glaukom (erhöhter Augeninnendruck) bzw. einer Retinopathie (Netzhautveränderung) einher.
- In 60% der Fälle kann eine Innenohrbeteiligung bis zur Taubheit führen.
- 50% der betroffenen Kinder haben einen angeborenen Herzfehler, insbesondere einen offenen Ductus Botalli, Vorhof- oder Ventrikelseptumdefekte, Aorten- oder Pulmonalstenosen (☞ 9.2).

Neben dieser typischen Trias fällt ein geringer Kopfumfang als Ausdruck einer ZNS-Beteiligung (Mikrozephalie) sowie ein Geburtsgewicht unter 2500 g (Dystrophie) auf.

Prophylaxe der Röteln-embryopathie: aktive, ggf. passive Impfung

Prophylaxe der Rötelnembryopathie

Vorbeugende Maßnahme ist die flächendeckende **aktive Immunisierung**, die schon im Alter von 15 Monaten erfolgen sollte. Eine Titerkontrolle vor einer geplanten Schwangerschaft soll den Impferfolg bzw. eine durchgemachte Infektion bestätigen.

Trotz dieser Maßnahmen sind hierzulande ca. 10% der Schwangeren nicht durch Antikörper vor einer Rötelninfektion geschützt. Bei Rötelnkontakt kann der Embryopathie dann durch eine **passive Immunisierung** vorgebeugt werden: Innerhalb von 7 Tagen nach Exposition wird der Schwangeren ein Hyperimmunglobulin (Antikörper) verabreicht.

Abgesehen vom Gregg-Syndrom handelt es sich bei den Röteln um eine harmlose Erkrankung, denn folgende Komplikationen treten nur ausgesprochen selten auf:

- Rötelnarthritis
- Rötelnenzephalitis
- Thrombozytopenie (reversible Verringerung der Thrombozyten mit Einblutungen in die Haut).

12.2.3 ▪ Windpocken

Varicella-Zoster-Virus
verursacht:
- Varizellen
- Herpes zoster bei
  Reaktivierung

Exanthem:
- quälender Juckreiz
- „Sternenhimmel"

Komplikationen:
- v. a. bei immunsup-
  primierten Patienten
- kongenitales Vari-
  zellensyndrom

Prophylaxe: Indikations-
impfung, d. h. Impfung
bestimmter Personen-
gruppen

Bei den Windpocken (auch: Varizellen) handelt es sich um eine hochinfektiöse Erkrankung hervorgerufen durch das Varicella-Zoster-Virus aus der Gruppe der Herpesviren. Das Virus wird durch Tröpfcheninfektion und durch Luftzug über größere Distanzen übertragen. Infektionsindex und Übertragungs-modus bedingen, dass bis zum 14. Lebensjahr bereits 98% der Bevölkerung an Windpocken erkrankten. Eine durchgemachte Infektion hinterlässt lebenslange Immunität. Das Virus aber persistiert in den Spinalganglien, kann bei einer reduzierten Abwehrlage erneut aktiv werden und eine Gürtelrose (auch: Herpes zoster) hervorrufen. Der Kontakt mit Herpes zoster-Patienten verursacht bei nicht immunen Kindern Varizellen.

Symptome

❺ Häufig fehlen Prodromalerscheinungen, die Kinder werden erst duch Ausbruch des **Exanthems** auffällig. Die Hautver-änderungen jucken stark, befallen die gesamte Körperoberfläche, insbesondere den Rumpf, und verändern sich in typischer Weise: Aus kleinen ovalen Flecken werden Papeln (kleine Knötchen), die sich zu klar gefüllten Bläschen, später zu Krusten entwickeln. Diese fallen nach 2–3 Wochen ab. Bei mechanischer Irritation bzw. bakterieller Superinfektion können charakteristische, ge-stanzt wirkende Narben zurückbleiben. Da schubweise immer neue Flecken auftreten, resultiert ein buntes Bild aus Flecken, Papeln, Bläschen und Krusten, das auch als „Sternenhimmel" bezeichnet wird. Je ausgeprägter das Exanthem ist, umso stärker ist das Allgemeinbefinden u. a. durch Fieber beeinträchtigt.

Komplikationen

Bei intaktem Immunsystem sind Komplikationen wie eine Zerebellitis, eine Entzündung des Kleinhirns, selten. Besonders schwer verlaufen die Windpocken bei immunsupprimierten Kindern, zu denen auch Tumorpatienten zählen. Hier sind folgende Komplikationen möglich:
- Pneumonie (☞ 8.7)
- Enzephalitis
- Hepatitis
- Pankreatitis.

Bei den Windpocken handelt es sich um eine typische Kinder-krankheit, die selten erstmals in der Schwangerschaft auftritt. Ist dies jedoch der Fall, entwickelt sich das kongenitale Varizellensyndrom mit
- schweren Hautveränderungen
- Hypoplasie der Extremitäten
- Dystrophie
- Katarakt
- Hirnatrophie mit Krampfleiden.

Therapie

Die symptomatische Therapie beinhaltet v. a. juckreizstillende Maßnahmen und das Verhindern einer bakteriellen Superinfektion der Haut. Nur bei immunsupprimierten Patienten ist eine virustatische Behandlung mit Aciclovir (z. B. Zovirax®) angezeigt.

Prophylaxe

Die Frage nach einer breiten Impfung gegen das Varicella-Zoster-Virus wird derzeit kontrovers diskutiert. Die Ständige Impfkommission am Robert Koch-Institut (kurz: STIKO) rät folgende Personengruppen zu impfen, wenn sie noch keine Infektion durchgemacht haben, also seronegativ sind:

- Kinder mit Leukämie oder soliden Tumoren
- Kinder vor geplanter Immunsuppression
- Eltern und Geschwister vorstehend genannter Kinder
- medizinisches Personal v. a. in pädiatrischen und schwangerenbetreuenden Einrichtungen
- Frauen mit Kinderwunsch.

12.2.4 Infektiöse Mononukleose

Synonyme:
- Pfeiffer Drüsenfieber
- kissing disease

Ursache: Epstein-Barr-Virus

Symptome:
- Folgen des Befalls lymphatischer Organe
- evtl. Fieber
- evtl. Exanthem
- ausgeprägte Symptomatik erst beim Schulkind und Erwachsenen

Komplikationen: selten

Differentialdiagnose: Leukämie

Therapie: symptomatisch

Die infektiöse Mononukleose (auch: Pfeiffer Drüsenfieber oder kissing disease) wird durch das Epstein-Barr-Virus (EBV) hervorgerufen, gegen das 90% der erwachsenen Bevölkerung Antikörper haben. Der Erreger aus der Gruppe der Herpesviren wird nur bei engem Kontakt durch infizierten Speichel übertragen. EBV zeichnet sich durch eine hohe Affinität zu lymphatischen Zellen und Geweben aus. Dies bedingt die Symptomatik und die typischen Blutbildveränderungen mit einer Erhöhung der mononukleären Zellen.

Symptome

❻ Dauer und Schwere der Symptome variieren stark. Grundsätzlich gilt, dass die Erkrankung bei Säuglingen und Kleinkindern stumm verläuft und sich das Vollbild der Erkrankung bei Schulkindern und Erwachsenen zeigt. Dazu zählen:

- Befall lymphatischer Organe:
  - Tonsillitis (Mandelentzündung) mit weißen Belägen
  - generalisierte, halsbetonte Lymphknotenschwellung
  - tastbare Milzvergrößerung
  - evtl. Hepatitis.
- Fieber bis 40 °C, kann aber auch fehlen
- rötelnähnliches Exanthem bei 20%.

Bei Kindern dauert die Erkrankung etwa 10 Tage, bei Erwachsenen möglicherweise doppelt so lange. Oft wird noch längere Zeit über ein Schwächegefühl geklagt.

Komplikationen

Die Krankheit verläuft in der Regel gutartig. Häufigste Komplikation ist die bakterielle Superinfektion der Tonsillen. Seltener zeigen sich neurologische Auffälligkeiten im Sinne einer Enzephalitis, Polyradikulitis oder Fazialisparese oder es sind innere Organe beteiligt, z. B. in Form einer Myokarditis, Nephritis oder Pneumonie.

Diagnostik

Da man bei der genannten Symptomatik auch an Differentialdiagnosen wie die Leukämie denken muss, stützt sich die Diagnose nicht alleine auf das klinische Bild, sondern insbesondere auf Laboruntersuchungen. Hierbei werden u. a. die charakteristischen Blutbildveränderungen und die spezifischen Antikörper gegen EBV nachgewiesen.

Therapie

Wie bei den meisten Virusinfektionen ist die Therapie rein symptomatisch. Erst bei nachgewiesener bakterieller Superinfektion ist die Gabe eines Antibiotikums angezeigt.

12.2.5 Mumps

Synonyme:
- Ziegenpeter
- Parotitis epidemica

Mumps (auch: Ziegenpeter oder Parotitis epidemica) wird durch Paramyxoviren hervorgerufen und befällt vor allem 5–15jährige. Durch die hohe Infektiosität kommt es zu einer 85%igen Durchseuchung in der erwachsenen Bevölkerung. Die Erkrankung manifestiert sich an Drüsen, insbesondere an der Ohrspeicheldrüse (Glandula parotis), aber auch an anderen inneren Organen.

Symptome

- stummer Verlauf möglich
- Prodromalzeichen können fehlen
- Parotitis

Leichte Prodromalzeichen wie Abgeschlagenheit, mäßige Temperaturerhöhung, Kopf-, Hals- und Ohrenschmerzen können fehlen, sodass das Kind häufig erst durch die charakteristische, von außen sichtbare Schwellung der Ohrspeicheldrüse symptomatisch wird. Die Parotitis beginnt einseitig, innerhalb von 1–2 Tagen schwillt meistens auch die andere Seite an. Die Entzündung der Ohrspeicheldrüse ist von Schmerzen begleitet, die sich beim Kauen und Öffnen des Mundes verstärken. Die Parotitis erreicht nach 2–3 Tagen ihren Höhepunkt und bildet sich nach 5 Tagen zurück. In 20–40% der Fälle verläuft die Erkrankung stumm.

Komplikationen

ZNS-Beteiligung

Häufig Mumpsmeningitis mit guter Prognose

❼ Die Mumpsmeningitis tritt bei jedem 10. Patienten auf und ist so eine fast regelhafte Begleiterkrankung mit guter Prognose. Die deutlich seltenere Enzephalitis kann jedoch bleibende

Schäden wie eine Hemiparese oder einen Hydrozephalus (☞ 7.3) hinterlassen. Eine Schädigung des VIII. Hirnnerven (N. vestibulocochlearis) kann bis zur Taubheit führen. Daher ist nach einer Mumpsinfektion das Hörvermögen zu überprüfen.

Beteiligung anderer Drüsen

- Orchitis → evtl. Sterilität
- Pankreatitis → evtl. Typ-I-Diabetes
- Thyreoiditis

Ca. 30% der mumpsinfizierten Jungen entwickeln eine Orchitis (Hodenentzündung), die spätere Sterilität bedingen kann.

Eine begleitende Pankreatitis wird angeschuldigt, möglicherweise einen Typ-I-Diabetes zu induzieren (☞ 11.2.3). Außerdem können die Mumpsviren eine Entzündung der Schilddrüse verursachen (Thyreoiditis).

Therapie

Symptomatische Therapie

Die rein symptomatische Behandlung beinhaltet beispielsweise schmerzstillende Maßnahmen und die Gabe flüssig-breiiger Kost bei starken Kaubeschwerden.

12.2.6 Poliomyelitis

Ursachen: Enteroviren befallen motorische Vorderhornzellen.

Die Poliomyelitis (auch: spinale Kinderlähmung) ist eine akute Infektionskrankheit, bei der es durch Befall der motorischen Vorderhornzellen zu schlaffen Lähmungen kommen kann. Seit Einführung der Impfung tritt die Erkrankung hierzulande nur noch sporadisch auf wird aber gelegentlich bei Immigranten beobachtet.

Der Erreger, der zu den Enteroviren zählt, wird durch Schmier- und Tröpfcheninfektion übertragen. Im Rachen und im Darm vermehren sich die Viren und gelangen auf dem Blutweg ins ZNS.

Symptome

90% asymptomatischer Verlauf

Initialphase Neurologische Manifestationen:
- meningitische Polio
- paralytische Polio: spinale oder bulbärpontine Form

❽ Mindestens 90% der Infizierten bleiben asymptomatisch. Die übrigen Patienten zeigen in der zweitägigen Initialphase leichtes Fieber, katarrhalische Erscheinungen der Luftwege sowie Durchfall und Erbrechen.

Nach etwa einwöchiger Latenz kann es zu neurologischen Symptomen im Sinne einer meningitischen oder paralytischen Polio kommen (Meningitis, ☞ 7.6). Für das paralytische Stadium, das maximal 1% der Patienten durchlaufen, sind zwei Veläufe beschrieben worden:

- Bei der spinalen Form sind meistens zunächst die Beine, dann erst die Arme und die Rumpfmuskulatur von den schlaffen Lähmungen betroffen. Eine periphere Atemlähmung ist möglich.
- Bei der bulbär-pontinen Form kann es zur prognostisch ungünstigen zentralen Atemlähmung und zur Hirnnervenbeteiligung kommen.

Prognose

Mögliche Folgeschäden

Am schlechtesten ist die Prognose bei Säuglingen und Erwachsenen. Lähmungen können sich noch innerhalb von 1–2 Jahren zurückbilden, Restlähmungen bleiben bei jedem zweiten Patienten nach paralytischer Polio zurück. Weitere mögliche Krankheitsfolgen sind Kontrakturen, Deformierungen sowie Wachstumsrückstand der betroffener Extremitäten.

Therapie

Die Therapie ist rein symptomatisch.

12.3   Bakterielle Erkrankungen

12.3.1   Scharlach

Ursachen:
- Streptokokken →
  Angina tonsillaris
- Toxin → Exanthem

Antitoxische Immunität

Scharlach wird hervorgerufen durch β-hämolysierende **Streptokokken** der Gruppe A, die ein Toxin bilden, von dem bisher 3 Varianten bekannt sind. Am häufigsten erkranken Kinder im Vorschulalter und zwar in den Herbst- und Wintermonaten. Meistens werden die Bakterien durch gesunde Keimträger, seltener durch Scharlachpatienten übertragen. Die Ansteckungsgefahr ist mit einem Infektionsindex von 10% als gering einzustufen.

Scharlach geht mit einer eitrigen Angina tonsillaris (Mandelentzündung) und einem charakteristischen Exanthem einher, das durch das Toxin hervorgerufen wird. Eine durchgemachte Infektion hinterlässt nur antitoxische Immunität. Reinfektionen mit den Streptokokken führen zu einer Angina. Bilden sie ein anderes Toxin als bei der Ersterkrankung kommt es erneut zu Scharlach.

Symptome

- hohes Fieber
- Kopf- und
  Halsschmerzen
- eitrige Angina
  tonsillaris
- Lymphknotenver-
  größerung
- Enanthem und „Him-
  beerzunge"
- Exanthem

❾ Der Beginn ist stürmisch mit hohem Fieber, Kopf- und Halsschmerzen, Husten sowie Erbrechen. Bei Inspektion des Rachens zeigen sich verdickte, eitrig belegte Tonsillen. Die Lymphknoten im Kieferwinkel sind deutlich vergrößert.

Nach 2–3 Tagen fallen ein dunkelrotes Enanthem im Bereich des Gaumens und die charakteristische „Himbeerzunge" mit entzündlich geröteten Papillen auf. Etwa gleichzeitig beginnt meist in den Leisten und Achselhöhlen das Exanthem, das sich aus dichtstehenden, maximal stecknadelkopfgroßen, leicht erhabenen, roten Papeln zusammensetzt. Die Hautveränderungen breiten sich rasch über die gesamte Körperoberfläche aus, nur das Mund-Kinn-Dreieck bleibt blass. Nachdem am Ende der ersten Krankheitswoche das Exanthem schon fast vollständig abgeklungen ist, beginnt die Haut kleieförmig zu schuppen. In groben Schuppen löst sich die Haut von den Handtellern und Fußsohlen.

Komplikationen

Frühkomplikationen:
- toxischer Scharlach
- septischer Scharlach.

Spätkomplikationen: Poststreptokokkenerkrankungen

❿ Eine selten gewordene **Frühkomplikation** mit letalem Ausgang ist der toxische Scharlach. Hier kommt es infolge einer Toxinüberschwemmung des Körpers zu Haut- und Schleimhauteinblutungen, Myokarditis, Bewusstseinseintrübungen sowie zu zerebralen Krampfanfällen. Der septische Scharlach kann sich als Meningitis bzw. Hirnsinusthrombose auswirken.

Die immunologische Auseinandersetzung kann nach 2–3 Wochen zu **Spätkomplikationen** führen, wenn die gebildeten Antikörper sich nicht nur gegen den Erreger und das Toxin, sondern fälschlicherweise auch gegen körpereigene Strukturen richten. Die wichtigsten **Poststreptokokkenerkrankungen** (auch: Streptokokkenzweiterkrankungen) sind das rheumatische Fieber (☞ 9.3) sowie die Glomerulonephritis, einer besonderen Form der Nierenentzündung. Auch wenn diese Spätkomplikationen inzwischen nur soch selten vorkommen, sollten nach 3 Wochen regelmäßig Herz- und Nierenfunktion überprüft werden.

Therapie

Penicillin

Da es sich bei Scharlach um eine bakterielle Erkrankung handelt, ist eine kausale Therapie möglich. Das Antibiotikum der Wahl ist Penicillin, bei Penicillinallergie Erythromycin. Schon 24 Stunden nach Behandlungsbeginn besteht keine Ansteckungsgefahr mehr, die Isolierung kann aufgehoben werden.

12.3.2 ▬ Keuchhusten

Bakterielle Infektion, hinterlässt keine Immunität

Bordetella pertussis ist der toxinbildende Erreger des Keuchhustens (auch: Pertussis), einer sehr ansteckenden Infektionskrankheit, die in drei Stadien verläuft. Im Prodromalstadium beträgt der Infektionsindex 90%, um im zweiten Stadium (Stadium convulsivum) auf 30% abzunehmen. Stumme Krankheitsverläufe sind selten, durchschnittlich werden 80% der Kontaktpersonen symptomatisch.

Eine durchgemachte Infektion hinterlässt keine lebenslange Immunität, sodass in der Schwangerschaft auch keine Antikörper diaplazentar übertragen werden. Keuchhusten kann also in jedem Alter auftreten, 60% der Fälle manifestieren sich aber in den ersten 6 Lebensjahren. Zu komplikationsreichen, lebensbedrohlichen Verläufen kommt es vor allem bei Säuglingen. Daher wird schon im Alter von drei Monaten zu einer Impfung geraten, die zwar keinen 100%igen Schutz garantiert, aber zu milderen Verläufen führt.

Symptome

❶ Der Keuchhustenpatient durchläuft drei Krankheitsstadien. Im 1–2 Wochen dauernden **Prodromalstadium** lassen uncharakteristische Symptome wie Husten, Schnupfen und subfebrile Temperaturen noch keine eindeutige Diagnose zu, die Ansteckungsgefahr ist aber am höchsten.

Das **Stadium convulsivum** dauert 4–6 (manchmal sogar 8) Wochen. Bakterientoxine bewirken eine Entzündung der Tracheal- und Bronchialschleimhaut mit zähem, glasigem Schleim und charakteristischen, stakkatoartigen Hustenattacken, die besonders nachts auftreten. Dabei folgt den 5–20 Hustenstößen ein lautes, juchzendes Inspirium, das den nächsten Hustenanfall provoziert. Diese quälenden Hustenanfälle können bis zu 50 mal täglich auftreten und sind begleitet von Dyspnoe mit Erstickungsangst, Zyanose sowie intrathorakaler und intraabdomineller Druckerhöhung. Diese kann u. a. zu Erbrechen, Hernien und durch venöse Stauung zu Einblutungen im Kopfbereich führen. Säuglinge sind im Stadium convulsivum durch Apnoeanfälle gefährdet und werden daher stationär überwacht!

Im 2–4wöchigen **Rekonvaleszenzstadium** gehen die Hustenanfälle allmählich zurück. Einige Patienten zeigen aber noch längere Zeit ein Gewohnheitshusten („Keuchhusten-Tick").

Bei möglichen Zweitinfektionen weicht das Krankheitsbild mit grippalen Symptomen vom typischen Verlauf ab.

Sidebar

Prodromalstadium:
- 1–2 Wochen
- uncharakteristische Symptome
- höchste Ansteckungsgefahr

Stadium convulsivum:
- 4–6 (–8) Wochen
- charakteristische Hustenattacken
- Dyspnoe
- Zyanose
- Folgen intrathorakaler und intraabdomineller Druckerhöhung
- Apnoeanfälle bei Säuglingen

Rekonvaleszenzstadium:
- 2–4 Wochen
- danach evtl. Gewohnheitshusten

Komplikationen

Komplikationen

Neben den erwähnten Apnoeanfällen bei Säuglingen sind folgende Komplikationen möglich:
- eitrige Bronchitis bzw. Pneumonie durch bakterielle Superinfektion
- Atelektasen
- Otitis media (Mittelohrentzündung)
- Enzephalopathie durch Hypoxie, Toxinwirkung und kleinere Einblutungen.

Therapie und Prophylaxe

Säuglinge mit Pertussis gehören zur Intensivüberwachung ins Krankenhaus!

Antibiotikum

Die antibiotische Therapie mit Erythromycin über 14 Tage verkürzt den Krankheitsverlauf nur, wenn sie bereits in der Prodromalphase eingeleitet wurde, da die spätere Symptomatik im auf Toxinwirkung beruht. Aber auch eine im Stadium convulsivum eingeleitete Antibiose ist sinnvoll, da sie bakterielle Superinfektionen verhindert und die Dauer der Infektiosität verkürzt. Erkrankte dürfen erst nach 14tägiger Behandlung Gemeinschaftseinrichtungen wieder besuchen.

Prophylaxe:
- Impfung für milderen Verlauf
- im Krankheitsfall: Isolierung, Chemoprophylaxe nach Exposition

Die Pertussis-Impfung ab dem 3. Lebensmonat bietet keinen 100%igen Schutz, aber sie mildert den Krankheitsverlauf. Daher wird auch geimpften Kontaktpersonen vorbeugend für 14 Tage ein Antibiotikum verabreicht, sie werden für 5 Tage nach Beginn der Chemoprophylaxe vom Besuch von Gemeinschaftseinrichtungen ausgeschlossen.

12.3.3 Diphtherie

Bakterientoxin → bis 10%ige Letalität

Corynebacterium diphtheriae heißt der weltweit vorkommende Erreger der Diphtherie. Seit Einführung der Impfung ist die Erkrankung hierzulande selten geworden, sie wird aber immer wieder v. a. aus den Staaten Osteuropas eingeschleppt. Für teilweise dramatische Krankheitsverläufe ist das Diphtherietoxin verantwortlich. Die Letalität beträgt 5–10%.

Symptome

Lokalinfektion

In Abhängigkeit von der Eintrittstelle des Erregers kann es zu Nasen-, Haut-, Wund- oder Nabeldiphtherie kommen. Am häufigsten aber manifestiert sich die Erkrankung als Rachendiphtherie, die sich zu einer Kehlkopfdiphtherie ausweiten kann.

Rachendiphtherie:
- Angina tonsillaris
- süßlicher Mundgeruch

Kehlkopfdiphtherie (echter Krupp):
- kloßige Sprache
- bellender Husten
- Dyspnoe mit Erstickungsängsten
- inspiratorischer Stridor

- **Rachendiphtherie:** Typisch sind eine Angina tonsillaris mit dicken, speckigen Belägen, sogenannten Pseudomembranen, sowie ein süßlich-fader Mundgeruch.
- **Kehlkopfdiphtherie:** Die Kehlkopfentzündung, die auch als **echter Krupp** bezeichnet wird, ist begleitet von einer kloßigen Sprache und bellendem Husten. Außerdem sind massive Dyspnoe mit Erstickungsängsten und ein inspiratorischer Stridor (☞ 8.1.2) Ausdruck verengter Atemwege. Von Pseudokrupp spricht man, wenn eine Kehlkopfentzündung durch andere Mikroorganismen insbesondere Viren verursacht wird.

Lebensbedrohliche Komplikationen!

Systemische Intoxikation

⑫ In der 2. Krankheitswoche sind hohes Fieber und Erbrechen Zeichen der Toxinwirkung. In dieser Phase kommt es v. a. zu folgenden lebensbedrohlichen Komplikationen:
- Myokarditis als häufigste Todesursache
- Polyneuritis
- Nephritis.

Diagnostik

Die Diagnose wird anhand der Symptome gestellt und durch den Erregernachweis im Rachenabstrich gesichert.

Therapie

Diphtheriepatienten werden stationär aufgenommen und isoliert.

Frühestmögliche
Therapie:
- Diphtherie-Antitoxin
- Antibiotikum auch für
  Kontaktpersonen

Die einzige spezifische Behandlung besteht in der frühestmöglichen Gabe von Diphtherie-Antitoxin, ohne erst das bakteriologische Untersuchungsergebnis abzuwarten. Ein gleichzeitig gegebenes Antibiotikum dient der Keimsanierung und verhindert so weitere Toxinbildung. Die Prognose hängt entscheidend vom Therapiebeginn ab.

Kontaktpersonen, die hoffentlich geimpft sind (!), erhalten prophylaktisch ebenfalls ein Antibiotikum.

12.3.4 Epiglottitis

HiB →
- Epiglottitis
- Pneumonie bzw.
  Meningitis

Symptome:
Epiglottisschwellung mit
entsprechenden Folgen

Therapie:
- stationär
- Antibiose
- Sedierung, ggf. Intubation

Bei der Epiglottitis handelt es sich um eines der gefürchtetsten Krankheitsbilder in der Pädiatrie. Die Entzündung des Kehldeckels, die durch vollständige Verlegung der Atemwege zum Tode führen kann, wird meistens durch **Haemophilus influenzae Typ B (HiB)**, seltener durch Streptokokken oder Pneumokokken bedingt. HiB-Infektionen betreffen v. a. 2- bis 5-Jährige und verursachen außer der Epiglottitis auch Pneumonien und Meningitiden. Seit Einführung der Impfung im Jahre 1990 sind die Erkrankungszahlen rückläufig.

Symptome

⓭ Die Erkrankung beginnt mit plötzlichem hohen Fieber. Ausdruck der entzündlichen Schwellung des Kehldeckels sind:
- kloßige Sprache
- Schluckstörungen mit Speichelfluss
- inspiratorischer Stridor (☞ 8.1.2)
- schnell zunehmende Atemnot bis zum Erstickungstod
- Zyanose.

Komplikationen

⓭ Außer der respiratorischen Insuffizienz kann es zu folgenden Komplikationen kommen:
- Otitis media
- Pneumonie (☞ 8.7)
- Meningitis (☞ 7.6).

Therapie

Der Transport in die Klinik erfolgt in ärztlicher Begleitung! Die kausale Therapie besteht in der Gabe eines Antibiotikums, das prophylaktisch auch Kontaktpersonen unter 5 Jahren gegeben wird. Die Kinder werden sediert, und häufig ist eine Intubation unumgänglich.

12.4 Impfungen

12.4.1 Physiologische Grundlagen

Antigenkontakt → B-Lymphozyt wird zur immunglobulinproduzierenden Plasmazelle

Wenn sich der Organismus mit eingedrungenen Mikroorganismen (Antigenen) auseinandersetzt, werden die zu den Leukozyten zählenden **B-Lymphozyten** aktiv. Nach dem Erstkontakt mit Antigenen verändern sich die B-Lymphozyten und werden zu **Plasmazellen**, die **spezifische Immunglobuline (Antikörper)** produzieren. Ein Antigen-Antikörper-Komplex resultiert. Dabei fungiert der Antikörper als „immunologische Antenne", durch die andere Zellen des Abwehrsystems, z.B. Makrophagen (Fresszellen), den Eindringling als solchen erkennen und eliminieren.

Booster Effekt

Ein Teil der B-Lymphozyten wird zu **Gedächtniszellen**. Diese haben den Bauplan für die Immunglobuline verinnerlicht, sodass bei erneutem Antigenkontakt eine deutlich schnellere und ausgeprägtere Immunantwort erfolgen kann. Diesen **Booster-Effekt** nutzt man bei der aktiven Impfung.

Passive Impfung

Impfstoff

Gabe von spezifischen Antikörpern (Immunglobulinen)

Vorteil: sofortiger Schutz

Nachteil: kein langandauernder Schutz

❶❹ Bei der passiven Impfung werden dem Impfling spezifische Antikörper (Immunglobuline) gegen bestimmte Erreger bzw. Toxine übertragen, die eingedrungene Krankheitserreger markieren, d.h. einen Antigen-Antikörper-Komplex bilden und so weitere Abwehrvorgänge einleiten. Die Impfseren stammen von Menschen, deren Immunsystem sich bereits mit dem Erreger auseinandergesetzt und Antikörper gebildet hat (homologe Seren), oder von Tieren (heterologe Seren). Da es sich bei letzteren um Fremdeiweiße handelt, bergen sie ein Allergierisiko.

Indikationen

Die passive Immunisierung ist angezeigt, wenn nach Exposition ein sofortiger Schutz vor einer Infektionskrankheit notwendig wird, z.B. Gabe von Tetanus-Antitoxin nach Verletzung ohne sicheren Impfschutz; Gabe von Röteln-Hyperimmunglobulin, nachdem eine Schwangere ohne ausreichenden Röteln-Titer Kontakt zu einem Kind mit Röteln hatte.

Da die verabreichten Immunglobuline nach einer gewissen Zeit abgebaut werden ohne Gedächtniszellen zu hinterlassen, bietet die passive Impfung keinen langandauernden Schutz.

Aktive Impfung

Gabe von Toxoid-, Lebend- oder Totimpf- stoffen

Vorteil: langandauernder Schutz

Nachteile:
- kein sofortiger Schutz
- evtl. Krankheitsaus- bruch
- evtl. diaplazentare Übertragung bei Lebendimpfstoff

Impfstoff

Bei der aktiven Impfung werden
- Toxoidimpfstoffe (abgeschwächte Bakterientoxine)
- Lebendimpfstoffe (abgeschwächte Krankheitserreger) oder
- Totimpfstoffe

verabreicht, mit denen sich das Immunsystem des Impflings aktiv auseinandersetzt. Es bildet Antikörper und Gedächtnis- zellen, die einen langandauernden Schutz garantieren.

Im Falle einer Lebendimpfung kann es zum unerwünsch- ten Ausbruch der Infektionskrankheit kommen. Da Lebend- impfstoffe außerdem diaplazentar übertragen werden können, ist bei Schwangeren Vorsicht geboten.

Indikation

Das Verfahren der aktiven Immunisierung kommt zum Einsatz, wenn langanhaltender Schutz vor einer Infektionskrankheit gewünscht ist, z. B. bei den Standardimpfungen im Säuglings- und Kindesalter.

12.4.2 ▬ Impfkalender

Standardimpfungen auf Empfehlung der STIKO

Die Ständige Impfkommission am Robert Koch-Institut (kurz: STIKO) gibt regelmäßig Empfehlungen für Standardimpfungen und Indikationsimpfungen bei besonderer Gefährdung, z. B. Hepatitis A, Influenza, Pneumokokken, heraus.
⑮ Zu folgenden Standardimpfungen wird bei Säuglingen, Kindern und Jugendlichen geraten (Stand: Juli 2001):

Beginn im 3. Lebensmonat:
- DTP (Diphtherie, Tetanus, Pertussis)
- Haemophilus influenzae Typ B (HiB)
- Hepatitis B
- Poliomyelitis.

Beginn im 12.–15. Lebensmonat:
- MMR (Masern, Mumps, Röteln). Eine frühere MMR- Impfung ist sinnlos, da der Säugling noch Nestschutz (s. o.) genießt. Diaplazentar übertragene mütterliche Antikörper würden den Impfstoff inaktivieren.

Über notwendige Wiederholungs- und Auffrischimpfungen in- formiert Tabelle 12.3.

Kontraindikationen

Bei allen Impfungen sind folgende **Kontraindikationen** zu be- achten:
- akute behandlungsbedürftige Erkrankungen, Impfung früh- estens 3 Wochen nach Genesung
- frühere Impfkomplikationen

Tab. 12.3: Impfkalender

Impfung	Lebensmonat				Lebensjahr		
	3.	4.	5.	12.–15.	5.–6.	11.–18.	alle 10 J.
DTP	1.	2.	3.	4.	–	–	–
– DT	–	–	–	–	A	A	A
– P	–	–	–	–	–	A	–
HiB	1.	–	2.	3.	–	–	–
Hepatitis B	1.	–	2.	3.	–	G	–
Poliomyelitis	1.	–	2.	3.	–	A	–
MMR	–	–	–	1.	2.	G	–

A: Auffrischimpfung, G: Grundimmunisierung für alle Kinder, die bisher nicht geimpft wurden

- bekannte Allergien gegen Bestandteile des Impfstoffs
- Immundefekte, Impfung in Rücksprache mit Spezialambulanz
- Schwangerschaft: Keine Lebendimpfstoffe.

? Übungsfragen

1. Warum handelt es sich bei Masern, Windpocken etc. üblicherweise um sog. Kinderkrankheiten?
2. Welche Symptome hat ein Kind mit Masern?
3. Zu welchen Komplikationen kann es bei Masern kommen?
4. Wie kommt es zum Gregg-Syndrom und was sind die Folgen?
5. Beschreiben Sie bitte das Windpockenexanthem.
6. Welche Symptome hat ein Kind mit einer infektiösen Mononukleose?
7. Zu welchen Komplikationen kann es bei Mumps kommen?
8. Schildern Sie bitte mögliche Verlaufsformen der Poliomyelitis.
9. Welche Symptome hat ein Kind mit Scharlach?
10. Zu welchen Früh- und Spätkomplikationen kann es bei Scharlach kommen?
11. Welche Stadien durchläuft ein Kind mit Keuchhusten?
12. Warum wird die Diphtherie-Impfung dringend empfohlen?
13. Was macht eine HiB-Infektion so gefährlich?
14. Unterscheiden Sie bitte die passive Impfung von der aktiven Impfung.
15. Gegen welche Krankheiten sollte ein Kind lt. STIKO-Empfehlung geimpft werden?

13 Psychische Störungen im Kindes- und Jugendalter

13.1 Autismus

Unter den Oberbegriff Autismus fallen zwei Krankheitsbilder
- der frühkindliche Autismus und
- das Asperger-Syndrom,

deren gemeinsames Symptom eine Beziehungsstörung ist. Die wesentlichen Unterschiede werden in Tabelle 13.1 gegenübergestellt.

13.1.1 Frühkindlicher Autismus

Die psychiatrische Störung, die in der Regel vor dem 36. Lebensmonat beginnt, kommt in allen gesellschaftlichen Schichten bei etwa einem von 1000 Kindern vor. Jungen erkranken 5mal häufiger als Mädchen.

Ursachen

Wahrscheinlich genetisch bedingt

Die Ursachen sind noch immer unklar. Man geht jedoch davon aus, dass genetisch vermittelte organische Ursachen eine Rolle spielen. Körperliche Krankheiten, bei denen der frühkindliche Autismus gehäuft beobachtet wird, sind z. B.
- Chromosomenaberrationen (☞ 4.1)
- Muskeldystrophie Typ Duchenne (☞ 7.5.5)
- Rötelnembryopathie (☞ 12.2.2)
- Hypothyreose (☞ 11.1)

Tab. 13.1: Wesentliche Unterschiede zwischen dem frühkindlichen Autismus und dem Asperger-Syndrom

Kriterien	Frühkindlicher Autismus	Asperger-Syndrom
Häufigkeit	ca. 1 ‰	ca. 5 ‰
Manifestationsalter	vor dem 36. Lebensmonat	4. Lebensjahr
Intelligenz	häufig gemindert	durchschnittlich bis überdurchschnittlich
Sprachentwicklung	verzögert, teilweise gar nicht	eher früh und auf hohem Niveau
Motorik	Stereotypien	Ungeschicklichkeit

- Phenylketonurie (☞ 11.2.2)
- West-Syndrom (zerebrale Krampfanfälle, ☞ 7.4).

Symptome

Leitsymptome:
- Bindungsunfähigkeit
- Kommunikations-
störungen
- stereotype Verhal-
tensweisen

Mögliche Symptome:
- Wahrnehmungs-
störungen
- Intelligenzminderung

- ❶ Die Kinder sind unfähig, soziale Bindungen einzugehen und aufrechtzuerhalten. Sie suchen keinen Kontakt zu ihren primären Bezugspersonen, zeigen kaum Blickkontakt und wirken emotional nicht erreichbar. Diese Auffälligkeiten können sich mit beginnendem Schulalter teilweise zurückbilden, dennoch entwickeln sich nur selten Freundschaften bzw. Partnerschaften.
- Kennzeichnend ist auch eine Kommunikationsstörung im sprachlichen und nichtsprachlichen Bereich. Mimik und Gestik werden nur spärlich eingesetzt und Sprachverständnis sowie Sprache entwickeln sich gar nicht oder deutlich später. Falls die betroffenen Kinder sprechen, fallen einige Eigentümlichkeiten auf: Sie wiederholen die Worte ihres Gesprächspartners (Echolalie), benutzen „Du" statt „Ich" (Pronominalumkehr) und kreieren neue Wörter (Neologismen).
- Stereotype Verhaltensweisen sowie ein eingeschränktes Spektrum an Interessen und Aktivitäten werden insbesondere am eingefahrenen, phantasielosen Spielverhalten deutlich. Ältere Kinder beschäftigen sich zwanghaft mit Fahrplänen, Farben, Zahlen oder Mustern und reagieren mit heftigen Affektstürmen auf eine Veränderung der Lebensgewohnheiten.

Außer diesen Leitsymptomen können bei einigen frühkindlichen Autisten Wahrnehmungsstörungen wie Hypo- bzw. Hypersensibilität einzelner Sinnessysteme sowie Intelligenzdefekte beobachtet werden. Bei 75% der Patienten liegt der IQ unter 65.

Therapie und Prognose

Die Behandlungsschwerpunkte liegen im Aufbau sozialer und sprachlicher Fertigkeiten. Es ist wichtig, die Eltern über das Krankheitsbild zu informieren und sie in den Behandlungsplan einzubeziehen. Dieser beinhaltet Elemente aus der

- Verhaltenstherapie
- Heilpädagogik
- Psychomotorik
- Musiktherapie und
- Pharmakotherapie.

Trotz umfassender Langzeitbehandlung bleiben etwa 60% der Patienten stark behindert, unfähig zur selbstständigen Lebensführung und nur jeder 6. Patient wird in der Lage sein, einen Beruf auszuüben. Auch in dieser Gruppe können Beziehungsschwierigkeiten und ungewöhnliche Verhaltensmuster bestehen bleiben.

13.1.2 Asperger-Syndrom

Das Asperger-Syndrom manifestiert sich in der Regel erst im 4. Lebensjahr und kommt mit einer Häufigkeit von ca. 5 ‰ vor. Auch von dieser Störung sind mehr Jungen als Mädchen betroffen (8 : 1).

Symptome

Charakteristische Beziehungsstörung

Die charakteristische Beziehungsstörung ist beim Asperger-Syndrom milder ausgeprägt als beim frühkindlichen Autismus. Die sozialen Defizite werden häufig erst im Schulalter problematisch und äußern sich in einem Mangel an Einfühlungsvermögen, Distanzlosigkeit sowie Humorlosigkeit.

Die Intelligenz ist eher überdurchschnittlich, die Sprachentwicklung setzt relativ früh ein und erreicht ein hohes Niveau, wobei die Patienten nicht auf ihren Gesprächspartner eingehen können. Sie entwickeln ausgefallene Sonderinteressen, zeigen zwanghaft-pedantische Züge und fallen durch motorische Ungeschicklichkeit auf.

Therapie und Prognose

Bei der Behandlung steht das Training von sozialen und motorischen Fertigkeiten im Vordergrund.

Im Verlauf halten viele Patienten an ihren sonderbar wirkenden Interessen und Aktivitäten fest, sie gehen weniger Partnerbeziehungen ein und entwickeln überdurchschnittlich häufig schizophrene Psychosen.

13.2 Hyperkinetische Störungen

Häufigkeit: 2–6%, hauptsächlich Jungen

Ursache: wahrscheinlich Störung im Dopaminstoffwechsel

Hyperkinetische Störungen (kurz: HKS), die auch als Aufmerksamkeitsdefizit- und Hyperaktivitäts-Syndrom (kurz: ADHS) bezeichnet werden, werden bei 2–6% der Kinder und Jugendlichen beobachtet. Jungen erkranken etwa 9mal so häufig wie Mädchen.

Ursache

Obligate Symptome:
- Unaufmerksamkeit
- Impulsivität
- Hyperaktivität

Mögliche Begleitsymptome

Die Ursache der Erkrankung ist noch immer umstritten. Diskutiert werden
- genetische Faktoren
- organische Hirnschäden
- Mangel an bestimmten Neurotransmittern; die Störung wird im Dopaminstoffwechsel vermutet und beeinträchtigt die Informationsverarbeitung im Gehirn

Wissenschaftliche Untersuchungen konnten nicht belegen, dass Nahrungsmittelzusätze wie Phosphate, künstliche Farbstoffe, bestimmte Zucker etc. ursächlich sind.

Symptome

❷ Das hyperkinetische Syndrom manifestiert sich vor dem 6. Lebensjahr. Charakteristische Leitsymptome sind

- **Unaufmerksamkeit:** Die Kinder können sich nur abnorm kurz auf einen Zusammenhang konzentrieren und lassen sich sehr leicht ablenken.
- **Impulsivität:** Die Kinder sind ungeduldig, handeln unüberlegt und planlos und wechseln permanent ihre Aktivität.
- **Überaktivität:** Anfangs fällt im grobmotorischen Bereich, z. B. Laufen und Klettern, später eher im feinmotorischen Bereich ein gesteigerter Bewegungsdrang auf und die Kinder sind ruhelos und „zappelig".

Mögliche Begleitsymptome sind

- Teilleistungsstörungen, z. B. Legasthenie
- Koordinationsstörungen
- unangemessenes Sozialverhalten wie störendes Verhalten und Aggressivität
- emotionale Auffälligkeiten beispielsweise in Form von starken Stimmungsschwankungen, niedriger Frustrationstoleranz sowie Jähzorn.

! Merke

Konstitutionell lebhafte Kinder unterscheiden sich von denen mit HKS dadurch, dass

- sie keine Aufmerksamkeitsstörung haben
- bei ihnen die überschießende motorische Aktivität meist situationsabhängig auftritt.

Therapie und Prognose

Die Behandlung wird meist ambulant durchgeführt und beinhaltet

- Aufklärung und Beratung der Eltern und des Erziehers bzw. Klassenlehrers
- sorgfältige Wahl der sozialen Umgebung, z. B. heilpädagogischer Kindergarten, Schule mit gezielten Förderungsmöglichkeiten
- verständnisvollen und konsequenten Erziehungsstil; wichtig sind klare, feste Regeln
- Verhaltenstherapie, die gewünschtes Verhalten belohnt und unangemessene Verhaltensweisen sanktioniert
- Psychomotorik und Ergotherapie als ergänzende Maßnahmen.

Die medikamentöse Therapie sollte nur von einem erfahrenen Arzt verordnet werden, wenn sich die Situation krisenhaft zuspitzt und beispielsweise die Umschulung in eine Sonderschule droht oder die Eltern-Kind-Beziehung massiv belastet ist. Bevorzugt werden Psychostimulantien eingesetzt, z. B Methylphenidat (Ritalin®), die die Dopaminkonzentration im Gehirn erhöhen und so die Aufmerksamkeit steigern sollen. Ein- oder mehrmals pro Jahr sollte ein kontrollierter Auslassversuch durchgeführt werden, um zu überprüfen, ob die Fortsetzung der Medikamentengabe notwendig ist.

Etwa 50% der Patienten werden bis zur Pubertät asymptomatisch. Bei den übrigen Patienten bildet sich im Verlauf die Hyperaktivität zurück, während sich Aufmerksamkeitsdefizite und Impulsivität eher noch verstärken.

13.3   Essstörungen

13.3.1   Anorexia nervosa

Die Anorexia nervosa, die besser als Magersucht bekannt ist, kommt in zunehmendem Maße in allen industrialisierten Gesellschaften und in allen sozialen Schichten mit folgender Häufigkeit vor:

Statistische Daten zur Magersucht

- 0,2–1,3% der Mädchen erkranken.
- Mädchen und Frauen sind bis zu 20mal häufiger betroffen als Jungen.
- Bei beiden Geschlechtern, insbesondere aber bei Jungen nimmt die Häufigkeit zu.
- Das Hauptmanifestationsalter liegt zwischen 14 und 19 Jahren, selten beginnt die Essstörung vor der Pubertät bzw. jenseits des 40. Lebensjahres.

Symptomatik und Diagnostik

Die Symptomatik der Anorexie ist komplex und überlappt sich teilweise mit der einer Bulimie (s. u.), da es auch bei der Magersucht zu Heißhungerattacken kommen kann.

Diagnostische Kriterien:
- Körpergewicht 15% unter Normwert
- selbst induzierter Gewichtsverlust
- Körperwahrnehmungsstörung
- endokrine Störungen

❸ Vier Kernmerkmale der Anorexia nervosa sind diagnostisch wegweisend:

- Das tatsächliche Körpergewicht liegt mindestens 15% unter dem Normwert der Altersgruppe.
- Der Gewichtsverlust ist durch mindestens eine der folgenden Maßnahmen selbst herbeigeführt:
  - Die Patienten verweigern zwar einerseits die Nahrungsaufnahme, beschäftigen sich aber andererseits intensiv mit dem Thema Essen, indem sie beispielsweise Rezepte sammeln und für andere kochen.
  - Sie führen Erbrechen selbst herbei.
  - Sie zeigen übertriebene körperliche Aktivität.
  - Sie verwenden Appetitzügler bzw. Diuretika (entwässernde Medikamente) und Laxantien (Abführmittel).
- Neben der ausgepägten Angst vor einer Gewichtszunahme besteht eine schwere Körperwahrnehmungsstörung:
  - Die Betroffenen nehmen ihre eigene Abmagerung nicht realistisch wahr, sie halten sich vielmehr für normalgewichtig oder gar zu dick.

- Das Sättigungsgefühl bzw. das Gefühl für Hunger geht mit zunehmender Auszehrung verloren.
- Weitere somatische Symptome sind Ausdruck einer endokrinen Störung:
  - Hormonelle Störungen manifestieren sich bei Mädchen und Frauen als Ausbleiben der Monatsblutung (Amenorrhoe).
  - Bei Männern kommt es zum Libido- und Potenzverlust.
  - Infolge einer Schilddrüsenfunktionsstörung kann es zu einer Bradykardie, Hypotonie sowie Hypothermie (Kältegefühl) kommen.

Bei atypischen Formen können ein bzw. mehrere Kernmerkmale fehlen.

Unterscheide passive und aktive Form

Anhand der diagnostischen Kriterien lassen sich zwei Formen der Anorexia nervosa voneinander abgrenzen:

- Patienten mit der **passiven Form** (auch: asketische oder restriktive Form) erreichen die Gewichtskontrolle ausschließlich über eine verminderte Nahrungszufuhr. Heißhungerattacken kommen bei ihnen nicht vor.
- Bei der **aktiven Form** (auch: bulimische Form) werden zusätzlich Erbrechen, Diuretika bzw. Laxantien eingesetzt. Diese Patienten zeigen evtl. auch bulimische Symptome in Sinne von Heißhungerattacken.

Ursachen

- individuelle Prädisposition
- familiäre Prädisposition
- soziokulturelle Prädisposition
- biologische Prädisposition

Die Ursachen der Magersucht sind vielschichtig. Krankheitsauslösende, prädisponierende Faktoren lassen sich auf individueller, familiärer, soziokultureller sowie biologischer Ebene vermuten.

Ein häufiges Persönlichkeitsmerkmal anorektischer Patienten ist ein verringertes Selbstwertgefühl, das die Ablösung von der Familie und die Entwicklung einer autonomen Persönlichkeit erschwert. Außerdem sind konformistisch-angepasste Züge typisch, sodass die Betroffenen unfähig sind, ihre eigenen Bedürfnisse zu spüren. Oftmals geht der Erkrankung bereits eine Körperschemastörung oder eine Gewichtsstörung voraus. Eine Adipositas und die oft damit verbundenen Hänseleien kann der Erkrankung den Weg bahnen.

Die Patienten kommen oft aus übermäßig behüteten Familienverhältnissen, mit rigiden Vorstellungen und einem Mangel an Konfliktlösungsmöglichkeiten. In der Familienanamnese finden sich überdurchschnittlich häufig affektive Störungen und Alkoholismus. Begünstigend kann auch sein, dass sich Familienmitglieder über bestimmte Schönheitsideale definieren und Diät- und Fitnessprogramme vorleben. Ähnlichen Druck übt auch die Gesellschaft aus, die das Schlanksein als weibliches und zunehmend auch als männliches Körperideal durch Medien, Werbung etc. verkündet.

Aus der Zwillingsforschung geht hervor, dass genetische Faktoren eine Anorexie begünstigen können. Außerdem wird eine Störung im Bereich der Hypothalamus-Hypophysen-Achse diskutiert. Das ist die Hirnregion, die die Nahrungs-aufnahme reguliert und das Sättigungsgefühl vermittelt.

Therapie und Verlauf

Der Vielschichtigkeit der Erkrankung versucht man mit einem mehrdimensionalen Behandlungsansatz gerecht zu werden. Als günstig hat sich die stationäre Aufnahme in eine jugend-psychiatrische oder psychosomatische Klinik erwiesen, in der eine feste, meist pflegerische Bezugsperson wichtiger Therapie-bestandteil ist. Weitere Prinzipien sind die medizinisch-diä-tetische Behandlung, die Psychotherapie sowie Beratungs- und Schulungsmaßnahmen.

- Durch die medizinisch-diätetische Behandlung soll eine täg-liche Gewichtszunahme von 0,1–0,2 kg erreicht werden. Dabei soll das Zielgewicht nicht mehr als 10% vom alters-entsprechenden Normgewicht abweichen. Bei schwer kranken Patienten kann Bettruhe unter täglicher Kontrolle des Gewichtes, der Kalorienaufnahme, der Flüssigkeitsbilanz und bei Erbrechen auch der Elektrolyte angezeigt sein.
- Die begleitende individuelle Psychotherapie hat stützenden Charakter. Ein verhaltenstherapeutisches Prinzip ist, Ge-wichtszunahme und normales Essverhalten positiv zu ver-stärken. Nach vorrausgegangenem Entzug von Privilegien werden soziale Kontakte, Fernsehen, Rundfunk, Ausgang etc. als Belohnung eingesetzt. Weitere wichtige Bestandteile der Psychotherapie sind die Familientherapie sowie Grup-pen-, Körper- und Gestaltungstherapien.
- Ein Beratungs- und Schulungsprogramm unterrichtet Patien-ten sowie Bezugspersonen über eine angemessene Ernährung und berät Eltern in Erziehungsfragen.

An die stationäre Therapie schließt sich eine ambulante Nach-sorge an.

Der Verlauf der Anorexia nervosa ist sehr unterschiedlich:

- Trotz der umfangreichen Therapie können nur ca. 45% der Patienten geheilt werden.
- Bei ca. 35% ist eine teilweise Besserung zu verzeichnen, d. h. dass sich Körpergewicht und Essverhalten normalisieren.
- 20% der Patienten zeigen einen chronischen Krankheits-verlauf und
- 5% versterben an den Folgen der Magersucht.

Als ungünstige Prognosefaktoren haben sich Erbrechen, Buli-mie, hoher Gewichtsverlust, männliches Geschlecht sowie Ent-wicklungsstörungen und Verhaltensauffälligkeiten vor Beginn der Magersucht herausgestellt.

13.3.2 ▪ Bulimia nervosa

Die Bezeichnung „Bulimia nervosa" (kurz: Bulimie) lässt sich mit „Ochsenhunger" übersetzen und steht für ein Krankheits-

---

Mehrdimensionale Therapie:
- medizinisch-diäte-tische Behandlung
- Psychotherapie
- Beratung und Schulung

Prognose:
- 45% Heilung
- 5% letaler Ausgang

Ungünstige Prognose-faktoren

Abgrenzung von
Anorexie

2,5 % der 18- bis 35-
Jährigen, 99 % Frauen

bild, das umgangssprachlich auch Ess-Brech-Sucht bzw. Fress-Kotz-Sucht genannt wird und mit Heißhungerattacken einhergeht. Erst seit 1980 wird die Bulimie von der Anorexie abgegrenzt und gilt als **eigenständiges Krankheitsbild**, denn im Gegensatz zur Magersucht sind die Betroffenen normalgewichtig.

Die Essstörung tritt gehäuft in der Mittel- bzw. Oberschicht auf und betrifft in 99 % der Fälle Frauen. In der Altersgruppe der 18- bis 35-Jährigen leiden etwa 2,5 % an einer Bulimie, die sich meistens am Übergang vom Jugend- zum Erwachsenenalter manifestiert.

Die Heißhungerattacke kann als **Symptom** gelegentlich auch bei der Anorexie und bei der Adipositas auftreten.

Ursachen

Das Ursachenspektrum ähnelt dem der Magersucht (s. o.). Dabei ist die Frage, warum in einem Fall eine Anorexie und im anderen eine Bulimie resultiert, noch weitgehend ungeklärt.

Symptome

- immer Heißhunger-
  attacken
- fast immer selbstindu-
  ziertes Erbrechen
- häufig depressive
  Züge

- Die Anzahl der charakteristischen **Heißhungerattacken** variiert von einmal wöchentlich bis mehrmals täglich. Während der Essanfälle nehmen die Betroffenen in kurzer Zeit große Mengen hochkalorischer Nahrung von weicher Konsistenz zu sich, ohne das Gefühl zu haben, ihr Verhalten kontrollieren zu können. Pro Episode werden bis zu 3500 Kalorien zugeführt und das tägliche Quantum kann die empfohlene Nahrungsmenge bis zum 27fachen übersteigen. Als Auslöser werden innere Anspannung, Langeweile, Einsamkeit und Angst genannt. Die Heißhungerattacke führt zwar zu einer vorübergehenden Erleichterung, doch im Verlauf stellen sich Scham, Schuldgefühe und Wut ein.
- Bulimische Frauen beschäftigen sich permanent mit ihrem Gewicht und ihrer Figur, sodass die nach einem Essanfall befürchtete Gewichtszunahme als äußerst bedrohlich erlebt wird. Die **Gewichtskontrolle** erfolgt meistens durch Erbrechen, das bis zu 15 Mal pro Tag selbst herbeigeführt wird. Der Missbrauch von entwässernden bzw. abführenden Medikamenten (Diuretika und Laxantien) und Hyperaktivität sind selten.
- Infolge der Bulimie entwickeln viele Patientinnen depressive Züge.

! Merke

Nicht alle bulimischen Patienten erbrechen, doch selbstinduziertes Erbrechen ist fast immer ein Hinweis darauf, dass eine Bulimie vorliegt.

Komplikationen

❹ Die Bulimie kann zu zahlreichen medizinischen Problemen führen.

Medizinische Probleme durch
- Elektrolytverschiebung
- Magensäure
- Mangelernährung

- **Elektrolytverschiebungen:** Beim Erbrechen verliert man hauptsächlich Kalium. Folge der resultierenden Hypokaliämie können beispielsweise Herzrhythmusstörungen, Muskelschwäche, seltener zerebrale Krampfanfälle (☞ 7.4) sein.
- **Schädigung des oberen Verdauungstraktes und der Atemwege:** Die einwirkende Magensäure kann zu Entzündungen der Speiseröhre sowie des Rachens führen und den Zahnschmelz schädigen. Seltener kommt es zu einer Aspirationspneumonie.
- **Mangelernährung:** Häufig leiden bulimische Patientinnen an einer Unterernährung, die u. a. zu einer Osteoporose, einer Polyneuropathie und zu hormonellen Störungen mit Amenorrhoe führen kann.

Therapie und Verlauf

Die Patientinnen suchen durchschnittlich erst 5 Jahre nach Erkrankungsbeginn therapeutische Hilfe. Die Prinzipien der Anorexie-Behandlung gelten auch für die Therapie der Bulimie.

- Zunächst soll durch verhaltenstherapeutische Ansätze eine Veränderung des Essverhaltens erzielt werden, um zu verhindern, dass die gesundheitliche Situation sich weiter verschlechtert. Häufig ist beim sog. Ernährungsmanagement zunächst eine stationäre Kontrolle notwendig, da die Betroffenen sich zwar scheinbar auf die Ernährungsumstellung einlassen, aber aus Angst vor einer Gewichtszunahme heimlich erbrechen.
- Ein langfristiger Therapieerfolg ist nur zu erwarten, wenn zugrunde liegende Faktoren erkannt und behandelt werden.

Nach einer stationären Therapie liegt
- die Heilungsrate bei ca. 45%,
- die Besserungsrate bei ca. 25% und
- die Chronifizierungsrate bei ca. 30%.

13.3.3 Adipositas

10–20% der Kinder, Tendenz ↑

Unter Adipositas (auch: Fettsucht) versteht man eine krankhafte Zunahme des Körperfettanteils. Die kindliche Adipositas hat in den letzten Jahren rasant zugenommen. In Deutschland sind derzeit etwa 20% der Kinder übergewichtig und 10% adipös, die Tendenz ist steigend. Dies wird nachhaltige Konsequenzen für die Betroffenen sowie für das öffentliche Gesundheitswesen haben, wenn die adipösen Kinder zu übergewichtigen Erwachsenen herangewachsen sind.

Definition

BMI = Body Mass Index

Mit dem Body Mass Index (BMI), der das Körpergewicht auf die Körpergröße bezieht, lässt sich der Körperfettanteil einfach abschätzen:

BMI = Körpergewicht/Körpergröße^2 (kg/m^2).

Bei Erwachsenen sind Werte zwischen 18 und 25 kg/m^2 normal. Bei Kindern wird der BMI mit geschlechts- und altersspezifischen Referenzwerten verglichen (Perzentilen, ☞ 3.1.2). Die Grenzwerte für Übergewicht und Adipositas gehen aus Tabelle 13.2 hervor.

Ursachen

Multifaktorielle Genese:
- genetische Faktoren
- Essverhalten
- Bewegungsmangel
- selten sekundäre Adipositas

Die Adipositas ist multifaktoriell bedingt (☞ 4.2.2), d.h. dass neben genetischen Faktoren Umwelteinflüsse auslösend sind.

- Beobachtungen aus der Zwillingsforschung zeigen, dass **genetische Faktoren** eine Adipositas begünstigen. So sind sich getrennt aufwachsende eineiige Zwillinge hinsichtlich des Körpergewichts ähnlicher als zweieiige Zwillinge, die getrennt aufwachsen. Auch die Tatsache, dass bei 70% der adipösen Kinder mindestens ein Elternteil ebenfalls fettleibig ist, weist auf genetische Ursachen hin.
- Eine weitere entscheidende Rolle spielt das **Essverhalten**. Viele Kinder haben durch Aufforderungen wie „Iss deinen Teller leer!" das Hunger- und Sättigungsgefühl verloren und essen zuviel, insbesondere zu fett. Häufig wird auch Zuwendung durch Nahrungsmittel ersetzt.
- **Bewegungsmangel** ist sowohl Ursache als auch Folge von Übergewicht.
- Nur in 5% der Fälle liegt eine sekundäre Adipositas vor, die Ausdruck einer anderen Grunderkrankung ist, z.B. einer hormonellen Störung wie einer Hypothyreose (☞ 11.1).

Folgen

- soziales Stigma
- metabolisches Syndrom
- orthopädische Probleme

❺ Bereits in der Kindheit führt Adipositas zu einem Leidensdruck, da dicke Kinder bei vielen Gleichaltrigen sowie Erwachsenen unbeliebt sind, gehänselt und benachteiligt werden. Unbehandelt werden aus 80% der adipösen Kinder auch adipöse Erwachsene, die infolge des sog. Wohlstandssyndroms (auch: metabolisches Syndrom) an Erkrankungen wie Diabetes mellitus Typ II (☞ 11.2.3), arterieller Hypertonie und Fettstoffwechselstörungen leiden. Diese begünstigen die Entstehung einer Arteriosklerose, die sich als KHK (koronare Herzkrank-

Tab. 13.2: Grenzwerte für Übergewicht und Adipositas

Alter	Kinder und Jugendliche	Erwachsene
Übergewicht	BMI oberhalb der 90. Perzentile	BMI über 25 kg/m^2
Adipositas	BMI oberhalb der 97. Perzentile	BMI über 30 kg/m^2

heit), pAVK (periphere arterielle Verschlusskrankheit) bzw. in Form zerebraler Ischämien manifestieren kann.

Da die Adipositas den Bewegungs- und Halteapparat belastet, resultieren orthopädische Erkrankungen wie Arthrosen.

Therapie

Nur durch eine mehrdimensionale Behandlung kann bei 25% der betroffenen Kinder eine langfristige Gewichtsreduktion erzielt werden. Die drei Säulen der Therapie sind

- Diät
- Bewegung
- Verhaltenstherapie.

13.4 Kindesmisshandlung

Formen

Insbesondere Säuglinge und Kleinkinder werden Opfer von Misshandlungen, die in der Regel von Erziehungsberechtigten oder nahen Verwandten ausgeübt werden und oft bleibende psychische Schäden hinterlassen. Formen der Kindesmisshandlung sind

- aktive Kindesmisshandlung durch körperliche Gewaltanwendung
- passive Kindesmisshandlung durch Vernachlässigung
- sexueller Missbrauch von Kindern
- seelische Misshandlung.

Ursachen

Zu Kindesmisshandlungen kommt es oft aus folgenden Gründen:

- soziale und ökonomische Schwierigkeiten in der Familie
- Eltern kennen Konfliktlösung nur durch Gewalt oder wurden selber als Kind misshandelt
- Alkoholismus oder andere Suchterkrankungen in der Familie
- Eltern fühlen sich überfordert
- Kind als Ventil für Ärger und Frust.

Hinweise

• körperliche Symptome
• Verhaltensauffälligkeiten

Folgende körperliche Symptome können auf eine Kindesmisshandlung hinweisen und müssen aufmerksam registriert werden:

- unterschiedlich alte Hämatome
- Striemen
- Biss- und Würgespuren
- ausgerissene Haare
- Verbrühungen und Verbrennungen
- Abdrücke brennender Zigaretten
- Gedeihstörung
- multiple Frakturen, subdurale Hämatome etc.

Zudem wirken die Kinder oft verängstigt, verschlossen bzw. übermäßig angepasst.

Vorgehen bei Verdacht

Professionelle Ansprechpartner bei Verdacht auf Kindesmisshandlung sind

- das örtliche Jugendamt und
- der Kinderschutzbund.

Diese Einrichtungen werden dem Verdacht nachgehen und versuchen, durch ein Hilfsangebot für die gesamte Familie einer Wiederholung bzw. Eskalation der Kindesmisshandlung vorzubeugen. Das Konzept „Hilfe statt Strafe", das staatliche Organisationen zusammen mit Kinderärzten, Psychologen, privaten Organisationen und freiwilligen Helfern verfolgen, scheint in den meisten Fällen erfolgreicher zu sein als eine strafrechtliche Verfolgung.

? Übungsfragen

❶ Nennen Sie bitte die Leitsymptome des frühkindlichen Autismus.

❷ Nennen Sie bitte die Leitsymptome und mögliche Begleitsymptome bei HKS.

❸ Nennen Sie bitte die Leitsymptome der Anorexia nervosa.

❹ Zu welchen Komplikationen kann es im Rahmen einer Bulimie kommen?

❺ Warum ist eine (kindliche) Adipositas therapiebedürftig?

14 Allergien

14.1 Übersicht

Überempfindlichkeits-
reaktion

Bei einer Allergie liegt eine veränderte Reaktionslage des Organismus gegenüber bestimmten Fremdstoffen vor. Da das Abwehrsystem nach einer Sensibilisierungsphase verstärkt auf die sog. Allergene reagiert, handelt es sich um eine Überempfindlichkeitsreaktion.

14.1.1 Reaktionstypen

Nach Coombs und Gell werden Überempfindlichkeitsreaktionen in vier Haupttypen eingeteilt. Diese dienen dem Verständnis von

- allergischen Erkrankungen, bei denen das Immunsystem übertrieben auf **körperfremde** Substanzen reagiert
- Autoimmunerkrankungen, bei denen das Immunsystem fehlgeleitet ist und gegen **körpereigene** Strukturen vorgeht.

Tabelle 14.1 bietet eine Gesamtübersicht mit klinischen Beispielen.

Tab. 14.1: Allergische Reaktionstypen

Typ	Kurzbezeichnung	Pathomechanismus	Klinische Beispiele
I	▪ Sofortreaktion ▪ anaphylaktische Reaktion	Degranulation von IgE-beladenen Mastzellen (☞ Abb. 14.1)	▪ allergisches Asthma bronchiale (☞ 8.5) ▪ Heuschnupfen (☞ 14.2.3) ▪ Nesselsucht (☞ 14.2.4) ▪ anaphylaktischer Schock
II	Zytotoxischer Typ	IgG- bzw. IgM-markierte Zielzelle wird durch aktiviertes Komplementsystem zerstört	▪ Blutgruppenunverträglichkeit (☞ 4.3.2) ▪ Typ I-Diabetes (☞ 11.2.3)
III	Immunkomplex-Typ	Antigen-Antikörper-Komplexe bedingen durch Komplementaktivierung lokale oder generalisierte Entzündung	▪ Zöliakie (☞ 10.3.1) ▪ Farmerlunge ▪ Vaskulitis ▪ systemischer Lupus erythematodes
IV	▪ Spätreaktion ▪ Tuberkulintyp	Freisetzung von Mediatoren aus sensibilisierten T-Lymphozyten aktiviert Entzündungszellen	▪ Tuberkulintest ▪ Transplantatabstoßung ▪ Kontaktallergien der Haut

Typ-I-Reaktion

Sofortreaktion, ana-
phylaktische Reaktion

Sensibilisierung → IgE ↑↑

Erneuter Allergenkon-
takt → Mastzelldegra-
nulation und Folgen der
Histaminausschüttung

❶ Die Typ-I-Reaktion, die auch als Sofortreaktion oder ana-
phylaktische Reaktion bezeichnet wird, beschreibt den Pathomechanismus wichtiger allergischer Erkrankungen (☞ Tabelle
14.1, ☞ Abb. 14.1). Bei entsprechender genetischer Veranlagung (Disposition) reagiert das Immunsystem auf bestimmte
Antigene mit einer besonders starken Bildung von spezifischen
Immunglobulinen (Antikörpern) des Typs IgE, die sich an die
Oberfläche von Mastzellen heften. Die Mastzelle speichert
Mediatorsubstanzen wie Histamin in Granula. Kommt die sensibilisierte Mastzelle erneut mit dem Allergen in Kontakt, kann
dieses zwei benachbarte IgE-Moleküle über-
brücken („bridging") und so die gespeicher-
ten Mediatorsubstanzen freisetzen, sog.
Degranulation. Histamin und andere Mediatorsubstanzen bewirken lokal oder generalisiert innerhalb weniger Minuten v. a.

- Ödembildung durch Gefäßerweite-
rung und gesteigerte Kapillardurchläs-
sigkeit
- Engstellung der Bronchien.

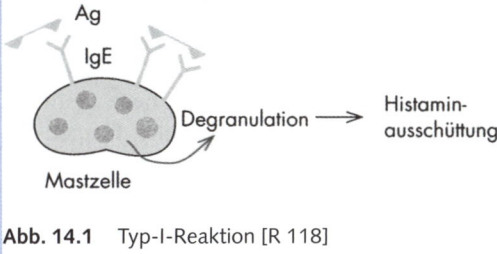

Abb. 14.1   Typ-I-Reaktion [R 118]

⚠ Merke   Gefürchtete Komplikation einer Typ-I-Reaktion ist der **ana-
phylaktische Schock**, bei dem es durch Histamin zu einer
generalisierten Gefäßweitstellung und damit zum bedrohlichen
Blutdruckabfall kommt.

Typ-II-Reaktion

Zytotoxische Reaktion

Bei Typ-II-Reaktionen binden Immunglobuline vom Typ IgG
oder IgM an Antigene, die sich an der Oberfläche von Zellen
befinden. Innerhalb weniger Stunden wird die so markierte
Zielzelle durch das aktivierte Komplementsystem, das eine
besondere Einheit des Immunsystems darstellt, zerstört. Man
spricht daher auch von einer zytotoxischen Reaktion.

Typ-III-Reaktion

Immunkomplex-Typ →
lokale oder generali-
sierte Entzündung

Typ-III-Reaktionen werden durch im Blut zirkulierende
Antigen-Antikörper-Komplexe ausgelöst. Diese Immunkom-
plexe aktivieren das Komplementsystem und lösen in kurzer
Zeit entzündliche Reaktionen aus.

- Zu einer lokalen Entzündung an der Eintrittsstelle des An-
tigens kommt es bei Antikörperüberschuss, z. B. Farmer-
lunge und Zöliakie (☞ 10.3.1).
- Zu einer generalisierten Entzündung kommt es, wenn das
Antigen im Überschuss vorhanden ist, z. B. Vaskulitis (Entzündung der Gefäße).

Typ-IV-Reaktion

Sensibilisierte T-
Lymphozyten →
Spätreaktion

Während die drei genannten Reaktionen durch Antikörper hervorgerufen werden, wird die Typ-IV-Reaktion durch sensibilisierte T-Lymphozyten vermittelt. Bei erneutem Antigenkontakt setzen die T-Lymphozyten Mediatoren frei, die als Lymphokine bezeichnet werden und Entzündungszellen wie neutrophile Granulozyten und Makrophagen aktivieren. Der resultierende Gewebeschaden tritt bei der Typ-IV-Reaktion erst nach Tagen auf, sodass sie auch als Spätreaktion bezeichnet wird.

14.1.2 Allergiediagnostik

- Anamnese!
- Hauttests
- Laboruntersuchungen
- ggf. Provokations-
  tests

Anamnese
❷ Eine ausführliche Eigen- und Familienanamnese steht im Zentrum der diagnostischen Abklärung. Gezielte Fragen ergeben Hinweise auf
- familiäre Disposition
- verdächtige Allergene
- Beschwerdezeitraum.

Hauttests
- **Prick-Test:** Mit diesem Test wird eine allergische Sofortreaktion erfasst (s. o.). Dazu wird ein Tropfen eines Allergenextrakts auf die Innenseite des Unterarms gegeben und die Haut durch den Tropfen mit einer Lanzette kurz angestochen. Bei positivem Prick-Test bildet die Haut nach 10–20 Minuten eine Quaddel.
- **Intrakutantest:** Bei diesem Test werden maximal 0,05 ml einer Allergenlösung in die Lederhaut injiziert. Der Intrakutantest kommt bei v. a. Insektengift- oder Penicillinallergie zum Einsatz, die ebenfalls eine Sofortreaktion auslösen.
- **Epikutantest:** Mit diesem Test wird eine allergische Spätreaktion erfasst (s. o.), er dient der Allergendiagnostik bei einem allergischen Kontaktekzem. Auf die obere Rückenhälfte, die frei von entzündlichen Hautveränderungen sein muss, werden für 48 Stunden Teststreifen mit potentiellen Allergenen geklebt. Nach 48 und 72 Stunden werden die Hautreaktionen abgelesen.

In-vitro-Testungen
Bis zum 4. Lebensjahr sind die kostenaufwendigen Laboruntersuchungen den Hauttests vorzuziehen, da sie für die Kinder weniger traumatisierend sind.
- **Gesamt-IgE im Serum:** Besonders aussagekräftig ist dieser Laborparameter in der Neugeborenenperiode. Indem man das Gesamt-IgE im Nabelschnurblut bestimmt, kann man Kinder mit einer Disposition zu Allergien identifizieren, sog.

Atopiker (s. u.). Später ist der Wert nur begrenzt aussage-kräftig, da es auch andere Erkrankungen mit erhöhtem IgE gibt.

- **Allergenspezifische IgE im Serum:** Mittlerweile können spezifische IgE-Antikörper gegen zahlreiche Inhalations- und Nahrungsmittelallergene mittels RAST (Radio-Allergo-Sorbent-Test) bestimmt werden. Dieser Nachweis belegt die erfolgte Sensibilisierung, aber nicht die klinische Bedeutung für den Patienten.

Provokationstests

Provokationstests werden direkt am betroffenen Organ durchgeführt, wenn unklar ist, ob eine nachgewiesene Sensibilisierung tatsächlich krankheitsauslösend ist, z. B.

- konjunktivale Provokation, bei der das verdächtige Aller-genextrakt in den medialen Augenwinkel getropft wird; nach ca. 10 Minuten erwartet man Juckreiz, Tränenfluss, Rötung der Bindehaut sowie ein Lidödem
- nasale Provokation, bei der das potentielle Allergen in die untere Nasenmuschel gesprüht wird; nach etwa 10 Minuten beurteilt man die Reaktion und misst den Strömungswider-stand
- bronchiale bzw. inhalative Provokation, die notwendig wird, wenn die konjunktivale und nasale Provokation ergebnislos durchgeführt wurden.

14.1.3 Therapieprinzipien

Stillen!

Prävention

❸ Verschiedene Maßnahmen können bei gefährdeten Kindern die Wahrscheinlichkeit verringern, dass eine allergische Erkran-kung ausbricht:

- Diese Kinder sollten mindestens 6 Monate gestillt werden und Beikost sollte erst nach dem 6. Lebensmonat eingeführt werden (Ernährung, ☞ 3.4).
- Im Umfeld des Kindes sollten potentielle Allergene minimiert werden, z. B. Haustiere.
- Kein passives Rauchen!

Allergene meiden

Karenzmaßnahmen

Wenn bei nachgewiesener Sensibilisierung die verantwortlichen Allergene aus dem Lebensbereich des Kindes eliminiert werden können, ist das Kind ohne weitere Behandlung beschwerdefrei. So sollten beispielsweise bei einer Tierhaarallergie keine Haus-tiere gehalten werden und bei einer Hausstaubmilbenaller-gie wird zu einer Sanierung des häuslichen Milieus geraten. Dabei gilt es, „Staubfänger" wie Vorhänge und Teppiche zu beseitigen und spezielle Matratzen, Bettdecken und Kissen anzuschaffen.

Können Allergene nicht vollständig gemieden werden, z. B. Pollen, sollte über eine Hyposensibilisierung nachgedacht werden.

Hyposensibilisierung

Eine Hyposensibilisierung wird insbesondere bei allergischem Asthma bronchiale (☞ 8.5) und Heuschnupfen (☞ 14.2.3) durchgeführt, wenn Karenzmaßnahmen nicht möglich sind. Über etwa 3 Jahre werden die ermittelten Allergene in ansteigender Konzentration subkutan injiziert, sodass neben den abnorm gebildeten IgE-Anitkörpern auch vermehrt IgG-Antikörper produziert werden. Diese reagieren aber nicht mit den Mastzellen, sondern fangen die Allergene ab und verhindern so die oben beschriebene Typ-I-Reaktion.

Eine Hyposensibilisierung ist bei 70% der Pollenallergiker erfolgversprechend, während nur jeder zweite Patient mit Hausstaubmilben- oder Schimmelpilzallergie hiervon profitiert.

Medikamente

Die Wirkmechanismen von

* Antihistaminika
* Dinatrium-Cromoglycinsäure (DNCG) und
* Glukokortikosteroiden

sind bei der Behandlung des Asthma bronchiale beschrieben (☞ 8.5).

14.2 Atopische Krankheitsbilder

25% Atopiker in Deutschland

❹ Atopiker sind Menschen, die aufgrund einer **genetischen Disposition** zu immunologisch bedingten Überempfindlichkeitsreaktionen neigen (multifaktorielle Vererbung, ☞ 4.2.2). In Abhängigkeit von zusätzlichen **Provokationsfaktoren** wie Klimaeinflüssen, Infekten, Umwelteinflüssen und psychischen Belastungen werden sie mindestens ein atopisches Krankheitsbild entwicklen. Schätzungen gehen davon aus, dass in Deutschland jeder 4. Atopiker ist. Das Atopie-Risiko eines Neugeborenen erhöht sich auf 80%, wenn

* die Familienanamnese positiv ist, d. h. bei einem Verwandten 1. Grades eine Atopie vorliegt
* das Gesamt-IgE im Nabelschnurblut erhöht ist.

Atopischer Formenkreis

Wichtige atopische Erkrankungen des atopischen Formenkreises sind

* Nahrungsmittelallergien
* atopische Dermatitis (Neurodermitis)
* allergisches Asthma bronchiale (☞ 8.5)
* Rhinitis allergica (Heuschnupfen)
* Urtikaria (Nesselsucht).

14.2.1 Nahrungsmittelallergien

Sie manifestieren sich meist schon im Säuglingsalter und dauern einige Jahre, selten bis ins Erwachsenenalter an.

Symptome

Insbesondere tierisches Eiweiß führt zu breitem Symptomspektrum

Auf die orale Aufnahme der in Tabelle 14.2 genannten Allergene reagiert der Betroffene mit
- Hauterscheinungen (s. u.)
- gastrointestinalen Symptomen wie Erbrechen, Koliken und Durchfall
- respiratorischen Symptomen wie Rhinitis und Asthma bzw.
- Migräne.

14.2.2 Atopische Dermatitis

Synonyme:
- atopisches Ekzem
- Neurodermitis

Etwa 10% der Kinder und 5% der Erwachsenen leiden an einer atopischen Dermatitis, die auch als atopisches Ekzem und im Volksmund als Neurodermitis bezeichnet wird. Die chronisch-rezidivierende entzündliche Hauterkrankung manifestiert sich häufig schon im Säuglingsalter.

Provokationsfaktoren und Symptome

Neben der genetischen Veranlagung sind zahlreiche Provokationsfaktoren am Ausbruch und der Ausprägung einer atopischen Dermatitis beteiligt, z. B.
- Klima: Sehr häufig verschlechtert sich das Bild in den Wintermonaten.
- Infektionskrankheiten
- Allergenexposition
- Nahrungsmittelunverträglichkeit
- Hautirritation, z. B. durch Wolle
- emotionale Faktoren.

Leitsymptome

Die Symptomatik kann erheblich variieren. Typisch jedoch sind
- symmetrisches Befallsmuster, Abbildung 14.2 und 14.3 zeigen die bevorzugten Stellen, sog. Prädilektionsstellen
- Juckreiz (Pruritus) und
- extrem trockene Haut.

Tab. 14.2: Wichtige Nahrungsmittelallergene

Säuglinge	Kleinkinder	Jugendliche und Erwachsene
- Kuhmilchproteine	- Kuhmilchproteine	- Gewürze
- Hühnereiweiß	- Hühnereiweiß	- Nüsse
- zunehmend auch Sojaprodukte	- Hülsenfrüchte	- Hülsenfrüchte
- seltener Getreide, Gemüse, Obst, Fleisch	- Nüsse	- Fisch und Schalentiere
	- selten Fisch, Getreide	- Milch
		- Ei etc.

Definition:
- Ekzem
- Milchschorf
- Lichenifikation

Die Hautveränderungen im Sinne eines **Ekzems** beginnen oft bereits im 3.–4. Lebensmonat. Bei einem Ekzem handelt es sich um eine Entzündung der Haut (Dermatits), die nicht erregerbedingt und daher nicht ansteckend ist. Zunächst treten umschriebene Rötungen mit Bläschen und Knötchen auf, die sehr stark jucken und aufgekratzt werden. Die betroffenen Areale nässen und bilden gelbbraune Krusten, die an angebrannte Milch erinnern und daher als **Milchschorf** bezeichnet werden.

Jenseits des zweiten Lebensjahres zeigt die trockene Haut stellenweise ein vergröbertes Faltenrelief, sog. **Lichenifikation.**

Komplikationen

Vorsicht: Superinfektion!

Gefürchtet sind insbesondere
- eine Superinfektion mit Staphylokokken
- eine Superinfektion mit Herpes-simplex-Viren, das resultierende Ekzema herpeticatum kann für Säuglinge sogar lebensbedrohlich sein.

Therapie

- Basistherapie
- zunächst lokale Kortisonbehandlung
- Phototherapie
- Allgemeinmaßnahmen

Die Behandlung der atopischen Dermatitis ist eine langwierige Aufgabe, da die Betroffenen eine lebenslängliche Hautempfindlichkeit haben.
- Wichtige Basistherapie ist eine konsequente rückfettende Hautpflege, die auch bei erscheinungsfreier Haut erfolgen muss und die beste Rezidivprophylaxe darstellt.
- Ekzemschübe sollten frühzeitig mit lokalen Kortikosteroiden abgefangen werden. Nachdem die Hautveränderungen abgeklungen sind, kommen beispielsweise teerhaltige Präparate zum Einsatz.
- Bei vielen Patienten hat sich eine Bestrahlung mit UVA-Licht bewährt.

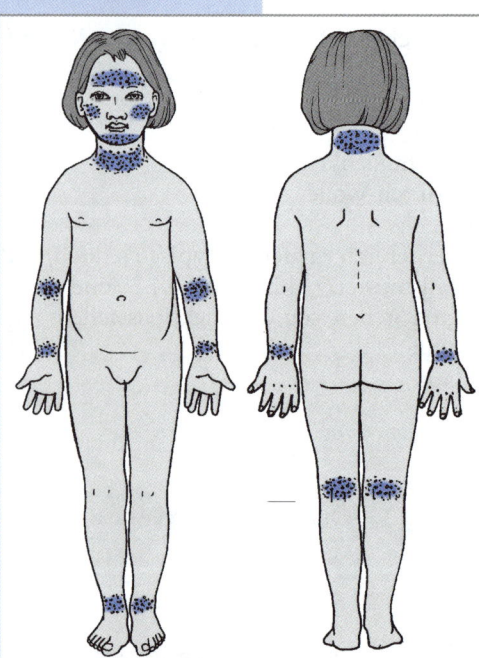

Abb. 14.2 Prädilektionsstellen der atopischen Dermatitis ab dem Kindesalter [K 183]

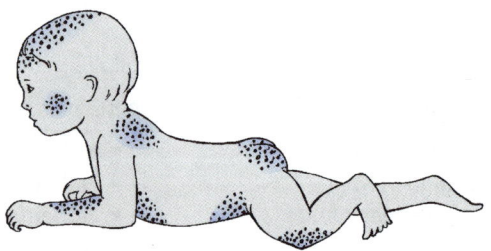

Abb. 14.3 Prädilektionsstellen der atopischen Dermatitis im Säuglingsalter [K 183]

- Allgemeinmaßnahmen:
  - Diät bei nachgewiesener Nahrungsmittelallergie
  - Kleidung aus leichter Baumwolle
  - psychologische Betreuung
  - rechtzeitige Berufsberatung: Abgeraten werden sollte von Berufen, die häufiges Waschen verlangen und mit einer erhöhten Allergenexposition einhergehen, z.B. Bäcker, Frisör, Tierpfleger.

14.2.3 Rhinitis allergica

Heuschnupfen

Der Heuschnupfen kann sich in jedem Lebensalter manifestieren, meist jedoch zwischen dem 10. und 20. Lebensjahr. Die Erkrankungshäufigkeit hat in den letzten Jahren zugenommen und liegt jetzt bei etwa 10% der Bevölkerung.

Allergene

Ganzjährig oder saisonal

- Ganzjährige Beschwerden werden meistens durch Hausstaubmilben, Schimmelpilze oder Tierhaare hervorgerufen.
- Saisonale Beschwerden sind häufig auf eine Pollenallergie zurückzuführen, z.B. Gräser-, Getreide-, Birken-, Erlen- bzw. Haselnusspollen.

Symptome

Nasenschleimhautschwellung und deren Folgen

Nach Allergenkontakt kommt es über eine Typ-I-Reaktion (s.o.) zur Anschwellung der Nasenschleimhaut mit
- Juckreiz der Nase
- häufigen Niesanfällen
- Fließschnupfen
- erschwerter Nasenatmung
- z.T. begleitender Bindehautentzündung.

14.2.4 Urtikaria

Histamin → Quaddeln

Bei der Urtikaria (auch: Nesselsucht) verursacht Histamin ein Ödem im Bereich der Lederhaut. Dieses äußert sich in Form von kurzzeitig bestehenden, meist rötlichen, unscharf begrenzten, erhabenen und juckenden Hautveränderungen unterschiedlicher Größe, sog. Quaddeln.

Auslöser

50% idiopathisch

Nur bei etwa 50% der Patienten kann ein Auslöser nachgewiesen werden:
- Allergene
- physikalische Faktoren wie Reibung, Druck, Wärme, Kälte, UV-Licht
- körperliche Anstrengung
- selten Autoimmunprozesse oder maligne Erkrankungen.

Komplikation

Anaphylaktischer Schock (s. o.)!

? **Übungsfragen**

❶ Beschreiben Sie bitte die allergische Reaktion vom Soforttyp und nennen Sie eine gefürchtete Komplikation!

❷ Mit welchen diagnostischen Maßnahmen wird eine Allergie abgeklärt?

❸ Nach welchen Therapieprinzipien werden Allergiker behandelt?

❹ Was ist ein Atopiker? Welche Erkrankungen des atopischen Formenkreises kennen Sie?

❺ Beschreiben Sie bitte die Hautveränderungen bei einer atopischen Dermatitis.

15 Krebserkrankungen im Kindes- und Jugendalter

15.1 Übersicht

Häufigkeit

Krebserkrankungen stellen nach Unfällen die zweithäufigste Todesursache im Kindes- und Jugendalter dar. Trotz ihres hohen Anteils an den Todesursachen sind Krebserkrankungen bei Kindern relativ selten. In Deutschland erkranken pro Jahr ca. 15 von 100 000 Kindern und Jugendlichen unter 15 Jahren, sodass in dieser Altersgruppe jährlich etwa 2000 Neuerkrankungen registriert werden, von denen 50% in den ersten 5 Lebensjahren auftreten. In den letzten 20 Jahren konnte keine Häufigkeitszunahme verzeichnet werden.

Ursachen

Krebs ist ein Oberbegriff für über hundert verschiedene Arten maligner, d.h. bösartiger Erkrankungen, die sich in Verlauf, Therapie und Prognose oft sehr stark voneinander unterscheiden. Da sie jedoch alle durch ein verändertes, unkontrolliertes Zellwachstum gekennzeichnet sind, spricht man auch von Neoplasien (Neubildungen). Die entstehenden unreifen Zellen übernehmen keine Funktion für den Organismus, während die gesunden Zellen stark beeinträchtigt und zunehmend verdrängt werden.

Neoplasien beruhen auf einer Fehlschaltung der das Zellwachstum regulierenden Zellgene, deren Ursache bis heute weitgehend ungeklärt ist. Gesichert ist die Bedeutung von

- genetischen Faktoren, beispielsweise erkranken Kinder mit einem Down-Syndrom ca. 20mal häufiger an einer Leukämie als Kinder ohne Down-Syndrom (Trisomie 21, ☞ 4.1.1)
- Anlagestörungen
- radioaktiven Strahlen.

Krebsarten

❶ Das Spektrum der Krebserkrankungen bei Kindern unterscheidet sich deutlich von dem Erwachsener, bei denen Karzinome mit einer Häufigkeit von 80% im Vordergrund stehen. Bei Karzinomen, die maximal 10% aller kindlichen Krebsarten ausmachen, handelt es sich um maligne Tumoren, die von den

Epithelzellen der Haut bzw. Schleimhäute ausgehen. Kinder dagegen erkranken an

Bei Kindern Leukämien am häufigsten

- Leukämien (ca. 35% aller Krebserkrankungen im Kindes- und Jugendalter)
- Hirntumoren (ca. 20%)
- Lymphomen (ca. 10%)
- seltener sind Neuroblastome, die vom sympathischen Nervensystem ausgehen, Nephroblastome, die von den Nieren ausgehen und auch als Wilms-Tumoren bezeichnet werden, Knochentumoren etc.

15.2 Leukämie

Pathomechanismus und Formen

Etwa ein Drittel aller krebskranken Kinder in Deutschland leidet an Leukämie, die damit die häufigste maligne Erkrankung in der Pädiatrie darstellt.

Abnorme Vermehrung unreifer Leukozyten:
- 80% ALL
- 20% AML

Leukämien entstehen im Knochenmark, dem Ort der Blutbildung, wenn der normale Reifungsprozess der Leukozyten gestört wird und unreife weiße Blutkörperchen, sog. Blasten, explosionsartig zunehmen. Diese beeinträchtigen die normale Blutbildung, sodass sich die Anzahl der funktionstüchtigen Leukozyten sowie der Erythrozyten und Thrombozyten verringert.

In Abhängigkeit vom Krankheitsverlauf unterscheidet man bei den Leukämien zwischen akuten und chronischen Formen. Die betroffenen Kinder leiden in der Regel an akuten Formen, von denen es wiederum zwei Arten gibt:

- Die **akute lymphatische Leukämie** (**ALL**) geht von den Lymphozyten aus, die eine Untergruppe der Leukozyten darstellen. Die ALL ist mit 80% die häufigere Form und betrifft hauptsächlich Kinder im Alter von 3–7 Jahren. Die Heilungschancen sind heute ausgesprochen gut.
- Die **akute myeloische Leukämie** (**AML**) geht von den Granulozyten, einer weiteren Untergruppe der Leukozyten, aus. Die Prognose ist ungünstiger als bei der ALL.

Symptome

- Allgemeinsymptome
- Folgen der gestörten Blutbildung
- evtl. Zeichen einer Organmanifestation
- evtl. Zeichen einer ZNS-Beteiligung

❷ Meistens beginnt die Erkrankung schleichend mit uncharakteristischen Allgemeinsymptomen wie Appetitlosigkeit, Bauchschmerzen, Gewichtsverlust und unklarem Fieber. Hinzu kommen Krankheitszeichen, die auf die gestörte Blutbildung zurückzuführen sind:

- Die verringerte Erythrozytenzahl wird als Anämie bezeichnet und bedingt Blässe, Müdigkeit und Leistungsminderung.
- Infolge des Mangels an funktionstüchtigen weißen Blutkörperchen sind die Patienten infektanfällig.

- Leukämiekranke Kinder neigen wegen der reduzierten Thrombozytenzahl zu Blutungen, die sich nur schwer stillen lassen, z.B. Nasenbluten, und Blutergüssen bei nur geringen äußeren Einflüssen.

Mit fortschreitendem Prozess können die Blasten über das Blut in andere Organsysteme gelangen und es kommt möglicherweise zu

- vergrößerten Lymphknoten
- Leber- und Milzvergrößerung
- wechselnden Gelenk- und Knochenschmerzen, sodass Kleinkinder unleidlich werden und sich tragen lassen wollen
- seltener zu Haut-, Hoden- bzw. Tränen- und Speicheldrüsenbefall.

Bei der gefürchteten ZNS-Beteiligung können folgende Symptome auftreten:

- Hirndruckzeichen wie Kopfschmerzen und Erbrechen
- Hirnnervenausfälle, z.B. Sehstörungen
- Krampfanfälle.

Diagnostik

Differentialdiagnosen

Da die Symptomatik an Differentialdiagnosen wie

- die infektiöse Mononukleose (☞ 12.2.4)
- rheumatische Erkrankungen (☞ 6.8) bzw.
- Knochenmarkbefall bei anderen malignen Erkrankungen

denken lässt, ist eine umfangreiche Diagnostik erforderlich. Diese beeinhaltet v.a.

- umfangreiche Blutuntersuchungen
- eine Knochenmarkpunktion am Beckenkamm
- eine Lumbalpunktion, um eine ZNS-Beteiligung zu erkennen
- bildgebende Verfahren wie Röntgen-Thorax und Sono-Abdomen, um eine Organbeteiligung auszuschließen.

Therapie und Prognose

Chemotherapie:
- **Induktionsbehandlung** → Remission; ZNS-Prophylaxe
- **Dauerbehandlung** → Heilung

❶ Kinder mit einer Leukämie müssen in pädiatrisch-onkologischen Zentren behandelt werden. Die Therapie dauert insgesamt ca. 2 Jahre und gliedert sich in zwei große Abschnitte:

- Während der stationär durchgeführten **Induktionsbehandlung** wird eine hochdosierte, kombinierte Chemotherapie eingesetzt. Durch den Einsatz von zellteilungshemmenden Medikamenten, den Zytostatika, werden bereits im ersten Behandlungsmonat 99% der Leukämiezellen zerstört und man erreicht eine sog. Remission. Während der Remission gehen die Krankheitszeichen zurück. Da jedoch ein Rezidiv (Rückfall) möglich ist, bedeutet Remission nicht Heilung. Um das ZNS vor Leukämiebefall zu schützen, werden die Medikamente auch in den Spinalkanal eingebracht und bei einigen Kindern wird zusätzlich der Schädel bestrahlt.
- Während der ambulanten **Dauerbehandlung** erhält das Kind die Medikamente in Form von Tabletten und stellt sich zu regelmäßigen Kontrolluntersuchungen vor. Ziel der Dauer-

therapie ist es, aus der Remission eine Heilung zu machen, d. h. zu verhindern, dass aus vereinzelten Leukämiezellen Rezidive erwachsen.

Bleibt das Kind insgesamt 5 Jahre rezidivfrei, kann es mit großer Sicherheit als geheilt angesehen werden. Noch 1970 führten die ALL und die AML nach wenigen Monaten zum Tode. Dank moderner Therapieverfahren bestehen heute gute Heilungschancen:

Relativ gute Prognose

- 75% aller Kinder mit einer ALL können geheilt werden.
- 50% aller Kinder mit der selteneren AML werden geheilt, bei 80% wird eine Remission erzielt.

KMT bei Rezidiv

Wenn es zu einem Rezidiv kommt, wird insbesondere bei Patienten mit einer AML eine Knochenmarktransplantation (kurz: KMT) notwendig. Diese neue Behandlungsmethode hat die Prognose bei einem Rückfall deutlich verbessert.

15.3 Hirntumoren

Zweithäufigste Neoplasie

Tumoren des ZNS sind nach den Leukämien die zweithäufigste Neoplasie des Kindesalters. Sie treten meistens vor dem 10. Lebensjahr auf und befinden sich v. a. im Kleinhirn und im Hirnstamm. In Abhängigkeit von der histologischen Beschaffenheit handelt es sich um

- Medulloblastome
- Astrozytome
- Ependymome etc.

Symptomatik und Prognose sind abhängig von der Art, der Größe und der Lokalisation des Tumors.

Symptome

Hirntumoren verursachen in Abhängigkeit von ihrer Lage und Ausdehnung zahlreiche höchst unterschiedliche Symptome:

- **Verhaltensauffälligkeiten**
- **Hirndruckzeichen**
- **weitere Symptome abhängig von Lokalisation**

- Verhaltensauffälligkeiten wie Antriebsminderung, Spielunlust und Verstimmung sind oft erste Hinweise.
- Es folgen Hirndruckzeichen, z. B. starke Kopfschmerzen und Erbrechen.
- Beim Säugling fällt ein abnormes Schädelwachstum auf (Perzentilensprung, ☞ 3.1.2).
- Bei Kleinhirntumoren kommen muskuläre Hypotonie, Ataxie, Fallneigung, Gangstörung sowie Kopfschiefhaltung hinzu.
- Hirnnervenausfälle und Sprachstörungen sprechen für einen Prozess im Hirnstamm.
- Die selteneren Tumoren im Bereich des Großhirns äußern sich beispielsweise durch zerebrale Anfälle (☞ 7.4), Paresen oder Sensibilitätsstörungen.

Diagnostik, Therapie und Prognose

- neurologische Untersuchung
- CT, MRT

Primärtherapie meist OP

Die Diagnostik beinhaltet eine umfangreiche neurologische Untersuchung, einen Nachweis von Tumorzellen im Liquor und bildgebende Verfahren wie CT bzw. MRT, um die Tumorlokalisation und Ausdehung exakt zu bestimmen.

Hirntumoren werden neurochirurgisch entfernt, falls die Lage des Tumors und der Zustand des Kindes eine Operation zulassen. In Abhängigkeit vom Operationserfolg und vom histologischen Befund wird zusätzlich eine Strahlen- bzw. Chemotherapie durchgeführt.

Heilung bei 30–70%

Die Heilungschancen für Hirntumoren im Kindesalter variieren beträchtlich, sie liegen etwa zwischen 30 und 70%.

? Übungsfragen

1. An welchen malignen Erkrankungen leiden Kinder am häufigsten?
2. Beschreiben Sie bitte die Symptomatik bei einer Leukämie.
3. Nach welchen Prinzipien wird eine Leukämie behandelt und wie ist die Prognose?
4. Beschreiben Sie bitte die Symptomatik bei Hirntumoren.

Weiterführende Literatur

F. Aksu: Neuropädiatrie, 2002, Uni-Med-Verlag Bremen

B. Bobath, K. Bobath: Die motorische Entwicklung bei Zerebralparesen, 5. Auflage, 1998, Thieme-Verlag Stuttgart

Y. R. Burns, J. MacDonald: Arbeitsfeld Pädiatrie – Physiotherapie mit Kindern und Jugendlichen, 1999, Thieme-Verlag Stuttgart

G.-A. von Harnack: Kinderheilkunde, 11. Auflage, 2000, Springer-Verlag Berlin, Heidelberg

R. Hartmannsgruber, D. Wenzel: Lehrbuchreihe Physiotherapie, Band 12: Pädiatrie, 1999, Thieme-Verlag Stuttgart

R. L. Largo: Babyjahre – Die frühkindliche Entwicklung aus biologischer Sicht, 2001, Piper Verlag München

K. F. Masuhr, M. Neumann: Duale Reihe – Neurologie, 4. Auflage, 1998, Hippokrates-Verlag Stuttgart

M. Millner: Neuropädiatrie. Compactlehrbuch. Ursachen und Formen der Behinderung. 2. Auflage, 1998, Schattauer-Verlag Stuttgart

F. H. Netter: Netter´s Pädiatrie, 2001, Thieme-Verlag Stuttgart

F. U. Niethard, J. Pfeil: Duale Reihe – Orthopädie, 3. Auflage, 1997, Hippokrates-Verlag Stuttgart

C. Rieger: Pädiatrische Pneumologie, 1999, Springer-Verlag Berlin, Heidelberg

W. Schönberger: Kinderheilkunde für medizinische Fachberufe, 1992, Verlag Urban und Fischer München

C. Simon: Pädiatrie – Lehrbuch der Kinderheilkunde, 7. Auflage, 1995, Schattauer-Verlag Stuttgart

F.-C. Sitzmann: Duale Reihe – Pädiatrie, 2. Auflage, 2002, Hippokrates-Verlag Stuttgart

V. Vojta: Die zerebralen Bewegungsstörungen im Säuglingsalter. Frühdiagnose und Frühtherapie, 6. Auflage, 1999, Hippokrates-Verlag Stuttgart

B. Zukunft-Huber: Die ungestörte Entwicklung Ihres Babys, 1998, Trias-Verlag Stuttgart

INDEX